现代医学检验技术与药物应用

主　编　范　晓　陈靖赜　宋雨芯
杨　培　刘学莉　李　建

吉林科学技术出版社

图书在版编目（CIP）数据

现代医学检验技术与药物应用 / 范晓等主编 . -- 长春 : 吉林科学技术出版社 , 2024.5

ISBN 978-7-5744-1331-3

Ⅰ . ①现… Ⅱ . ①范… Ⅲ . ①医学检验 Ⅳ . ① R446

中国国家版本馆 CIP 数据核字 (2024) 第 092107 号

现代医学检验技术与药物应用

主　　编　范　晓　等
出 版 人　宛　霞
责任编辑　钟金女
封面设计　周书意
制　　版　周书意
幅面尺寸　185mm × 260mm
开　　本　16
字　　数　485 千字
印　　张　24.25
印　　数　1~1500 册
版　　次　2024 年 5 月第 1 版
印　　次　2024 年10月第 1 次印刷

出　　版　吉林科学技术出版社
发　　行　吉林科学技术出版社
地　　址　长春市福祉大路5788 号出版大厦A 座
邮　　编　130118
发行部电话/传真　0431-81629529 81629530 81629531
81629532 81629533 81629534
储运部电话　0431-86059116
编辑部电话　0431-81629510
印　　刷　廊坊市印艺阁数字科技有限公司

书　　号　ISBN 978-7-5744-1331-3
定　　价　98.00元

编委会

前 言

Preface

药物是预防和治疗疾病的重要工具。药物学是系统介绍药物防治疾病的基础理论及临床应用知识的一门综合学科，对医与药的沟通起桥梁作用，对临床医疗用药有重要的指导意义。随着科学技术的高速发展，医药基础及相关学科，特别是分子生物学的深入发展和相互渗透，人们对疾病发生发展规律及药物防病治病机制的认识不断深化，新的结构类型、作用机制及治疗作用的药物制剂不断出现，药物作用机制的阐明深入受体、分子水平，药物体内生物利用度及药物动力学的研究成为临床设计合理用药方案的科学依据，药物不良反应及相互作用的新发现，老药的新用途、新用法等，不断地充实和更新着药物学的内容。

医学检验学科介于临床医学与基础医学之间，运用基础医学的理论为临床医学服务，在两者之间起着纽带作用。随着基础医学和临床医学的不断发展，医学检验与临床的联系日益密切，生物化学、血液学、免疫学和微生物学的任何新理论、新技术及重大科研成果，凡是能直接用来诊断疾病的，或早或晚都会发展成为一项检验方法，进入临床实验室、参与临床疾病的诊疗等。医学检验人员只有不断地学习本学科前沿知识，才能与时俱进、不断创新，跟上医学发展潮流，从而提高实验诊断技能，更好地为患者解除病痛。

本书以临床实用性为出发点，力求反映医学检验和药学的现状及趋势，体现医学检验和药学的基础知识和临床应用，以现代医学检验技术为主线，对计量检测进行系统化的论述，包含常用生物化学检验技术、酶学分析技术、酶免疫技术、免疫组织化学技术等。基于临床检验，进一步对临床体液检验、临床化学检验、临床微生物检验、肿瘤标志物检验深入地分析探讨，多维度地探讨、研究药品的鉴别、中药指纹图谱分析、常见疾病的药物应用等内容。本书理论与实践相结合，旨在促进现代医学检验技术发展，提升药物应用水平，兼具理论参考和实际应用价值。

在本书的写作过程中，我们参阅了大量国内外教材和论著等文献资料，由于篇幅有限，恕不一一列出，在此处对这些文献的作者一并表示诚挚的谢意。同时，由于笔者水平和能力所限，书中难免存在错误与遗漏，我们诚恳地希望各位专家、学者和广大读者批评指正。

目 录

Contents

第一章 常用生物化学检验技术

第一节 光谱分析技术

一、概述

光谱分析技术是利用各种化学物质具有的发射光谱、吸收光谱或散射光谱谱系特征，以确定物质的性质、结构或含量的一种分析方法。根据光谱谱系的不同，可将光谱分析技术分为发射光谱分析、吸收光谱分析、散射光谱分析三大类。

发射光谱分析技术常见的有火焰光度法、原子发射光谱法和荧光光谱法。吸收光谱分析技术常见的有紫外–可见分光光度法、红外分光光度法和原子吸收分光光度法。散射光谱分析技术常见的有散射比浊法和透射比浊法等。

二、紫外–可见分光光度法

紫外–可见分光光度法是根据物质分子对紫外–可见光谱区电磁波（一般认为是200～750nm）的吸收特性所建立起来的一种定性、定量的结构分析方法。特点是操作简单、准确度高、重现性好。

分光光度测量是关于物质分子对不同波长和特定波长处的辐射吸收程度的测量。

（一）紫外–可见分光光度法原理

光的本质是电磁波。不同的光有不同的波长。肉眼可见的彩色光称为可见光，波长范围为400～750nm，小于400nm的光为紫外线，大于750nm的光称为红外线。可见光区的电磁波因波长不同而呈现不同的颜色，这些不同颜色的电磁波称为单色光，单色光并非单一波长的光，而是一定波长范围内的光，白光是各种单色光的混合，利用棱镜可将白光分成按波长顺序排列的各种单色光，这就是光谱。

物质的吸收光谱本质上就是物质中的分子和原子吸收了入射光中的某些特定波长的光能量，相应地发生了分子振动能级跃迁和电子能级跃迁的结果。由于各种物质具有各自不同的分子、原子和不同的分子空间结构，其吸收光能量的情况也就不会相同。因此，每种物质就具有其特有的、固定的吸收光谱曲线，可根据吸收光谱曲线上某些特征波长处的吸光度高低判别或测定该物质的含量，这就是分光光度法定性和定量分析的基础。

1.透光率和吸光度

当一束光（I_0）通过透明溶液介质时，一部分光被吸收（I_a），另一部分光透过（I_t），这种光波的吸收和透过可用于物质的定性定量分析。

透射光的强度I_t与入射光的强度I_0的比值称为透光率（transmittance），用符号T表示。

$$T=(I_t/I_0)\times 100\% \qquad (1-1)$$

它表示光透过溶液的程度，T值越大，说明该溶液对光吸收越少。

如果令$lg(I_t/I_0)$为吸光度（absorbance），用符号A表示（有时也称为消光度，用E表示，或光密度OD表示）。则透光度和吸光度的关系为：

$$A=lg(I_0/I_t)=lg(1/T)=-lg\,T \qquad (1-2)$$

吸光度越大，说明该溶液对光的吸收越多。

2.Lambert-Beer定律

（1）Lambert定律：溶液对光的吸收除与溶液本性有关外，还与入射光波长、溶液浓度、液层厚度及温度等因素有关。1760年，Lambert发现了吸光度A与液层厚度b的关系式：

$$A=k_1b \qquad (1-3)$$

式中，k_1为与被测物性质、入射光波长、溶剂、溶液浓度和温度有关的常数。

Lambert定律表明当入射光波长，溶剂，吸光物质种类、浓度，以及溶液的温度都一定时，溶液的吸光度与液层的厚度成正比。

（2）Beer定律：1852年，Beer发现了吸光度A与溶液浓度c的关系式：

$$A=k_2c \qquad (1-4)$$

式中，k_2为与被测物性质、入射光波长、溶剂、液层厚度和温度有关的常数。

Beer定律表明当入射光波长、溶剂、吸光物质种类、液层厚度和溶液的温度都一定时，溶液的吸光度与溶液的浓度成正比。

综合Lambert定律和Beer定律，得出了Lambert-Beer定律：

$$A=\varepsilon bc \qquad (1-5)$$

式中，ε称为摩尔吸光系数，在数值上等于浓度为1mol/L、液层厚度为1cm时该溶液在某一波长下的吸光度。

Lembert-Beer定律的含义：一束单色光通过溶液后，光波被吸收一部分，吸收的多少与溶液中的溶质浓度和溶液厚度成正比。此式为吸光分析法的基本计算式。

3.物质的吸收光谱

在分光光度计上，用不同波长的单色光作为入射光，按波长由短到长的顺序依次通过同一溶液，测得与各波长相对应的吸光度A，以A为纵坐标，波长λ为横坐标作图，所得曲线即为该溶液的吸收光谱。

吸收光谱中与最高吸收峰相对应的波长称为最大吸收波长（λ_{max}）。吸收光谱说明，一种物质对不同波长的光的吸收程度是不同的。通常依据“吸收最大，干扰最小”的原则选择测量波长，在获得最高分析灵敏度的同时尽量降低干扰。

同种物质不同质量浓度的溶液，吸收光谱的形状基本相同，最大吸收波长也一样。

吸收光谱体现了物质的特性：吸收曲线的形状和λ_{max}是定性分析的基础；溶液的浓度越大，吸收的光越多，这是定量分析的基础。

4.计算

（1）利用标准曲线进行换算：先配制一系列已知不同浓度的测定物溶液，与测定管同样方法处理显色，分别读取各管吸光度，然后以吸光度为纵坐标，浓度为横坐标，在方格坐标纸上作图得标准曲线，最后以测定管吸光度从标准曲线上可求得待测物的浓度。

一般认为，标准曲线范围在标准管测定物浓度（1/2）~2倍，并使吸光度在0.05~1.00范围内为宜。所作标准曲线仅供短期使用。标准曲线制作与测定管测定应在同一台仪器上进行，有时尽管型号相同，操作条件完全一样，因不是同一台仪器，其结果会有一定误差。

（2）利用标准管计算测定物含量：在实际测定过程中，先用一已知浓度的测定物按测定管同样处理显色，读取吸光度，再根据Lembert-Beer定律计算，即

$$A_1=\varepsilon_1 b_1 c_1 \quad A_2=\varepsilon_2 b_2 c_2 \tag{1-6}$$

式中，A_1、A_2分别为已知浓度标准管和未知浓度测定管的吸光度；c_1、c_2分别为已知浓度标准管和未知浓度测定管中测定物浓度。因盛标准液和测定液的比色杯径长相同（$b_1=b_2$），且标准液和测定液中溶质为同一物，$\varepsilon_1=\varepsilon_2$，故上述两式可写成：

$$c_1/c_2=A_1/A_2 \tag{1-7}$$

（3）利用摩尔吸光率ε求测定物浓度：已知ε的情况下，读取测定液径长为1cm时的吸光度，根据下式可求出测定液的物质浓度即

$$c=A/\varepsilon \tag{1-8}$$

此计算式常用于紫外吸收法，如蛋白质溶液含量测定，因蛋白质在波长280nm下具有最大吸收峰，利用已知蛋白质在波长280nm时的吸光率，读取待测蛋白质溶液的吸光度，即可算出待测蛋白质的浓度，无须显色，操作简便。

（二）紫外–可见分光光度法仪器介绍

紫外–可见分光光度计一般由5个部件组成。

1.光源

必须具有稳定的、有足够输出功率的、能提供仪器使用波段的连续光谱，如钨灯、卤钨灯（波长为350～2500nm），氘灯或氢灯（波长为180～460nm），或可调谐染料激光光源等。

2.单色器

它由入射狭缝、出射狭缝、透镜系统和色散元件（棱镜或光栅）组成，是用以产生高纯度单色光束的装置，其功能包括将光源产生的复合光分解为单色光和分出所需的单色光束。

3.试样容器

又称为吸收池，供盛放试液进行吸光度测量之用，分为石英池和玻璃池两种，前者适用于紫外到可见区，后者只适用于可见区。容器的光程一般为0.5～10.0cm。

4.检测器

又称为光电转换器，常用的有光电管或光电倍增管，后者较前者更灵敏，特别适用于检测较弱的辐射。近年来，还使用光导摄像管或光电二极管矩阵作检测器，具有快速扫描的特点。

5.信号检测系统

这部分装置发展较快。较高级的光度计，常备有微处理机、荧光屏显示和记录仪等，可将图谱、数据和操作条件都显示出来。

仪器类型：单波长单光束直读式分光光度计、单波长双光束自动记录式分光光度计和双波长双光束分光光度计。

三、原子吸收分光光度法

原子吸收分光光度法（AAS），又称为原子吸收光谱法（AAS），是基于蒸气中待测元素的基态原子对其共振辐射的吸收强度来测定试样中该元素含量的一种仪器分析方法。它是测定痕量和超痕量元素的有效方法，具有灵敏度高、干扰较少、选择性好、操作简便快速、结果准确可靠、应用范围广、仪器比较简单、价格较低廉等优点，而且可以使整个操作自动化，因此近年来发展迅速，是应用广泛的一种仪器分析新技术。

原子吸收分光光度法的测量对象是呈原子状态的金属元素和部分非金属元素，待测元素灯发出的特征谱线通过供试品经原子化产生的原子蒸气时，被蒸气中待测元素的基态原子所吸收，通过测定辐射光强度减弱的程度，求出供试品中待测元素的含量。原子吸收一般遵循分光光度法的吸收定律，通过比较对照品溶液和供试品溶液的吸光度，求得供试品中待测元素的含量。

（一）原子吸收分光光度法原理

1.基本原理

原子由原子核和绕核运动的电子组成，原子核外的电子按其能量的高低分层分布而形成不同的能级。因此，一个原子可以具有多种能级状态。能量最低的能级状态称为基态。当原子吸收外界能量时，其最外层电子可能跃迁到较高的不同能级上，原子的这种能级状态称为激发态。在正常情况下，原子一般处于基态，核外电子在各自能量最低的轨道上运动。如果将一定的外界能量，如光能提供给该基态原子，当外界光的能量正好等于或大于该基态原子中基态和或某一较高能级之间的能级差时，该原子将可能吸收这一特定波长光的能量，外层电子将由基态跃迁到相应的激发态，从而产生特定的原子吸收光谱。

若将一束单色光通过一定光径的原子蒸气时，一部分光被吸收，被吸收光的量也遵循Lambert–Beer定律。

$$A=lg（I_0/I）=\varepsilon bc \qquad (1\text{-}9)$$

原子吸收分光光度法只能鉴定元素种类，但不能检验出具体是什么物质。一般都是检验金属元素。通过与标准溶液比对可以定量分析。优点是操作简便，对元素含量鉴定效果较好；缺点是有较大局限性，一般需要预测所含元素，且一次只能鉴定一种元素。

2.原子吸收分光光度法与紫外–可见分光光度法异同点

（1）相同点：

①两种方法都遵循Lambert–Beer定律。

②就设备而言，均由五部分组成，即光源、单色器、吸收池（或原子化器）、检测器和信号检测系统组成。

（2）不同点：

①吸收物质的状态不同。紫外可见光谱：溶液中分子、离子的宽带分子光谱，可以使用连续光源；而原子吸收光谱：基态原子的窄带原子光谱，必须使用锐线光源。

②单色器与吸收池的位置不同。紫外可见分光光度法：光源→单色器→吸收池（比色皿）→检测器。原子吸收分光光度法：光源→吸收池（原子化器）→单色器→检测器。

（二）原子吸收分光光度计

原子吸收分光光度计通常由光源、原子化器、单色器、背景校正系统、自动进样系统和检测系统等组成。由光源发出的光，通过原子化器产生的被测元素的基态原子层，经单色器分光进入检测器，检测器将光强度变化转变为电信号变化，并经信号处理系统计算出测量结果。

1.光源

常用待测元素作为阴极的空心阴极灯。

2.原子化器

主要有四种类型：火焰原子化器、石墨炉原子化器、氢化物发生原子化器及冷蒸气发生原子化器。

（1）火焰原子化器：由雾化器及燃烧灯头等主要部件组成。其功能是先将供试品溶液雾化成气溶胶后，再与燃气混合，在进入燃烧灯头产生的火焰中，以干燥、蒸发、离解供试品，使待测元素形成基态原子。燃烧火焰由不同种类的气体混合物产生，常用乙炔空气火焰。改变燃气和助燃气的种类及比例可以控制火焰的温度，以获得较好的火焰稳定性和测定灵敏度。

（2）石墨炉原子化器：由电热石墨炉及电源等部件组成。其功能是先将供试品溶液干燥、灰化后，再经高温原子化使待测元素形成基态原子。一般以石墨作为发热体，炉中通入保护气，以防氧化并能输送试样蒸气。

（3）氢化物发生原子化器：由氢化物发生器和原子吸收池组成，可用于砷、锗、铅、镉、硒、锡、锑等元素的测定。其功能是先将待测元素在酸性介质中还原成低沸点、易受热分解的氢化物，再由载气导入由石英管、加热器等组成的原子吸收池，在吸收池中氢化物被加热分解，并形成基态原子。

（4）冷蒸气发生原子化器：由汞蒸气发生器和原子吸收池组成，专门用于汞的测定。其功能是先将供试品溶液中的汞离子还原成汞蒸气，再由载气导入石英原子吸收池，进行测定。

3.单色器

其功能是从光源发射的电磁辐射中分离出所需要的电磁辐射，仪器光路应能保证有良好的光谱分辨率和在相当窄的光谱带（0.2nm）下正常工作的能力，波长范围一般为190～900nm。

4.检测系统

由检测器、信号处理器和指示记录器组成，应具有较高的灵敏度和较好的稳定性，并能及时跟踪吸收信号的急速变化。

5.背景校正系统

背景干扰是原子吸收测定中的常见现象。背景吸收通常来源于样品中的共存组分及其在原子化过程中形成的次生分子或原子的热发射、光吸收和光散射等。这些干扰在仪器设计时应设法予以克服。常用的背景校正法主要有以下四种：连续光源（在紫外区通常用氘灯）、塞曼效应、自吸效应、非吸收线等。

在原子吸收分光光度分析中，必须注意背景以及其他原因引起的对测定的干扰。仪器某些工作条件（如波长、狭缝、原子化条件等）的变化可影响灵敏度、稳定程度和干扰情况。在火焰法原子吸收测定中可采用选择适宜的测定谱线和狭缝、改变火焰温度、加入络合剂或释放剂、采用标准加入法等方法消除干扰；在石墨炉原子吸收测定中可采用选择适宜的背景校正系统、加入适宜的基体改进剂等方法消除干扰。具体方法应按各品种项下的规定选用。

（三）测定方法

1.标准曲线法

在仪器推荐的浓度范围内，制备含待测元素的对照品溶液至少3份，浓度依次递增，并分别加入各品种项下制备供试品溶液的相应试剂，同时以相应试剂制备空白对照溶液。将仪器按规定启动后，依次测定空白对照溶液和各浓度对照品溶液的吸光度，并记录读数。以每一浓度3次吸光度读数的平均值为纵坐标、相应浓度为横坐标，绘制标准曲线。按各品种项下的规定制备供试品溶液，使待测元素的估计浓度在标准曲线浓度范围内，测定吸光度，取3次读数的平均值，从标准曲线上查得相应的浓度，计算元素的含量。

2.标准加入法

在实际分析过程中，样品的机体、组成和浓度千变万化，要找到完全与样品相匹配的标准物是很困难的，特别是对于复杂机体样品就更困难。样品物理化学性质的变化引起喷雾效率、气体胶粒子粒径分布、原子化效率、基体效应、背景和干扰情况的改变，导致测定误差的增加。标准加入法可以自动进行基体分配，补偿样品的物理和化学干扰，提高测定的准确度。

标准加入法一般先分取几份等量的被测试样，在其中分别加入0、c_1、c_2、c_3、c_4、c_5等不同量的被测元素标准溶液，依次在同样条件下测定其吸光度A_1、A_2、A_3、A_4、A_5，制作吸光度对加入量的校正曲线，校正曲线不通过原点。加入量的大小，要求c_1接近试样中被测元素的含量c_x，c_2是c_x的2倍，c_3是c_x的3～4倍，c_5必须仍在校正曲线的线性范围内。从理论上讲，在不存在或校正了背景吸收的情况下，如果试样中不含有被测元素，校正曲线应通过原点。若校正曲线不通过原点，说明试样中含有被测元素。校正曲线在纵坐标轴上的截距所对应的吸光度正是试样中被测元素所引起的效应。将校正曲线外延与横坐标轴相交，由原点到交点的距离即为试样中被测元素的含量。

四、荧光光度法

（一）基本原理

1.荧光的产生

激发态能量高是不稳定状态，当电子返回基态时，通过辐射跃迁（发光）方式失去能量的过程可以发出荧光。

能够发射荧光的物质应同时具备两个条件：物质分子必须有强的紫外-可见吸收；物质分子必须有一定的荧光效率。荧光效率，也称为荧光量子产率，是指激发态分子发射荧光的光子数与基态分子吸收激发光的光子数之比，常用φ_f表示：

$$\varphi_f = \text{发射荧光的光子数/吸收激发光的光子数} \tag{1-10}$$

一般，φ_f的数值为0～1。

2.荧光的激发光谱与发射光谱（关系和特征）

荧光的激发光谱是荧光强度（F）对激发波长（λ_{em}）的关系曲线，它表示不同激发波长的辐射引起物质发射某一波长荧光的相对效率。发射光谱（又称为荧光光谱）是荧光强度（F）对激发波长（λ_{em}）的关系曲线，它表示当激发光的波长和强度保持不变时，在所发射的荧光中各种波长组分的相对强度。最大激发波长λ。和最大激发波长（λ_{em}）是鉴定物质的依据和定量测定时最灵敏的条件。荧光光谱具有如下特征：荧光波长总是大于激发波长，荧光光谱的形状与激发波长无关，荧光光谱与激发光谱存在“镜像对称”关系。

（二）荧光定量分析方法

1.荧光强度与浓度的关系

荧光测定方向应与激发光源方向垂直，以避免透射光干扰。由于荧光物质是在吸收光能而被激发之后才发射荧光，所以溶液的荧光强度与该溶液中荧光物质吸收的程度以及荧光效率有关。荧光强度正比于被荧光物质吸收的光强度，即

$$F \propto (I_0 - I_t) \text{ 或 } F = K(I_0 - I_t) \tag{1-11}$$

K为常数，取决于荧光效率。根据Lembert-Beer定律，$I_t = I_0 10^{-\varepsilon bc}$，则

$$F = KI_0(1 - 10^{-\varepsilon bc}) = KI_0(1 - e^{-2.3\varepsilon bc}) \tag{1-12}$$

若c很小，当$\varepsilon bc < 0.05$时，则

$$F = 2.3K I_0 \varepsilon bc = Kc \tag{1-13}$$

所以，在低浓度时，溶液的荧光强度与溶液中荧光物质的浓度呈线性关系。但在高浓度时，荧光物质发生自熄灭和自吸收现象，使F与c不呈线性关系。

2.定量分析方法

标准曲线法（校正曲线法）：先确定λ_{ex}和λ_{em}（激发光谱和发射光谱）；再确定适宜的条件，包括试剂浓度、pH、T、t等；然后以标准溶液绘制工作曲线；最后测定未知样的荧光强度（F），根据工作曲线计算荧光物质的浓度。

此外，还有比例法、联立方程式法。

（三）荧光分光光度计

用于荧光法测定的仪器是荧光分光光度计，其主要部件包括激发光源、激发单色器（置于样品池前）、样品池、发射单色器（置于样品池后）及检测系统。

五、火焰光度法

火焰光度法用火焰作为激发光源的一种原子发射光谱分析方法。

（一）基本原理

选择适当的方法把分析试样引入火焰时，依靠火焰（温度通常为1800～2500℃）的热效应和化学作用将试样蒸发、离解、原子化和激发发光。根据特征谱线的发射强度I与样品中该元素浓度c之间的关系式：$I=ac$（a为常数），将未知试样待测元素分析谱线的发射强度与一系列已知浓度标准样的测量强度相比较，以进行元素的火焰光谱定量分析。

进行火焰光度分析时，把待测液用雾化器使之变成溶胶，导入火焰中，待测元素因热离解生成基态原子，在火焰中被激发而产生光谱，经单色器分解成单色光后通过光电系统测量，由于火焰的温度比较低，因此只能激发少数的元素，而且所得的光谱比较简单，干扰较小。火焰光度法特别适用于较易激发的碱金属及碱土金属的测定。

（二）火焰光度计

火焰光度计一般由雾化器、火焰燃烧嘴、滤光片和光电池检测器组成。试样溶液经雾化后喷入火焰，溶剂在火焰中蒸发，经盐粒熔融，转化为蒸气，离解成原子（部分电离），由火焰高温激发发光，发射的光经切光器调制，并由单色器（通常是光栅）分光，选择待测波长谱线，经光电转换和电信号放大后检出。

（三）影响火焰光度计灵敏度的因素

1.灯电流

火焰原子吸收分光光度计使用的光源大都是空心阴极灯，空心阴极灯操作参数只有一个灯电流。灯电流的大小决定了灯辐射强度。在一定范围内增大灯电流可以增大辐射强度，同时灯的稳定性和信噪比也会增大，但仪器的灵敏度会降低。如果灯电流过大，会导致灯本身发生自蚀现象而缩短灯的使用寿命，使灯放电不正常，辐射强度不稳定。相反，在一定范围内降低灯电流可以降低辐射强度，仪器灵敏度提高，但灯的稳定性和信噪比下降，严重时可导致灯不能正常使用。因此，在具体检测工作中，如被测样品浓度高时，则使用较大灯电流，以获得较好稳定性；如被测样品浓度低时，则在保证稳定性满足要求的前提下，使用较低的灯电流，以获得较好的灵敏度。

2.雾化器

雾化器作用是将试液雾化。它是原子吸收分光光度计的重要部件，其性能对测定灵敏度、精密度和化学干扰等产生显著影响。雾化器喷雾越稳定，雾滴越微小均匀，雾化效率也就越高，相应灵敏度越高，精密度越好，化学干扰越小。雾化器的调节目前主要以人工调节撞击球和毛细管之间的相对位置来实现。检测人员应将雾化器调节到使雾滴细小而均匀，最好是雾滴在撞击球周围均匀分布，如果实现有困难，雾滴以撞击球为中心对称分布也可以。

3.提升量

提升量大小影响灵敏度的高低。过高或过低的提升量会使雾化器雾化不稳定。每个厂家仪器提升量范围各不相同，各自有一定的变化范围。增大提升量的方法如下。

（1）增大助燃气流量。通过增大负压使提升量增大。

（2）缩短进样管长度。缩短进样管长度使管阻力减小，使试液流量增大。相反，如想降低提升量，则可以减小助燃气流量或加长进样管长度。

4.分析线

每种元素的分析线有很多条，通常共振线灵敏度最高，经常被用作分析线，但测量较高浓度样品时，就要选择此灵敏线。例如，测钠用λ为589.0nm作为分析线，较高浓度时使用λ为330.0nm作为分析线。

5.燃烧器位置

调节燃烧器高度和前后位置，使来自空心阴极灯光束通过自由电子浓度最大火焰区，此时灵敏度最高，稳定性最好。若不需要高灵敏度时，如测定高浓度试液时，可通过旋转燃烧器角度来降低灵敏度，以便于检测。

6.火焰

火焰类型和状态对灵敏度高低起着重要作用，应根据被测元素特性去选择不同火焰。目前，火焰按类型分有空气-氢火焰、空气-乙炔火焰、一氧化氮-乙炔火焰。空气-氢火焰的火焰温度较低，用于测定火焰中容易原子化的元素如砷、硒等；空气-乙炔火焰属于中温火焰，用于测定火焰中较难离解的元素如镁、钙、铜、锌、铅、锰等；一氧化氮-乙炔火焰属于高温火焰，用于测定火焰中难以离解的元素如钒、铝等。火焰按状态分有贫焰、化学计量焰、富焰。贫焰是指使用过量氧化剂时的火焰，由于大量冷的氧化剂带走火焰中的热量，这种火焰温度较低，又由于氧化剂充分，燃烧完全，火焰具有氧化性气氛，所以这种火焰适用于碱金属元素的测定。化学计量焰是按化学式计量关系计算的燃料和氧化剂比率燃烧的火焰，它具有温度高、干扰少、稳定、背景低等特点，除碱金属和易形成难离解氧化物的元素，大多数常见元素常用这种火焰。富焰是使用过量燃料的火焰，由于燃烧不完全，火焰具有较强的还原气氛。所以，这种火焰具有还原性，适用于测定较易于形成难溶氧化物的元素。

7.狭缝

当被测元素无邻近干扰线时，如钾、钠等，可采用较大的狭缝。当被测元素有邻近干扰线时，如钙、铁、镁等，可采用较小的狭缝。

上述影响灵敏度的几个因素是对立统一的。在具体的检测工作中，检测人员应将几个因素统筹考虑，根据仪器和被测样的情况综合调节，以达到最好的工作状态。

六、散射光谱分析法

散射光谱分析法是基于印度科学家拉曼所发现的拉曼散射效应，对与入射光频率不同的散射光谱进行分析以得到分子振动、转动方面的信息，并应用于分子结构研究的一种分析方法。拉曼光谱是一种散射光谱。当光穿过透明介质，被分子散射的光发生频率变化，这一现象称为拉曼散射。

分子能级的跃迁仅涉及转动能级，发射的是小拉曼光谱；涉及振动-转动能级，发射的是大拉曼光谱。与分子红外光谱不同，极性分子和非极性分子都能产生拉曼光谱。激光器的问世，提供了优质高强度单色光，有力推动了拉曼散射的研究及其应用。拉曼光谱的应用范围遍及化学、物理学。

第二节 电泳分析技术

一、电泳的原理及分类

电泳指带电颗粒在电场力作用下向所带电荷相反电极的泳动。许多重要的生物分子如氨基酸、多肽、蛋白质、核苷酸、核酸等都含有可电离基团，在非等电点条件下均带有电荷，在电场力的作用下，它们将向着与其所带电荷相反的电极移动。电泳分析技术就是利用样品中各种分子带电性质、分子分子大小、形状等的差异，在电场中的迁移速度不同，从而对样品分子进行分离、鉴定、纯化和制备的一种综合技术。

（一）原理

带电粒子在电场中移动的现象称为电泳。设一带电粒子在电场中所受的力为F，F大小取决于粒子所带电荷Q和电场强度X，即

$$F=QX \tag{1-14}$$

按Stoke定律，一球形粒子运动时所受到的阻力f与粒子运动的速度v、粒子的半径r、介质的黏度η的关系为：

$$f=6\pi r\eta v \tag{1-15}$$

当$F=f$时，达到动态平衡：

$$QX=6\pi r\eta v \tag{1-16}$$

移项得：

$$v/X=Q/6\pi r\eta \tag{1-17}$$

v/X表示单位电场强度时粒子运动的速度，称为迁移率，也称为电泳速度，以μ表示：

$$\mu=v/X=Q/6\pi r\eta \tag{1-18}$$

由式（1-16）可见，粒子的迁移率在一定条件下取决于粒子本身的性质，即其所带电荷多少及分子大小与形状（电荷密度）；不同的粒子一般有不同的迁移率。在具体实验

中，移动速度v为单位时间t（以秒计）内移动的距离d（以cm计）：

$$v=d/t \tag{1-19}$$

又电场强度X为单位距离（以cm计）内的电势差（以伏计），当距离为1cm时，电势差为E，则：

$$X=E/L \tag{1-20}$$

以$v=d/t$，$X=E/L$代入式（1-16）即得

$$\mu=v/X=(d/t)/(E/L)=dL/Et \tag{1-21}$$

所以迁移率的单位为$cm^2 \cdot s^{-1} \cdot V^{-1}$。

某物质（A）在电场中移动的距离为：

$$dA=Et\times \mu A/L \tag{1-22}$$

另物质（B）的移动距离为：

$$dB=Et\times \mu B/L \tag{1-23}$$

两物质移动距离的差为：

$$\Delta d=dA-dB=(\mu A-\mu B)\times Et/L \tag{1-24}$$

式（1-20）指出，物质A、B能否分离取决于两者迁移率。如两者的迁移率相同，则不能分离，有差别则能分离。实验所选的条件如电压和电泳时间与两物质的分离距离成正比，电场的距离（如滤纸长度）与分离距离成反比。

（二）电泳的分类

电泳可分为自由电泳（无支持体）及区带电泳（有支持体）两大类。前者包括Tise-leas式微量电泳、显微电泳、等电聚焦电泳、等速电泳及密度梯度电泳。区带电泳则包括滤纸电泳（常压及高压）、薄层电泳（薄膜及薄板）、凝胶电泳（琼脂、琼脂糖、淀粉胶、聚丙烯酰胺凝胶）等。自由电泳的发展并不迅速，因为其电泳仪构造复杂、体积庞大、操作要求严格、价格昂贵等，而区带电泳可用各种类型的物质作支持体，其应用比较广泛。

二、影响电泳迁移率的因素

（一）电泳介质的pH值

不同的被分离物质由于所含可电离基团的种类和数量不同，因此具有不同的等电点。若介质的pH值小于等电点，带电粒子呈阳离子状态，向负极移动；反之，当介质pH值大于等电点时，带电粒子呈阴离子状态，向正极移动。蛋白质由氨基酸组成，具有两性电离性质，所以介质的pH值也会影响蛋白质的电离情况，即可决定蛋白质的带电量（Q）。为了保持介质pH值的稳定性，常用一定pH值的缓冲液，如分离血清蛋白质常用pH值为8.6的巴比妥或三羟甲基氨基甲烷（Tris）缓冲液。

（二）缓冲液的离子强度

离子强度如果过低，缓冲液的缓冲容量小，不易维持pH值恒定；离子强度过高，则会降低蛋白质的带电量（压缩双电层，降低Zeta电势），使电泳速度减慢，所以常用的离子强度为0.02～0.20。

$$I=1/2\Sigma C_i Z_i^2 \qquad (1–25)$$

式中，I为离子强度；C_i为离子的克分子浓度，Z_i为离子的价数。

例如，两个单价离子化合物（如NaCl）的离子强度等于它的克分子浓度。如0.154mol/L NaCl溶液的离子强度可计算如下：

$$I=1/2(0.154\times 1^2+0.154\times 1^2)=0.154 \qquad (1–26)$$

两个双价离子化合物（如$ZnSO_4$）的离子强度等于它的克分子浓度的4倍。如0.1mol/L ZnSO，溶液的离子强度为：

$$I=1/2(0.1\times 2^2+0.1\times 2^2)=0.4 \qquad (1–27)$$

由上述例子可以看出，多价离子会使离子强度增大，所以电泳缓冲液常用单价离子的化合物配制。

（三）电场强度

实验所用电场强度与移动距离成正比。电场强度以每1cm距离的电势差计算，也称为电势梯度。以滤纸电泳为例，滤纸长15cm，两端电势差为150V，则电场强度为150/15＝10V/cm。电场强度越高，则带电粒子的移动越快。但电压越高，产生的热量增加也越多，所以高压电泳（电场强度大于50V/cm）常需加用冷却装置，否则热量可引起蛋白质等物质的变性而不能分离，还因发热引起缓冲液中水分蒸发过多，使支持物（滤纸、薄膜或凝胶等）上离子强度增加，以及毛细现象（电泳缸内液被吸到支持物上）等都会影响物质的分离。

（四）电渗

在电场中，由于多孔支持物吸附水中的离子使支持物表面相对带电，在电场作用下，溶液就向一定方向移动，此种现象称为电渗。如滤纸中含有羟基而带负电荷，与纸相接触的水溶液带正电荷，液体向负极移动。由于电渗现象往往与电泳同时存在，所以带电粒子的移动距离也受电渗影响。当电泳方向与电渗相反时，实际电泳的距离等于电泳距离减去电渗的距离；当两者方向相同时，实际电泳距离等于电泳距离加上电渗的距离。电渗所造成的移动距离可用不带电的有色染料或有色葡聚糖点在支持物的中心，以观察电渗的方向和距离。

（五）支持介质的筛孔

支持介质的筛孔大小对生物大分子的电泳迁移速度有明显的影响。在筛孔大的介质中泳动速度快；反之，则泳动速度慢。

三、常用电泳分析技术

（一）血清蛋白电泳

血清蛋白电泳时，由于各种蛋白质等电点（pI）不同，在同一pH下所带电荷量多少有差异，因而在同一电场中泳动速度不同，在载体上可将蛋白质从正极到负极分离为Alb、α_1、α_2、β、γ球蛋白5个区带，有时还可见到前白蛋白区带，β区带又可分为β_1、β_2区带。

血清蛋白质电泳图谱至今仍是了解患者血清蛋白质全貌的有效方法，可用于初筛试验。如急性炎症或急性时相反应时常以α_1、α_2带加深为特征；妊娠型α_1区带蛋白质水平升高，伴有β区带蛋白质水平升高；肾病综合征、慢性肾小球肾炎时呈现白蛋白水平下降，α_2、β球蛋白水平升高；缺铁性贫血时可由于转铁蛋白水平的升高而呈现β区带增高，而慢性肝病或肝硬化呈现白蛋白水平显著降低，球蛋白水平升高2～3倍，表示免疫球蛋白（lg）多克隆水平增高，甚至可见$\beta\gamma$桥，还可呈现细而密的寡克隆区带；单克隆Ig异常症（M蛋白血症）则在电泳区带$\alpha\gamma$区呈现致密而深染、高度集中的蛋白克隆增生区带（M蛋白区带）。对于一些特殊图谱，可结合临床资料，拟订进一步分析方案。如进行尿蛋白或脑脊液电泳，用免疫化学方法测定血清（或尿、脑脊液）特种蛋白质含量，或结合免疫固定电泳进行综合分析。

（二）尿蛋白电泳

尿蛋白电泳常用醋酸纤维素薄膜电泳、十二烷基硫酸钠-聚丙烯酰胺凝胶电泳（SDS-PAGE）及尿蛋白免疫固定电泳方法。若以醋酸纤维素薄膜为载体，在薄膜上蛋白质分离为*Alb*、α_1、α_2、β、γ球蛋白。

尿蛋白电泳的主要目的是在无损伤的情况下，协助临床判断肾脏损伤的部位，确定尿蛋白的来源，了解肾脏病变的严重程度（选择性蛋白尿与非选择性蛋白尿），从而有助于疾病的诊断和预后判断。尿蛋白电泳呈现出中、高分子蛋白区带，主要反映肾小球病变，呈现出低分子蛋白区带，可见于肾小管病变或溢出性蛋白尿（如本周蛋白）；混合性蛋白尿可见到各种分子量区带，反映肾小球和肾小管均受累及。对临床症状不典型的患者及微量蛋白尿患者的诊断及各种肾脏疾病治疗过程中病情的动态分析，也具有很大价值。

（三）脑脊液电泳

脑脊液电泳分析方法：高分辨率电泳、免疫固定结合酶标电泳、金染色高分辨率电泳等。脑脊液（CSF）检验，特别是其中蛋白质成分及其含量的检测，对某些中枢神经系统疾病的诊断、疗效观察和预后判断具有重要意义。若在CSF标本中检出寡克隆区带，而其相应血标本中未能检出区带，则*Ig*来自中枢神经系统本身。中枢合成Ig是中枢神经系统疾病的一个重要信号，主要用于多发性硬化症、痴呆、脊髓炎、副肿瘤性脑炎、神经性梅毒等中枢神经系统疾病的诊断和鉴别诊断。

（四）免疫固定电泳技术的应用

待测抗原按常规电泳使蛋白质分离，电泳结束后，将相应抗体加在待测抗原上，经孵育清洗后染色便可判读结果。临床上，可对各类*Ig*及其轻链进行分型，最常用于临床常规M蛋白的分型与鉴定。一般用于单克隆*Ig*增殖病、单克隆*Ig*病、轻链病、多组分单克隆*Ig*病、重链病的诊断，脑脊液寡克隆蛋白鉴别，以及多克隆*Ig*病的诊断和鉴别诊断。

（五）几种常用血清同工酶的分析

（1）乳酸脱氢酶（LD/LDH）同工酶：用琼脂糖凝胶电泳法分析LDH同工酶，可分离出5种同工酶区带（LDH_1—LDH_5）。急性心肌梗死时，LDH升高最慢（6～24h），24～48h到达峰值，$LDH_1 \geq LDH_2$，并可在血中持续10～14天。骨骼肌疾病，如原发性肌病、肌肉损伤、肌萎缩时，以LDH_5升高为主。渐进性肌萎缩时，LDH_1、LDH_2也会增加，且LDH_3在发作后期会消失。恶性肿瘤、肝硬化时可见LDH_3明显升高，或在胸腹水中出现一条异常LDH_6区带。

（2）肌酸激酶（CK）同工酶：采用琼脂糖凝胶电泳可分离出3种CK同工酶，从阴极到阳极分别为CK-BB（CK_1），CK-MB（CK_2）和CK-MM（CK_3）。当出现异常同工酶如巨CK_1、巨CK_2等时，从电泳图谱上很容易发现。巨CK_1在CK-MM和CK-MB中间，而CK-MT位置靠近阴极端，在CK-MM后面。这样不会将CK-BB和各种异常同工酶误认为是CK-MB而误诊。CK-MB在心肌梗死早期增加和短时间内达峰值是心肌再灌注的指征。CK-BB增高见于脑胶质细胞瘤、小细胞肺癌和胃肠道恶性肿瘤，后者还常有CK-MT增高。

（3）碱性磷酸酶（ALP）同工酶：可采用琼脂糖凝胶电泳法进行ALP同工酶的常规快速分析。正常人血清中主要为肝ALP，其次为骨ALP和小肠ALP。测定ALP同工酶，主要用于鉴定血清中升高的ALP是来自肝还是来自骨，或同时来自肝和骨。肝和骨ALP同时升高常见于恶性肿瘤。

（4）γ-谷氨酰转肽酶（γ-GT）同工酶：用醋酸纤维素薄膜或琼脂糖凝胶电泳法可将γ-GT同工酶分离为$\gamma\text{-}GT_{1-4}$，正常人只见$\gamma\text{-}GT_2$和$\gamma\text{-}GT_3$，重症肝胆疾病和肝癌时常有γ-GT出现。

（六）脂蛋白电泳

（1）脂蛋白胆固醇：血清经琼脂糖凝胶电泳后，用胆固醇基质试剂均匀铺在凝胶表面，孵育一段时间后，即可见清晰的蓝色条带，从阳极起依次为HDL-C、快前β脂蛋白胆固醇（LP（a）-Co）、VLDL-C和LDL-C。凝胶片用冰醋酸固定、水洗、烤干后，570nm波长扫描，即可确定各自的百分含量。同时将血清总胆固醇（TC）值输入，则可求得这4种脂蛋白的胆固醇值。主要用于高脂血症的分型、冠心病风险估计及疗效评价。

（2）脂蛋白甘油三酯：利用琼脂糖凝胶电泳分离脂蛋白结合甘油三酯酶试剂显色，即可见清晰的蓝色条带，从阳极起依次为HDL-TG、VLDL-TG和LDL-TG（在原点处可检出CM），通过扫描得出各种脂蛋白甘油三酯区带所占的百分含量，同血清TG浓度相乘，即可求出各脂蛋白组分中甘油三酯的含量。这为动脉粥样硬化、冠心病及调脂药疗效观察提供了很好的研究手段。

（3）分离脂蛋白（a）（LP（a））：该技术利用抗原、抗体反应将电泳分离的脂蛋白予以鉴别，提高对心、脑血管独立的危险因子LP（a）检测的敏感性和特异性。

总之，全自动电泳仪的使用已为我们了解蛋白质的全貌提供了快速、有效的检测手段，也为各种相关疾病的诊断、鉴别诊断、疗效观察及判断预后提供了方便。

第三节 电化学分析技术

一、电化学分析技术的原理与分类

电化学分析技术具有仪器设备简单、微型化和分析速度快、选择性高、应用广泛等优点，是生化检验技术的重要组成部分。

（一）原理

电化学分析技术的原理是将电极浸入待测溶液中组成原电池，其中一支电极的电极电位与待测离子的浓度有关，其关系服从Nernst方程，此电极称为指示电极；另一支电极是电位已知并且假定的所谓参比电极，根据溶液的电化学性质（如电极电位、电流、电导、电量等）与被测物质的化学或物理性质（如电解质溶液的化学组成、浓度、氧化态与还原态的比率等）之间的关系，将被测定的物质浓度转化为对应的一种电学参量加以测量从而进行分析测定。

（二）分类

电化学分析技术按测定量的电化学参数的不同可分为电位分析法（直接电位法、电位滴定法）、电解分析法（电重量法、库仑法、恒电流库仑法）、电导分析法（直接电导法、电导滴定法）、伏安法（极谱法、溶出伏安法、电流滴定法）四大类。

电位分析法是利用电极电位和浓度之间的关系来确定物质含量的分析方法，表示电极电位的基本公式是Nernst方程式，表示电极电位与离子活度或浓度的关系。离子选择电极法（ion selective electrode，ISE法）是电位分析法中发展最为迅速、最为活跃的分支。离子选择电极是一类用特殊敏感膜制成，对溶液中某种特定离子具有选择性响应的电化学传感器。在临床实验室，常用于测量离子的活度或浓度。

二、离子选择电极法的基本原理及分类

（一）基本原理

离子选择电极（ISE）是一种电化学敏感器，通常由特殊敏感膜制成，它的电极电位

与溶液中被测定物质离子的活度（或浓度）的对数呈线性关系，故可以通过简单的电位测量，直接测定溶液中离子浓度（或活度）。ISE法正是利用电极电位和离子活度的关系来测定离子活度的一种电化学分析法。ISE法中电极膜材料、制备方法不同，电极的稳定性、选择性和灵敏度也不同。

1.ISE基本结构

通常由电极管、内参比电极、电极内充溶液和ISE膜（或称敏感膜）四个部分组成。ISE膜和电极内充溶液均含有与待测离子相同的离子；膜的内表面与具有相同离子的固定浓度电极内充溶液接触，其中插入一内电极，膜的外表面与待测离子接触。

2.电极电位

某一特定的ISE，其敏感膜材料可对某一离子特异性响应。不同类型的敏感膜，其膜电位产生的机制可能不同，但大多数电极膜电位的产生是基于膜材料与溶液界面发生的离子交换反应。当电极置于溶液中时，由于离子交换和扩散作用，改变了两相中原有的电荷分布，因而形成双电层，其间产生一定的电位差即膜电位。由于电极内充溶液中相关离子的浓度恒定，内电极的电位固定，所以ISE的电位（EISE）只与待测离子的活度有关。

3.电极电位测量

由于单个电极电位的绝对值无法测量，必须将ISE与参比电极共同浸入待测样品中组成一个原电池，通过测量原电池电动势来测定电极电位。参比电极通常为负极，常用的有甘汞电极和银–氯化银电极；ISE为正极，电池的电动势符合Nernst方程式：

$$E_{电池}=K'\pm\frac{2.303RT}{nF}\times lg\alpha_i\left(K'=K-E_{参}\right) \quad (1\text{–}28)$$

式中，R为摩尔气体常数；T为绝对温度；n为离子电荷数；F为法拉第常数；α_i为被测离子活度，$\alpha_j=cf_i$；c_i为离子浓度；f_i为离子活度系数。公式中，K值因不同的电极而异，它包括膜内表面电位、内电极电位及不对称电位等。当测定条件一致时，K可视为常数。“±”号对阳离子为正号，对阴离子为负号，原电池的电动势与被测离子活度的对数呈线性关系。因此，只要通过测量电池电动势即可求得被测离子浓度或活度。

（二）分类

离子选择电极种类众多，按照膜电位的响应机制、膜的组成和结构特点，离子选择电极可分为基本电极和敏化电极。基本电极又可分为晶体膜电极（均相膜电极和非均相膜电极）和非晶体膜电极（刚性基质电极和流动载体电极），敏化电极包括气敏电极和酶电极。

1.玻璃膜电极

玻璃膜电极属于刚性基质电极，敏感膜由玻璃材料制成。由于玻璃的组成不同，可制成H^+、K^+、Li^+和Na^+等离子选择电极。最常见的玻璃膜电极为pH玻璃电极，它的敏感膜是由特殊成分的玻璃制成的厚度约为0.05mm的玻璃球，球内盛有内参比溶液，为0.1mol/L HCl溶液。内参比电极为银–氯化银电极，插入内参比溶液，pH玻璃电极广泛用于溶液的pH测定。

2.气敏电极

气敏电极是基于界面化学反应对气体敏感而设计的一类敏化电极。它由指示电极、参比电极、透气膜和内电解质溶液装于一个基管内组成一个化学原电池。指示电极通常采用玻璃电极，作用是对待测气体的浓度或分压的变化作出选择性响应。参比电极一般选用银–氯化银电极。透气膜是由疏水性高分子材料制成的薄膜，将管内电解质与标本溶液隔开。透气膜紧靠选择电极的敏感膜，当气敏电极与待测溶液接触时，待测溶液中的气体能通过透气膜扩散到内电解质溶液中并建立新的平衡，此时指示电极与参比电极组成的电池电动势发生变化，根据电动势可计算出待测气体的浓度。对于不同用途的气敏电极，其内电解质的组成也不一样，需要内电解质中含有与待测气体建立化学平衡的离子。

3.酶电极

酶电极是另一种敏化电极，其原理是将含酶的凝胶涂布于离子选择电极的敏感膜上组成酶电极，当酶电极浸入溶液中时，溶液中的待测物与酶接触产生化学反应，生成的产物经凝胶层扩散至离子选择电极的敏感膜上，从而引起相应的电位变化，根据电极电位的变化与溶液中待测物的浓度成正比，可计算出待测物质的浓度。由于酶的特异性较强、催化效率高，因此酶电极可广泛用于氨基酸、葡萄糖、胆固醇、尿酸、尿素和乳酸等物质的测定。

三、离子选择电极法在临床的应用

（一）标准曲线法

配制一系列（通常有5个）与待测物质溶液组成相似的不同浓度标准溶液，分别测定其电位值E，绘制E–lgc标准曲线，在相同条件下测定样品溶液电位值E_X，根据测得待测物质溶液的E_X从曲线中求得c_X。

（二）标准加入法

当待测溶液的成分比较复杂，离子强度比较大时，难以配制与待测溶液组成相近的标液，此时采用标准加入法较适宜。将小体积V_S（一般为溶液的1/100～1/50）、大浓度c_S

（一般为试剂的50～100倍）的标准溶液，加入一定体积的待测物质溶液中，分别测量标准溶液加入前后的待测物质溶液的电极电位，从而求得c_X。

（三）标准比较法

在相同条件下，测定标准溶液和待测物质溶液的E_S和E_X，标准溶液的浓度c_S是已知的，根据比较法即可测出待测物质浓度c_X。

四、离子选择电极法的影响因素

影响离子选择电极法测定准确性的因素很多，下面介绍几种主要的因素。

（一）离子强度

离子选择电极法实际测量的是离子的活度，而临床报告则是以离子的浓度为诊断依据，二者之间的系数则是活度系数，而活度系数又是溶液离子强度的函数，因此必须保持标准液与标本之间的离子强度的一致性。

（二）溶液的pH

溶液pH的变化可影响待测离子在溶液中的解离状态，进而影响活度或浓度测定的准确性，如钙离子的测定。

（三）温度

温度的改变对离子选择电极电位的影响称为温度效应，主要表现如下。

（1）影响Nernst公式中的直线斜率、溶液待测离子的活度系数以及参比电极电位。

（2）影响电活性物质的溶解度、检出下限。

（3）影响化学平衡的移动以致溶液中待测离子的浓度发生明显的变化。

（四）干扰离子

溶液中的共存离子影响反应液的离子强度，从而影响被测离子的测定；共存离子还可与待测离子形成络合物或发生氧化还原反应，导致待测离子的数量减少。

（五）其他因素

离子选择电极分析仪器需要定时维护和保养，其目的是保持电极膜良好的水化，对电极进行必要的去蛋白清洗和电极的活化，增加电极的稳定性，如果使用后经常长期关闭仪器，使得电极膜干燥，会加速电极膜的失效，导致测定结果的偏差。

第四节　干化学分析技术

所谓“干化学”，是相对于传统的“湿化学”而言的，它与传统湿化学的最大区别在于参与化学反应的媒介不同。它是以待测样品（血浆、血清、尿液等）中所存在的液体作为反应介质（液体中的水溶解了试剂带上的试剂），待测成分直接与固化于载体上的干试剂起反应，使用目测或仪器进行检测的一种方式，属于固相化学范畴。

一、干化学分析技术的基本原理

干化学分析技术普遍采用多层膜固相试剂技术，测定方法多为反射光度法和差示电位法。

（一）反射光度法

固相化学涉及的反射光度法主要为漫反射，它的特点是因显色反应发生在固相载体，对透射光和反射光均有明显的散射作用，因此不遵从Lambert-Beer定律，采用Kubelka-Munk理论。Kubelka-Munk理论指出：光反射率与固相层的厚度、单位厚度的摩尔吸收系数以及固相反应层的散射系数有关系，当固相层厚度和固相反应层的散射系数固定时，摩尔吸收系数同待测物的浓度成正比。如果固相反应膜的上下界面之间存在多重内反射时，则需对Kubelka-Munk理论加以修正，推导出Williams-Clapper公式。各厂家根据自身干片的多层膜特点选用相适应的计算公式。此法主要用于常规生化项目的测定。

在干片试剂中，先将多种反应试剂固化在一张透明聚酯膜上，上面覆以多孔的扩散层，然后夹在一个塑料结构中，共有5个功能层，从上至下依次为样本扩散层、反射层、清除剂层、试剂层和支持层。

1.样本扩散层

由TiO_2、$BaSO_4$和醋酸纤维素构成的100～300μm的多孔聚合物组成，聚合物的孔径为1.5～30.0μm。涂层材料厚度取决于分析的需要，多在100～300μm。扩散层的中空体积占60%～90%，这种毛细网状结构能够使样本溶液快速、均匀地渗透到下层。当样本加在试剂片上后，毛细网状结构作用将样品迅速吸入扩散层，但样品又被下面的凝胶层所排斥，因为凝胶层在接受血清组分之前，必须先生成水合物。

扩散层不仅可阻止细胞、结晶和其他小颗粒物质透过，还可根据需要让大分子物质

（如蛋白质等）滞留。事实上，经样本扩散层进入以下各层的物质或液体基本上是无蛋白滤液。在一些特定试剂片中，扩散层中还含有选择性阻留某种成分或启动某种反应的物质，以提高分析的特异性。

2.反射层

也称为光漫射层，为白色不透明层，下侧涂布的物质反射系数大于95%，可用来掩盖待检样本中的有色物质，使反射光度计的检测不受影响；同时这些反光化合物也给干片底层的显色层提供反射背景，使入射光能最大限度地反射回去，以减少因光吸收而引起的测定误差。

3.清除剂层

主要作用是除去血清中的内源性干扰物，确保更准确的试验结果。如尿酸干片使用维生素C氧化酶来转化血清中的维生素C，防止其对H_2O_2的还原作用。

4.试剂层

又称为反应层，由亲水性多聚物构成，根据实际测定的需要，由数层至数十个功能试剂层组成，该层固定了项目检测时所需要的部分或全部试剂，其功能是让待测物质通过物理学、化学或生物酶学等反应产生可与显色物质结合的化合物后，再与特定的指示系统进行定量显色。

5.支持层

此层是透明的塑料基片，起到支持其他层的作用，且允许光线100%透射，以便对有色复合物进行测量。

常见干化学分析技术检测项目（如葡萄糖、尿素氮、肌酐、胆固醇等）均采用多层膜固相试剂技术，它是干化学多层膜试剂载体最常见的类型，但不能满足某些大分子物质测定的需要。如酶活性的测定需要将酶的底物放在扩散层上，酶促反应在样本扩散层上进行，才保证显色的快速均匀。而对于没有底物生成的大分子物质，如清蛋白的测定，则通过使试剂层等上移来完成反应。总之，对此基本结构进行有针对性的改进才能满足各种不同的反应的需要，保证检验结果的准确性。

（二）差示电位法

差示电位法是基于传统湿化学分析的离子选择电极原理，用于测定无机离子。差示电位法干片也为多层膜结构，但其内有两个离子选择电极（ISE），它们分别是样品电极和参比电极。每个电极从上至下依次为离子选择敏感膜、参比层、氯化银层、银层和支持层五层，两个电极以盐桥相连。采用直接电势法，样本无须稀释。通过电压表来测量患者样本和已知参比液之间的电势差，从而计算出K^+、Na^+、Cl^-的浓度。由于干片是一次性使用，既有离子选择电极的优点，又避免了常规维护以及样品中蛋白质干扰的缺点。

二、干化学分析技术的临床应用

经过20多年的发展，目前干化学分析技术已广泛应用于检验医学的各个方面，用干化学法检测的项目已超过70项，包括常规生化、内分泌激素、毒素、药物浓度分析以及特种蛋白质等的免疫学检验。

（一）干化学分析法的特点

（1）脱离了传统的分析方法，所有的测定参数均存储于仪器的信息磁场块中，将编有条形码的特定试验的试纸条、试纸片或试剂包放进测定装置后，即可进行测定。

（2）速度快，灵敏度和准确度与典型的分离式仪器相近。

（3）超微量，操作简单，占用空间小，在使用过程中灵活机动性强。尤为适用于新生儿、儿科、术中监测以及急诊检测。

（二）干化学与湿化学的比较

干化学和湿化学生化检测的主要区别见表1-1。

表1-1　干化学与湿化学的比较

区别点	干化学	湿化学
试剂	固相，大多无须定标，稳定周期长（数月），全血可直接上机检测	液体，需要定标，稳定周期短，全血不可直接上机检测
仪器	磁卡校正，无须排水系统，分析前后不需要清洗	每次测试原则上需要校正，需要排水系统，测试前后需清洗
反应载体	固相介质	反应杯
检测方法	反射光度法	透射光度法
电解质测定	差示电位法	离子选择电极法
理论基础	Kubelks–Munk理论和Williams–Clapper公式	Lambert–Beer定律

三、干化学分析技术的影响因素

干化学分析技术的所有试剂均以固相的形式固定在干片中，操作者“看不见，摸不着”，一旦失控，无法对试剂进行任何处理。鉴于干化学的特殊性，决定其质控效果的因素是仪器的性能和配套干片的条间和批间的一致性，后者由生产厂家的技术决定，操作者应注意干片试剂的保存条件与失效日期，此外，还应注意以下问题。

（一）仪器监测

反射光度计仪器用标准灰色（对各种光的吸收与反射相近）试剂条进行监控。离子选择电极干式化学分析仪采用标准版进行监控，定期用标准条校正可知仪器的性能。

（二）校准频度

由于干片式试剂以固相形式储存和运输，只有当被使用时才从固相转为液相，因此它的有效期比液体试剂的保存期长，通常可以稳定在6个月以上。只要储存条件符合要求，批号相同，可每6个月进行一次校准，但在此期间须用质控物对试剂的质量和检测系统的稳定性进行监控。

（三）质控物

干化学试剂处于干燥状态，所以使用“湿化学”的质控物基质效应会很明显，建议使用干化学分析仪生产厂家提供的质控物进行质量控制。

（四）干片试剂的储存与使用

干化学试剂一般在0℃以下的环境中干燥保存，否则将缩短其有效期。将干片试剂从冰箱中取出后，必须在不破坏密封包装的情况下，使干片的温度平衡至室温后再使用。否则由于干片试剂的温度偏低，空气中的水分被吸附在试剂载体上，会影响其测试结果和使用寿命。

（五）工作环境的温度和湿度

干化学分析仪虽然有很好的温控系统，但由于干化学分析仪的试剂溶解所用的水分主要来自待测样本，所以待测样本的温度往往能影响化学孵育的温度而致测定结果的准确性发生改变。所以必须注意干化学分析仪所处环境的温度和湿度，保证工作的环境温度在15～30℃，避免温度波动过大，湿度应控制在85%以内。

第二章　酶学分析技术

第一节　酶促反应的理论基础

一、概述

酶的本质是蛋白质，是活细胞赖以生存的基础物质，对生物体内的化学反应具有高效、特异的催化活性，且其催化作用具有可调节性。

酶是大分子，根据其组成成分不同可分为单纯酶和结合酶。单纯酶大多为含100～10000个氨基酸残基的肽链。体内大多数酶是结合酶，含酶蛋白和辅因子两部分。辅因子按照其与酶蛋白结合的紧密程度不同可分为两类。

（1）辅酶，与酶蛋白结合疏松，在反应中作为底物接受质子或基团后离开酶蛋白，参与另一酶促反应并将所携带的质子或基团转移出去，或者相反。如烟酰胺腺嘌呤二核苷酸（NAD^+）和尼克酰胺腺嘌呤二核苷酸磷酸（$NADP^+$）。

（2）辅基，与酶蛋白结合紧密，并且不能离开酶蛋白。如黄素腺嘌呤单核苷酸（FMN）和黄素腺嘌呤二核苷酸（FAD）等。辅因子大多为B族维生素的衍生物和金属离子。

酶存在多种催化作用机制，主要是底物和酶诱导契合形成的酶–底物复合物，通过邻近效应和定向排列、多元催化及表面效应等作用方式使酶所催化的反应得以高速特异进行。酶主要通过与底物形成一种或多种中间复合物来降低反应的活化能。在酶促反应中，底物首先和酶的活性中心结合，形成酶–底物中间复合物（ES），在构象上相互诱导，使活性中心与底物完全紧密结合。这一过程称为诱导契合学说。

由酶所催化的反应称为酶促反应；酶催化化学反应的能力称为酶活性；酶催化所作用的物质称为底物（substrate，S）；酶促反应的生成物称为产物（product，P）；能加速酶促反应的物质称为激活剂；能减慢甚至终止酶促反应的物质称为抑制剂。

二、酶促反应基本动力学

酶反应动力学是研究酶催化的反应速率以及影响反应速率的各种因素的科学，它遵循化学反应动力学的一般规律，但又有其自身特点。在探讨各种因素对酶促反应速率的影响时，通常测定其初始速率来代表酶促反应速率，即底物转化率小于5%时的反应速率。这些因素包括酶浓度、底物浓度、pH、温度、激活剂和抑制剂等。通过探讨各种因素对反应速率的影响，推出酶促反应的模式、历程、催化机理及调控规律，在实际应用中具有重要意义。

单底物反应动力学是指没有激活剂或抑制剂存在时，只有一种底物参与的不可逆反应，如异构反应和裂解反应。这种单底物酶促反应过程是酶促反应动力学的基础，在酶浓度恒定，最适的pH以及温度条件下，研究酶促反应速率和底物浓度之间的关系，称为酶促反应基本动力学。

1902年，Henri提出了“酶–底物中间复合物”的学说。此学说认为，在底物（S）转变成产物（P）之前，必须先与酶（E）形成中间复合物（ES），后者再转变成产物并重新释出游离的酶。ES合成和分解的三个速率常数分别用k_1、k_2、k_3表示。

$$E + S \underset{k_2}{\overset{k_1}{\rightleftharpoons}} ES \xrightarrow{k_3} E + P \tag{2–1}$$

1913年，Michaelis和Menten依据中间复合物学说推导出了米–曼方程，其中V_{max}为最大反应速率，K_m为米氏常数。

$$v = \frac{V_{max}[S]}{K_m + [S]} \tag{2–2}$$

米–曼方程式是酶学分析技术的基础。在酶浓度恒定和其他反应条件不变的情况下，当底物浓度很低时，v随$[S]$增加而迅速增加，v对$[S]$的曲线基本上呈直线关系，说明反应速度与底物浓度成正比，表现为一级反应，可用于代谢物的酶学测定。当底物浓度很高时，v随$[S]$升高而加速，但v的增加不如底物浓度低时那样显著，v不再与$[S]$成正比，表现为混合级反应。当底物浓度增加到一定值后，所有酶分子均近乎被底物饱和，即使再增加底物浓度，反应速度接近达到最大值而基本恒定，此时对底物来说是零级反应，可用于酶活性的测定。图2–1为酶促反应动力学曲线：底物浓度对酶促反应的影响。

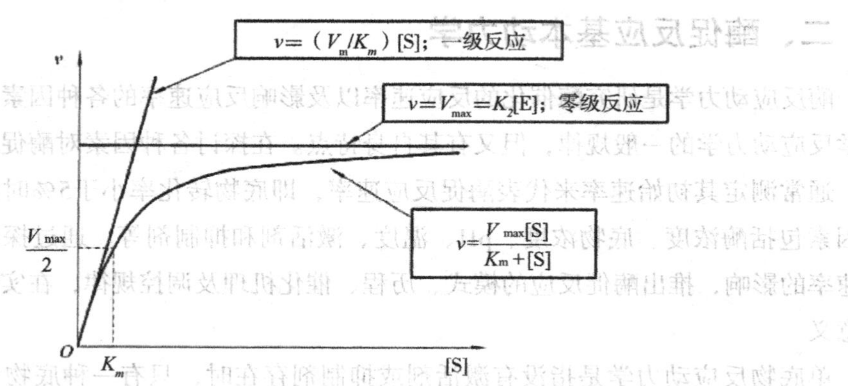

图2-1 底物浓度对酶促反应的影响

（一）K_m和V_{max}的意义

（1）当$v=V_{max}/2$时，$K_m=[S]$。因此，K_m等于酶促反应速率达最大值一半时的底物浓度。K_m值一般为$10^{-6}\sim10^{-2}mol/L$。K_m只与酶的性质有关，而与酶的浓度无关。

（2）$1/K_m$可以反映酶与底物亲和力的大小，即K_m值越小，则酶与底物的亲和力越大；反之，则越小。

（3）K_m可用于判断反应级数：当$[S]<K_m$时，$v=（V_{max}/K_m）[S]$，反应为一级反应，即反应速率与底物浓度成正比；当$[S]>K_m$时，$v=V_{max}$，反应为零级反应，即反应速率与底物浓度无关。

（4）K_m是酶的特征性常数：在一定条件下，某种酶的K_m值是恒定的，因而可以通过测定不同酶（特别是一组同工酶）的K_m值，来判断是否为不同的酶。

（5）K_m可用来判断酶的最适底物：当酶有几种不同的底物存在时，K_m值最小者，为该酶的最适底物。

（6）K_m可用来确定酶活性测定时所需的底物浓度：一般要求初速率达到最大速率的90%以上。当$[S]=10K_m$时，$v\approx91\%V_{max}$；当$[S]=20K_m$时，$v\approx95\%V_{max}$。因此，酶活性测定时，一般设计$[S]=10\sim20K_m$。

（7）寻找代谢的限速步骤：当一组酶催化连续地代谢反应时，如已知各酶的K_m及其相应底物的浓度，则K_m最大的酶所催化的反应为该酶系的限速步骤。例如，*HMG-CoA*还原酶是胆固醇合成过程中的限速酶。

（8）V_{max}可用于酶的转换数的计算：当酶的总浓度和最大速率已知时，可计算出酶的转换数，即单位时间内每个酶分子催化底物转变为产物的分子数。

（二）K_m和V_{max}的测定

先将米-曼方程经过数学演变可转换成直线方程，然后根据直线的斜率和截距及用外推法或计算机以最小二乘法处理实验数据，即可得到K_m和V_{max}。其中以Linweaver-Burk双倒数作图法最常用（图2-2）。将米-曼方程两边取倒数，得下列方程：

$$\frac{1}{v}=\frac{K_m+[S]}{V_{max}[S]}=\frac{K_m}{V_{max}}\times\frac{1}{[S]}+\frac{1}{V_{max}} \tag{2-3}$$

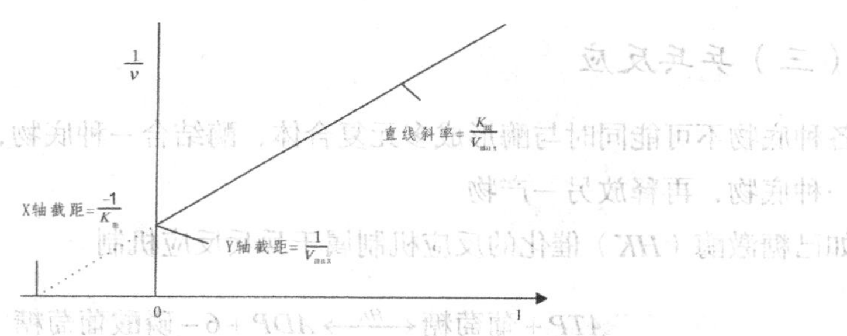

图2-2 米-曼方程的Linweaver-Burk双倒数作图

根据直线的截距和斜率，不难算出K_m和V_{max}。

此外还有Woolf作图法、Eadie-Hofstee作图法、Cornish-Bowden作图法等，实际应用较少。

三、双底物反应动力学

双底物反应动力学指的是由两种底物参与的酶促反应动力学。如氧化还原反应、基团转移反应属于此类。其反应的可能机制：顺序反应（包括有序反应顺序、随机反应顺序）和乒乓反应机制两类三种。

（一）有序反应顺序

A、*B*底物与酶结合按特定的顺序进行，先后不能倒换，产物*P*、*Q*释放也有特定顺序。

如乳酸脱氢酶催化的反应机制属于有序反应顺序。

$$L-\text{乳酸}+NAD^{+}\underset{pH7.4\sim7.8}{\overset{pH8.8\sim9.8}{\rightleftharpoons}}\text{丙酮酸}+NADH+H^{+} \tag{2-4}$$

（二）随机反应顺序

酶与底物结合的先后是随机的，可以先A后B，也可以先B后A，无规定顺序，产物的释出也是随机的，先P或先Q均可。

如肌酸激酶（CK）催化的反应机制属于随机反应顺序。

$$\text{磷酸肌酸} + ADP \underset{\longleftarrow}{\xrightarrow{CK}} \text{肌酸} + ATP \tag{2-5}$$

（三）乒乓反应

各种底物不可能同时与酶形成多元复合体，酶结合一种底物，并释放产物后，才能结合另一种底物，再释放另一产物。

如已糖激酶（HK）催化的反应机制属于乒乓反应机制。

$$ATP + \text{葡萄糖} \xleftrightarrow{HK} ADP + 6 - \text{磷酸葡萄糖} \tag{2-6}$$

有关双底物酶促反应的动力学方程和底物浓度的选择，可按照单底物方法分步处理：先选择浓度较高的其中的一种底物，使酶饱和，然后求出另一底物的表观K_m，反之亦然，最后按上述规律确定两种底物的浓度。如在A与B双底物经酶（E）催化产生双产物的反应中，为了测定底物A的含量，必须加大底物B的浓度，使得E对B的反应速率（v）$=V_{max}$，E对A的$v=V_{max}\times[S]/K_m$，此时，该反应速率完全受底物A浓度的影响，其反应速率可作为对底物A浓度定量的依据。

四、影响酶促反应速率的因素

（一）底物浓度对反应速率的影响

由实验观察到，在酶浓度不变时，不同的底物浓度与反应速率的关系为一矩形双曲线，即当底物浓度较低时，反应速率的增加与底物浓度的增加成正比（一级反应）；此后，随底物浓度的增加，反应速率的增加量逐渐减少（混合级反应）；最后，当底物浓度增加到一定量时，反应速率接近最大值，不再随底物浓度的增加而增加（零级反应）。

（二）酶浓度对反应速率的影响

当反应系统中底物的浓度足够大时，酶促反应速率与酶浓度成正比，即$v=k_3[E]$。在病理情况下，标本中酶浓度过高时，底物过早而且过多地被消耗，影响酶活性测定，故需用生理盐水或其他缓冲液进行适当的稀释，结果乘以稀释倍数。

（三）温度对反应速率的影响

酶促反应速率随温度升高而达到一最大值时的温度称为酶的最适温度。酶的最适温度与实验条件有关，因而它不是酶的特征性常数。目前自动生化分析仪大多采用37℃，酶活性测定时，为保证测定结果的准确性，所用温度的误差不能大于±0.1℃。低温时由于活化分子数目减少，反应速率降低，但温度升高后，酶活性又可恢复。因此，酶试剂应保存在冰箱中，取出后恢复至室温立即应用，以免发生变性。

（四）缓冲液的种类、离子强度和pH对反应速率的影响

pH对酶促反应速率的影响，通常为一钟形曲线，即pH过高或过低均可导致酶催化活性的下降。酶催化活性最高时溶液的pH称为酶的最适pH。人体内大多数酶的最适pH6.5～8.0，但ACP反应的最适pH为4.0～7.0，而ALP反应的最适pH为9.0～10.0。酶的最适pH不是酶的特征性常数。

（五）抑制剂对反应速率的影响

凡是能降低酶促反应速率，但不引起酶分子变性失活的物质统称为酶的抑制剂。按照抑制剂的抑制作用，可将其分为不可逆性抑制作用和可逆性抑制作用两大类。可逆性抑制又分为竞争性抑制、反竞争性抑制、非竞争性抑制和混合性抑制。它们之间的差别在于抑制剂与酶的结合方式不同，从而对酶促反应动力学参数K_m和V_{max}的影响作用不同（表2-1）。在设计和选择酶测定的方法时，应设法避免抑制剂对酶促反应的影响。

表2-1　各种可逆性抑制与K_m和V_{max}的关系

抑制类型	K_m	V_{max}
竞争性抑制	增大	不变
反竞争性抑制	减小	减小
非竞争性抑制	不变	减小
混合性抑制	增大或减小	减小

（六）激活剂对反应速率的影响

能够促使酶促反应速率加快的物质称为酶的激活剂。酶的激活剂大多数是金属离子，如K^+、Mg_2^+、Mn_2^+等，唾液淀粉酶的激活剂为卤素离子，如Cl。

第二节　酶活性测定技术

常用的酶学测定方法包括酶活性测定和酶质量测定。两种方法比较，各有优缺点。酶质量测定法目前多采用免疫学法，其优点如下。

（1）灵敏度高，可达到ng/L至μg/L的水平。

（2）特异性高，不像酶活性测定的影响因素那么多，几乎不受体液中激活剂、抑制剂的影响，不受药物的干扰。

（3）可测定一些酶活性很难测定的酶。如不表达酶活性的酶原或脱辅基的酶蛋白或失活的酶蛋白。

（4）与酶活性测定一起，计算免疫比活性，有可能为临床应用提供新的资料和信息。

（5）可应用于同工酶测定。

酶质量测定法的缺点：由于制备具有高效价的酶抗体非常困难，建立免疫学方法的周期和成本较大，目前能测定的酶类还非常有限。通过测定底物消耗量或产物生成量测定酶活性要容易得多。因此，目前临床上主要采用测定酶活性的方法。

一、酶活性测定的理论基础

测定酶的活性是临床酶学分析最为常用的方法，具有迅速、灵敏、成本低等特点。可根据酶促反应进程曲线，采用合理的方法进行酶催化活性的测定。

酶活性即酶促反应速率，指在规定条件下单位时间内底物的减少量或产物的生成量。数学表达式为：$v=-d[S]/dt$或$v=d[P]/dt$。

底物浓度[S]和产物浓度[P]随着反应的进行不断发生变化，可得到酶促反应时间进程曲线。该曲线反映了酶促反应进程中主要成分的变化规律，也可从中得到酶促反应的初速率。

典型的酶促反应过程一般包括三个时期：延滞期、线性期和非线性期。

（一）延滞期

延滞期是指酶促反应从开始至达到最大反应速率所需要的一段时间。单一酶促反应的延滞期较短，一般小于1min，其间发生的变化包括酶活性中心的形成与催化位点的暴露，酶与辅因子的结合、底物的解离及底物与酶分子的结合等。

（二）线性期

线性期是指延滞期后酶促反应达到最大反应速率并保持相对恒定的一段时间，此时产物的增加与时间成正比，而与底物浓度无关。此期间进程曲线呈直线或接近于直线，是酶活性测定所选择的检测窗口期。

一般认为，当底物消耗量小于5%，不足以明显改变反应速率时，仍认为酶促反应以最大反应速率进行，此时标本中酶浓度越高，其线性期就越短。因此在实际工作中往往需要根据酶促反应动力学曲线来设定线性期和非线性期的界限。临床上大多选择线性期为1～3min，使得95%以上的临床标本在线性期内得到检测。

（三）偏离线性期

偏离线性期又称底物耗尽期，是指线性期后反应速率明显下降，时间进程曲线偏离线性的一段时期。随着反应的不断进行，$[S]$不断减少，$[P]$不断增加，造成反应体系中逆反应逐渐增强；再加上反应产物的抑制作用、酶的热失活、酶的聚合或解离等原因使得酶促反应变慢。该期酶促反应速率受底物浓度的影响较大，$[P]$和$[S]$的变化与时间t之间不呈直线关系。因此，酶活性测定所选择的检测窗口应该避开此期。

二、酶活性测定方法

酶活性测定就是使酶促反应的初速率（v）达到最大速率V_{max}，即在过量底物存在下的零级反应期的速率，此时反应速率与酶浓度$[E]$之间呈线性关系。如按反应时间将酶活性测定方法进行分类，可分为定时法和连续监测法两大类。

（一）定时法

这是早期测定酶活性的方法。大多是先使酶作用一段时间，然后加入强酸、强碱、蛋白质沉淀剂等终止酶促反应，测定这段时间内底物的减少量或产物的生成量，计算酶促反应的平均速率。这类方法有多种命名，如“取样法”“终点法”或“两点法”。

用定时法测定酶活性，必须保证酶和底物在所选定的温度下作用时间要很精确，否则会引起较大误差。这种方法的优点是比较简单，因测定时酶促反应已被终止，故比色计或分光光度计无须保温设备，显色剂的选择也可不考虑对酶活性的影响。缺点是无法知道在整个酶促反应进程中是否都是零级反应。

（二）连续监测法

连续测定酶反应过程中某一反应产物或底物的浓度随时间变化的多点数据，求出酶反应初速率，间接计算酶活性的方法称为连续监测法。与定时法不同的是，这类方法无须停止酶促反应，不需添加其他呈色试剂，就可测定反应物的变化，很容易观察到反应的整个过程。这类测定方法简单，优点是可将多点的测定结果连接成线，很容易找到呈直线的区段，可以观察到是否偏离零级反应，因而可选择线性期来计算酶活性，结果准确可靠，标本和试剂用量少，可在短时间内完成测定。

随着科学技术的不断进步与发展，各种自动生物化学分析仪的广泛使用，连续监测法已逐步取代定时法而成为临床实验室测定酶活性最常用的方法。

1.连续监测法的种类

（1）直接法：这类方法是在不终止酶促反应条件下，直接通过测定反应体系中底物或产物理化特性的变化如吸光度、荧光、旋光性、pH、电导率、黏度等，从而计算出酶活性。其中以分光光度法应用最为广泛，也是方法学上最成熟的一种。利用NAD（P）H在340nm处吸光度的变化测定各种脱氢酶的方法是应用最广的一类方法。340nm波长处吸光度的变化可以反映反应体系中NAD（P）H量的增减。还可利用一类人工合成的所谓“色素原”底物，其本身为无色或微黄色，酶作用后生成有色化合物，如目前应用硝基苯酚和硝基苯胺的衍生物进行水解酶和一些还原酶的测定。

（2）间接法：直接法虽然简单，但只有底物与产物之间在理化性质等方面有显著差异时才能使用。故至今也只有很少一部分酶能用直接法进行测定。目前可采用两类间接法进行酶学测定。

一类方法是在原来反应体系中加入一些试剂，这些试剂只和酶反应产物迅速作用，产生可被仪器检出的物质变化，同时又不与酶作用，也不影响酶活性。典型的例子是赖氏法测定血清GPT和丁酰硫代胆碱法测定血清ChE浓度。

另一类是目前应用最多，最为广泛的酶偶联法，即在原反应体系中加入另一些酶试剂，使进行的酶促反应和被测酶反应偶联起来。

2.酶偶联反应

具体设计原理见第三节酶偶联法，最简单的酶偶联反应（单底物反应且只有一个工具酶）模式如下。

$$A \xrightarrow{Ex} B \xrightarrow{Ei} C \qquad (2\text{–}7)$$

被测定酶（*Ex*）催化的反应称为始发反应；产生被检测物质产物*C*（如NADH）的反应称为指示反应，相应的偶联酶（第二个酶）称为指示酶（*Ei*）。

如果一些酶促反应找不到合适的指示酶与其直接偶联，此时往往还可在始发反应和指示反应之间加入另一种酶，将二者连接起来，此反应称为辅助反应。模式如下。

$$A \xrightarrow{Ex} B \xrightarrow{Ea} C \xrightarrow{Ei} D \tag{2-8}$$

一般习惯将最后一个酶称为指示酶Ei，其他外加的酶称为辅助酶（Ea）。个别情况还可能使用两种或两种以上的辅助酶。将这一连串酶促反应体系称为酶偶联体系。

临床常规酶学分析所用的酶偶联法中，多以脱氢酶为指示酶，通过监测其反应物NADH或NADPH于340nm处吸光度的变化速度，可以很容易地监测指示酶反应。

用酶偶联法测定酶活性时，并不是一开始反应就全部反映了测定酶的活性。这是因为在偶联反应中存在几个时相。

一是预孵育期，反应一开始只存在底物A，不存在指示酶的反应，在此时相中使存在于样品中的干扰物质充分进行反应，将试剂中的NADH变为NAD^+。

二是延滞期，加入底物启动反应，在启动后的一段短时间内，产物B开始出现并逐渐增加，处于较低水平，指示酶反应速率也较低，不能代表测定酶的反应速率V_x，这一时期称为延滞期。酶偶联反应的延滞期相对较长，包括中间产物的积聚、指示反应速率增加，为指示反应速率与待测酶的酶促反应速率达到平衡所需要的时间。因此，酶偶联涉及的辅助反应越多，延滞期越长，通常需要1～3min。

三是线性（恒态）期，随着产物B增加到一定程度时，Ex和Ei反应速率相同，达到了线性（恒态）期。此阶段340nm波长处吸光度才会有明显的线性变化。

四是偏离线性期，由于底物消耗，反应速率复又减慢，进入偏离线性期。

设计或选择酶测定方法时，如用酶偶联法，延滞期越短越好，测定时间一定要避开此时期。

为了保证准确测定酶活性，酶偶联反应的反应速率应超过或等于测定酶的反应速率，指示酶反应必须是一级反应，即指示酶反应速率应和测定酶的产物B浓度成正比。只有当使用大量的指示酶，以及指示酶的K_m很小时，才能做到这一点。一般说来酶偶联法中所用的指示酶K_m值都很小，酶促反应最适pH应与工具酶的反应最适pH相接近。当然在选用指示酶时还应从经济方面考虑选用一些来源容易且价格便宜的酶制剂。

三、酶活性测定的影响因素和条件优化

（一）酶活性测定的影响因素

临床测定酶活性的标本多是体液，其中除被测定酶之外，还存在其他各种酶和化合物，因此在实测反应中可能出现一些副反应或边反应（旁路反应），从而产生正干扰或负

干扰，影响检测的准确度。

1.其他酶和物质的干扰

反应体系中各成分除可能引起待测酶反应外，还有可能与其他酶反应而干扰测定。如丙酮酸、谷氨酸脱氢酶（GLD）对ALT测定的干扰；腺苷酸激酶（AK）对CK测定的干扰等。

2.酶的污染

因工具酶多从动物组织或细菌中提取，极易污染其他酶，如不设法除去将引起测定误差。

3.非酶反应

有些底物不够稳定，没有酶的作用就会自行反应。如硝基酚的酯类衍生物易自发水解变色，当ALP以此作底物时必将产生干扰。

4.分析容器的污染

如果分析容器或生化分析仪的管道污染而混杂有其他物质如重金属、残留的表面活性剂等，会抑制酶的活性。

5.沉淀形成

使用分光光度法测定酶活性时，如有沉淀的形成或在组织匀浆中颗粒的下沉都会引起吸光度的变化。如PO_4^{3-}可与Mg^{2+}、Ca^{2+}、Mn^{2+}等金属离子产生沉淀。

（二）酶活性测定条件的优化

测定酶活性方法所选择的测定条件应是酶促反应的“最适条件”，即指在所选择温度下能使酶促反应的催化活性达到最大所需的条件。

（1）底物、辅因子、激活剂、缓冲液和变构剂的种类和浓度。

（2）指示酶和辅助酶的种类和浓度。

（3）反应混合液的pH和离子强度。

（4）其他可变因素，如已知抑制剂的去除。

在某些情况下，为了使最终测定系统达到最大的测定重复性，可考虑对最适条件进行适当修改。

1.方法选择

应尽可能全部采用连续监测法，少用或不用定时法。尽量减少操作步骤，以避免过多的吸量和接触太多的容器表面而引起的误差。

2.仪器和设备

应明确规定仪器和设备的各种性能规范，推荐使用性能符合要求或经检定合格的分光光度计、半自动或全自动生物化学分析仪及其他相应的配套设备。任何接触标本、试剂或反应混合物的表面都必须经化学清洗，去除干扰酶活性测定的一些物质，如极少量的酸、金属、去垢剂或其他复合物等。

3.试剂

化学试剂必须具有一定纯度，不含影响反应速度的杂质。实验用水最好是纯水或双蒸水。如果水中存在酶的抑制剂，其浓度应低于最小抑制浓度。如所配制试剂需保存较长时间，则应使用无菌水。选用符合临床实验室要求的试剂，建议用液体双试剂。

4.自动生物化学分析仪参数的设置

方法中应详细列出测定酶催化浓度的全部操作过程。可参考仪器及试剂给出的方法和参数进行设置。

（1）方法类型：定时法或连续监测法。反应方向分正向/向上/—（吸光度增加）或负向/向下/+（吸光度减低）。如ALT、AST测定选用负向反应。

（2）波长：选择酶促反应体系吸光度最大的波长，如用双波长应写明主波长/副波长。因双波长能有效消除干扰的影响，故常被采用。

（3）样品量与试剂量：应考虑测定的灵敏度和测定上限选用合适的样品与试剂体积比。一般推荐样品与试剂体积比为1：10。如样品所占比例过小，会降低灵敏度，样品量过大，则测定线性下降，样品要稀释后复检的机会才会增多。

（4）稀释水量：添加样品稀释水的目的是洗出黏附在采样针内壁上的微量血清，减少加样误差。添加试剂稀释水是为了避免试剂间的交叉污染。两种稀释水的量应在复溶试剂时按比例扣除。如用液体试剂盒时因不再加水，无法扣除稀释水量，所以两种稀释水的量应尽量减少，以免试剂被过量稀释。

（5）反应时间：观察反应进程曲线，测出预孵育时间、延迟时间及连续监测时间，求出反应线性时间范围。反应线性时间范围越宽者，越适用于临床应用。

（6）孵育时间：葡萄糖、总胆固醇、甘油三酯等都采用酶法的Trinder反应进行测定，但37℃酶反应较慢，必须测定这些酶试剂反应达到终点的时间。自动分析仪用试剂盒一般可以在全部加样后5min内反应完全，所以应选择分析仪的最大反应时间。

（7）延迟时间：酶与底物混合后需要一定的时间让酶被激活，直至线性反应期才能开始监测，有的项目需要用工具酶将内源性代谢产物耗尽。一般单试剂法只需30s，常用项目中ALT、AST与CK-NAC需要特别注意。

（8）监测时间：测酶的连续监测法至少需要90s或至少4点（3个ΔA），少于3个ΔA不能称为连续监测法，因为不能计算线性度（不知是否为线性反应）。监测时间过长则容易发生底物耗尽，可测范围变窄。

（9）试剂吸光度上、下限：试剂吸光度上限为正向反应，可参考试剂盒说明书要求数值折算成所用比色杯的光径，如试剂盒要求上限为0.5，比色杯光径0.7cm者设置为

0.35；试剂吸光度下限为负向反应用，设置法同上，如ALT试剂吸光度下限为1.2，0.7cm比色杯设置为0.8。

（10）底物耗尽限额：不同型号分析仪的设计不一样。有的为零点与监测第一点吸光度的差额；有的为MAX OD/MIN OD，即吸光度上升或下降至指定吸光度的数值；超过限额说明样品的酶活性非常高，底物将要耗尽，随后监测的吸光度已不可靠，不打印结果而只打印出底物耗尽警号，样品应稀释5～10倍重测。

（11）线性度：线性度百分数大，说明ΔA之间已不呈线性；或为各个读数点最小二乘法的均方差限额。超过限额说明底物不足，检测结果会变低，打印警号，应稀释后重测。一般设为15%，线性度限额定义见相关仪器说明书。各测试点最小二乘法的均方差限额计算法见仪器说明书。

（12）试剂空白速率：试剂在监测过程中底物自动降解得到的结果。此结果会在样品测定结果中自动扣除。

（13）线性范围：按试剂质量而设置，超过范围应增加样品量或稀释后重测。不同试剂公司的试剂质量不一，不同样品试剂比的线性范围也不一样，应实测试剂盒的线性范围。终点法可配制系列浓度的标准液，按分析项目的波长、样品量与试剂量、孵育时间，测定各浓度的吸光度，绘制标准曲线，在线性内的最高浓度为线性上限。

（14）计算因子*F*值（或系数*K*）：计算方法见“酶活性单位”部分内容。凡属于吸光度下降的指示反应，*F*为负数，如测定NADPH为辅酶的各种还原酶。

5.标本的采集、运输与保存的技术误差因素

（1）溶血大部分酶在细胞内外浓度差异明显，且其活性远高于血清，少量血细胞的破坏就可能引起血清中酶明显升高。如红细胞内的LD、AST和ALT活性分别较血清中高150、15和7倍左右，故测定这些酶时，样品应避免溶血。静脉采血后，必须在1～2h内及时离心，将血清与血细胞、血凝块分离，以免血细胞中的酶通过细胞膜进入血清而引起误差。血细胞被分离后，因血中CO_2丧失极快，可使pH在15min内由7.4增至8.0，对碱性敏感的ACP活性因而急剧下降。应避免因抽血不当或急于分离血清而引起的体外溶血。

（2）抗凝剂草酸盐、枸橼酸盐和EDTA等抗凝剂为金属螯合剂，可抑制需要Ca_2^+的AMY，也可抑制需Mg_2^+的CK和5′–NT；草酸盐既可与丙酮酸或乳酸发生竞争性抑制，又能与LD或NADH或NAD^+形成复合物，从而抑制催化的还原或氧化反应。枸橼酸盐、草酸盐对CP、ChE均有抑制作用；EDTA还能抑制ALP；氟化物也可抑制ChE，故用上述抗凝剂分离的血浆一般不宜做酶活性测定。肝素是黏多糖，对ALT、AST、CK、LD和ACP无影响，适于急诊时迅速分离血浆进行测定，但需注意的是对CK等酶有轻微抑制作用。为避免上述影响，临床上除非测定与凝血或纤溶有关的酶活性，一般都不采用血浆而采用血清为首选测定样品。

（3）温度：血清蛋白对酶蛋白有稳定作用，如无细菌污染，某些酶（如AST、γ–GT和ALP等）存在于血清蛋白中，可在室温下保存1～3天，而活性不受影响。故室温中较稳定的酶类甚至可快速邮件送检；有些酶极不稳定，如血清前列腺ACP，在37℃放置1h，活性可下降50%。大部分酶在低温条件下比较稳定，一般应在血清分离后的当天进行测定，否则应放冰箱冷藏（表2–2）。

表2–2　不同储存稳定体液酶的稳定性（活性变化<10%）

酶	室温（25℃）	冷藏（0～4℃）	冷冻（–25℃）
LD	1周	1～3天（与同工酶类型有关）	1～3天（与同工酶类型有关）
γ–GT	2天	1周	1月
ALD	2天	2天	不稳定（酶不耐融化）
ALT	2天	5天	不稳定（酶不耐融化）
AST	3天	1周	1月
CK	1周	1周	1月
ChE	1周	1周	1周
ALP	2～3天	2～3天	1月
ACP	4h（标本未酸化）	3天（标本加枸橼酸或醋酸至pH5）	1月
5′–NT	24h	1周	3月
AMY	1月	7月	2月
LPS	1周	3周	3周
LAP	1周	1周	1周

通常测定的酶样品应在低温（0～4℃）条件下使用、处理和保存，但有些酶在低温（特别是–20℃冰冻）时，可引起不可逆性失活（如ALD）。个别酶如LD及其同工酶（LD4和LD5）在低温反而不如室温稳定，即所谓“冷变性”。用液氮储样法保存人的血清于–195℃中，常用于诊断酶ALT、AST、ALP、CK、LD、γ–GT和AMY活性，在10个月后活性基本无明显改变，可作为酶学测定用血清标本及质控品长期保存的方法。

四、酶活性单位

酶活性单位是衡量酶活性大小的尺度，它反映在某一特定条件下，使酶促反应达到某一速率时所需要的酶量，而速率即指单位时间（s、min或h）内反应物的变化量（mg、 μg、μmol等）。酶活性单位是一个人为规定的标准，因同一种酶可有几种测定方法，不同测定方法所规定的酶活性单位的含义不一致，一般有下列三种表示方法。

（一）惯用单位

20世纪50年代以前，自动生化分析仪尚未普及应用，国际临床生物化学和实验室医学联合会（IFCC）还没有针对某一酶测定的统一推荐方法，以至于酶活性单位定义、命名混乱，一般常用该种酶测定方法的发明者的名字来命名其单位，如测定转氨酶的Karmen单位、King单位；ALP的King单位、Armstrong单位；AMY的Somogyi单位等。这样，不仅每种酶不同，而且单位亦不同，即使同一种酶，因测定方法不同而有数种活性单位，参考范围差别很大，既易引起混乱，又不便于互相进行比较，从而给临床应用带来诸多不便。

（二）国际单位

1957年，世界上第一台自动生化分析仪问世后，国际临床实验室开始采用"连续监测法"测定酶反应的初速率，其结果远比传统的"固定时间法"所测平均速率准确，在高浓度标本时尤其明显。因此1964年国际生化协会推荐采用国际单位（IU）来统一表示酶活性的大小，即在特定条件下，每分钟催化1μmol底物的酶量为1个国际单位。由于未规定酶反应温度，目前国内外大多数实验室常省略国际二字，常将IU简写为U。

（三）Katal单位

1979年国际生化协会为了使酶活性单位与国际单位制（SI）的反应速率相一致，推荐用Katal单位，即在规定条件下，每秒钟催化1mol底物的酶量。显然，1Katal＝60×10^6U，1U＝16.67nKatal。虽然我国现在规定SI制为计量的法定单位，但Katal单位不仅我国医务工作者不熟悉，国际上应用也不多。

[例]连续监测法测酶活性的计算，根据酶活性单位的定义和朗伯-比尔定律可以推导出酶活性的计算公式：

$$\text{酶活性单位}(L)=\frac{\text{产物的增加量}}{\text{每单位规定的产物增加量}}\times\frac{\text{每单位规定的保温时间}}{\text{实际保温时间}}\times\frac{1000(mL)}{\text{实际标本用量}(mL)} \tag{2-9}$$

$$\text{酶活性单位}(L)=\frac{\left(A_{\text{测定}}-A_{\text{对照}}\right)\cdot V_{\text{总}}\cdot 10^5}{\varepsilon\cdot L\cdot V_{\text{标}}}\times\frac{\text{每单位规定的保温时间}}{\text{实际保温时间}} \tag{2-10}$$

$$U/L=\frac{V_{总}\cdot 10^6}{\varepsilon\cdot L\cdot V_{标}}\times\frac{\Delta A}{\Delta t}=\frac{\Delta A}{\Delta t}\times F \quad (2\text{–}11)$$

式中，$V_{总}$为反应液总体积，即试剂体积与标本体积之和；$V_{标}$为标本体积；ε为指示物的摩尔吸光系数；L为比色杯的光径（cm），F称为理论F值或计算因子。

确定了某种酶的测定方法或在自动生化分析仪上设置好酶的连续监测法分析参数之后，其$V_{总}$、$V_{标}$和ε均为定值，虽然不同分析仪的比色杯光径L可能不同，但自动α生化分析仪一般都自动将其换算成1cm，因此，当F值为一定值，可通过计算得出，作为计算因子设定在自动生化分析仪中。

第三节　代谢物的酶法分析

酶法分析就是利用酶高效、特异的作用特性，以酶作为分析工具或试剂的主要成分，对反应体系中底物、辅酶、抑制剂和激活剂等成分含量进行测定的方法。随着酶学的研究和进展，许多工具酶得以发现并提纯，已用于测定体液中各种成分，如葡萄糖、尿素、尿酸、胆固醇、甘油三酯等，开辟了酶学分析法的新技术，取代了传统的化学分析法，使测定的灵敏度和准确度大大提高，有力地推动了临床生物化学检验的发展。

一、酶法分析的理论依据

由于酶作用的特异性，成分复杂的血清等样本往往不需要预处理，通过温和的酶促反应条件、简单的实验程序，即可对多种代谢物浓度或酶活性进行定量分析。

（一）工具酶

工具酶是指在酶法分析中作为试剂用于测定化合物浓度或酶活性的酶。在酶法分析的反应中，一般将工具酶及其辅助底物设定为过量，而将待测定化合物或待测酶设定为限速因素。工具酶往往从植物或细菌中提纯而来，其纯度越高，反应体系中由其他杂酶引起的副反应或边反应越少，则检测的准确度越高。

将水溶性的酶通过吸附、包埋、载体共价结合或通过酶分子间共价交联等方法固定在支持物上，并保持其原有的活性，这样制备的酶称为固相酶。固相酶技术具有微量、快速、环保等优点，同酶电极、酶探针技术一起成为临床生化发展的一个新方向。

（二）平衡法

平衡法亦称为终点法，指在代谢物酶促反应中，随着时间的延续，待测物逐渐减少而产物逐渐增多，一定时间后反应趋于平衡，指示反应信号达到稳定，测定待测物或产物变化的总量，同标准管比较可计算出待测物浓度。

采用平衡法应注意的问题。

（1）工具酶的特异性要高。

（2）工具酶中的杂酶应低于允许底限。

（3）酶的用量应足够大，以保证反应能在较短时间内完成。

（4）在保证测定显性的前提下K要尽量小。

（5）试剂成分中应不含工具酶的抑制剂。

（6）所用的底物对酶应构成“零级反应”。

（三）速率法

速率法又称为动力学法，是根据酶促反应动力学，准确测定反应的初速率，采用标准浓度对照法求得待测物浓度的方法。

根据米-曼方程，当$[S] < Km$，一般$[S]/K_m < 0.2$，最好小于0.05时，$[S]+K_m \approx K_m$，此时呈一级反应，反应初速率与[S]成正比。设定t2和t1两个固定时间点，在此期间只要待测物消耗量小于5%，就可认为是初速率，只需测定吸光度的差值，与标准浓度对照即可求得待测物浓度。应用自动生化分析仪很容易完成这项工作。

二、酶法分析的方法设计

根据设计原理的不同，酶法分析有单酶反应直接法、酶偶联法、酶循环法、激活剂和抑制剂测定法等多种类型。

（一）直接测定法

直接测定待测底物或产物理化性质的改变来进行定量分析的方法称为直接法。最简单的是单底物反应测定法。如胆红素在胆红素氧化酶（BOD）催化下生成胆绿素，引起胆红素在450nm处吸光度下降，据此来测定胆红素的浓度。此外，还有双底物反应测定法，如丙酮酸和乳酸的测定，以（NAD^+）为辅底物，可通过测定340nm处吸光度的变化来进行定量分析。

（二）酶偶联法

在酶法分析中，酶促反应的底物或产物如果没有可直接检测的特性，需将反应生成的某一产物偶联到另一酶促反应中，从而达到检测目的方法被称为酶偶联法。在酶偶联法中，一般把偶联的反应称作辅助反应，所用的试剂酶称为辅助酶；把指示终点的反应称为指示反应，指示反应所用的试剂酶称为指示酶。辅助酶和指示酶都属于工具酶。

偶联反应需设计为非限速反应，即试剂成分中的底物、工具酶和辅酶应过量，反应速率只与第一步反应速率有关，因此辅助反应要设定为一级反应。如果偶联反应为双底物，那么试剂成分中的底物浓度均应设计得足够大，以便整个反应只受待测物（酶）浓度的影响。

目前临床生化检验中酶偶联法应用最多的指示系统有两个，即脱氢酶指示系统和过氧化物酶指示系统。

1.NAD（P）$^{+}$或NAD（P）H为辅酶的脱氢酶指示系统

常用的脱氢酶有乳酸脱氢酶（LD）、L–谷氨酸脱氢酶（GLD）、苹果酸脱氢酶（MD）、6–磷酸葡萄糖脱氢酶（G6PD）等，目前利用此类指示酶偶联反应系统的测定项目至少有葡萄糖（己糖激酶法）、尿素、β–羟丁酸、甘油三酯、甲醇、血氨、ALT、AST、LD、GLD、CK、ALD和G6PD等。

2.过氧化物酶指示系统

该指示系统最早由Trinder等人提出，其原理是代谢物在酶促反应中生成H_2O_2，则可通过过氧化物酶（peroxidase，POD）催化H_2O_2与4–氨基安替比林（4–AAP）和酚生成红色的醌类化合物，该化合物在500nm处有最大吸收。该反应被称为Trinder反应。

$$2H_2O_2+\text{酚}+(4-AAP)\xrightarrow{POD}\text{红色醌亚胺化合物}+4H_2O \qquad (2\text{–}12)$$

除了酚，POD催化H_2O_2氧化芳香族胺色素还有联苯胺（DAB）、邻联甲苯胺（OT）、邻联茴香胺（ODA）和3，3′，5，5′–四甲基联苯胺（TMB）。

POD指示系统已广泛用于葡萄糖（葡萄糖氧化酶法）、胆固醇、甘油三酯、尿酸、肌酐等多个生化项目的测定。

该指示系统的缺点如下。

（1）催化该反应的POD对底物专一性差，标本中其他过氧化物也可被转化，使测定结果偏高。

（2）反应过程中可受到多种还原性物质或药物（如维生素C）的干扰，使测定结果偏低。

（三）酶循环法

酶循环法采用两类工具酶进行循环催化反应，使被测物放大扩增，从而提高检测灵敏度。该方法使反应产物增加，减少了共存物质的干扰，也提高了检测特异性，是酶法分析的发展和延伸。该方法对体内极微量物质的测定是一种很有发展前景的方法。目前已应用于临床常规测定的项目有甘油、总胆汁酸、同型半胱氨酸等。

根据试剂酶的结合方式和辅酶的用法，将酶循环法分为底物循环法和辅酶循环法。根据试剂酶的催化性质又将其分为氧化酶–脱氢酶反应法和脱氢酶–辅酶反应法。

1.产物循环—氧化酶—脱氢酶系统

该系统中氧化酶用于靶物质的氧化，脱氢酶又使其恢复到还原状态，促使靶物质（或其衍生物）或靶物质的氧化产物作为底物循环。如甘油浓度的测定，甘油在甘油激酶作用下磷酸化为3–磷酸甘油后，又被甘油磷酸氧化酶氧化为磷酸二羟丙酮，磷酸二羟丙酮又被3–磷酸甘油脱氢酶还原为3–磷酸甘油，这样就形成了一个循环，同时伴有NADH向NAD–的转化。在反复循环中3–磷酸甘油和磷酸二羟丙酮的量不变，而产物H_2O_2随每次循环不断递增，NADH不断递减，使检测信号不断增强。

2.底物循环—脱氢酶—辅酶系统

该系统中靶物质（或衍生物）及其氧化产物作为底物进入循环，反应中用一种脱氢酶和两种不同性质的辅酶，即硫代氧化型辅酶Ⅰ（Thio–NAD$^+$）和还原型辅酶Ⅰ（NADH），在395～415nm波长处测定反应中氧化型Thio–NAD–转化成还原型Thio–NADH的速率。血清中总胆汁酸即可用此法进行定量检测，其原理是用3α–羟类固醇脱氢酶（3α–HSD）催化胆汁酸和3–酮类固醇之间的反应，正反应对辅酶硫代氧化型辅酶Ⅰ的亲和力远远大于还原型辅酶Ⅰ，而逆反应对还原型辅酶Ⅰ的亲和力远远大于硫代还原型辅酶Ⅰ，在反应体系中有足够的硫代氧化型辅酶Ⅰ和还原型辅酶Ⅰ，标本中只要有微量的胆汁酸就可生成相应量的3–酮类固醇，并在两者之间构成循环，不断产生硫代还原型辅酶Ⅰ（黄色），反应速率与血清中胆汁酸的浓度成正比。胆汁酸在正常人体内的浓度只有微摩尔水平，借此循环反应，检测灵敏度提高了几十倍。

$$\text{胆汁酸} + Thio - NAD^+ \xrightarrow{3\alpha-HSD} 3 - \text{酮类固醇} + Thio - NADH(\text{黄色}) \quad (2\text{–}13)$$

$$3 - \text{酮类固醇} + NADH + H^+ \xrightarrow{3\alpha-HSD} \text{胆汁酸} + NAD^+ \quad (2\text{–}14)$$

（四）激活剂与抑制剂测定法

酶的催化活性具有可调节性，受激活剂和抑制剂的影响，利用该性质可测定多种生化物质。

1.酶激活测定法

许多酶只有在激活剂的存在下才具有催化活性，如果将激活剂去除就会失去活性。测定时无活性的酶与标本混合后，标本中的金属离子、微量元素或辅酶使该酶被激活，恢复催化活性的程度可以反映这些物质（激活剂）的含量。例如，用EDTA或EGTA两种金属离子螯合剂在适宜浓度下抑制Ca^{2+}，标本中Mg^{2+}通过恢复异柠檬酸脱氢酶（ICD）的活性，使$NADP^{+}$还原增多，在340nm处吸光度增加，据此测定Mg_2^{+}浓度。Zn^{2+}能激活ALP水解4–硝基酚磷酸生成4–硝基酚，通过检测405nm处吸光度的上升速率，可测定标本中Zn^{2+}的含量。测定原理如下：

$$\text{异柠檬酸} + NADP^{+} \xrightarrow{ICD+Mg^{2+}} \alpha - \text{酮戊二酸} + CO_2 + NADPH \quad (2\text{–}15)$$

$$4 - \text{硝基酚磷酸} + H_2O \xrightarrow{ALP+Zn^{2+}} 4 - \text{硝基酚} + \text{磷酸盐} \quad (2\text{–}16)$$

2.酶抑制测定法

其原理是在检测的时候先将待测物（抑制剂）加入反应体系，此时酶的活性被部分抑制，然后测定体系中剩余的酶的活性，通过被抑制的酶的活性即可计算出标本中待测物的含量。例如，有机磷的酶法测定：有机磷是乙酰胆碱酯酶的抑制剂，用标准乙酰胆碱酯酶与标本在37℃孵育10min，测定剩余的乙酰胆碱酯酶活性，从被抑制的乙酰胆碱酯酶的活性可以计算出标本中有机磷的含量。

第四节　同工酶检测

同工酶是同一种属中由不同基因或等位基因所编码的多肽链单体、纯聚体或杂化体，具有相同的催化功能，但其分子组成、空间构象、理化性质、生物学性质以及器官分布和细胞内定位不同。由于不同组织中同一种酶的各型同工酶含量分布不同，当病变时，进入血液的同工酶类型也不一样，因此可以利用测定血浆中某型同工酶活性来取代测定酶的总活性，从而显著提高血清酶测定在反映组织病变上的特异性。同工酶从基因角度分为四类：单基因决定的同工酶；复等位基因同工酶；多基因同工酶；修饰的同工酶。

同工酶亚型是指基因在编码过程中由于翻译后修饰的差异形成的多种形式的一类酶，往往是在基因编码产物从细胞释入血浆时因肽酶作用降解而形成。

一、同工酶及其亚型检测的临床意义

因同工酶较总酶具有器官特异性、组织特异性和细胞特异性，所以可以较为准确地反映病变器官、组织和细胞的种类及其功能损伤程度，以目前临床应用最多的CK和LD同工酶，CK大量存在于三种肌肉组织中，单独总CK升高很难判断。CK升高的组织来源：骨骼肌中主要为CK-MM，平滑肌中为CK-BB，心肌中虽然大多数仍是CK-MM，但却含有14%~40%的其他两种肌组织中没有或仅含少量的CK-MB，这样只要能测CK同工酶，根据同工酶变化，不难判断出释放CK的器官和组织。

LD虽然几乎存在于全身各种细胞中，但其五种同工酶在体内分布情况并不相同。如LD_1主要存在于心肌和红细胞中，LD_5则主要存在于肝脏和骨骼肌中，正常血浆中同工酶分布为LD_2>LD_1>LD_3>LD_4>LD_5，这样虽然心脏和肝的多种疾病都能引起总LD升高，但对血浆LD同工酶影响却大不相同。如AMI时，LD_1明显增高以致LD_1>LD_2，肝病时将出现LD_5>LD_4，AMI患者在LD_5>LD_2基础上，又同时出现LD_5>LD_4，可怀疑是否有右心衰竭，引起肝淤血。

有些酶的同工酶与上述情况不同，只是细胞内定位不同，临床上有诊断意义的主要是线粒体同工酶，线粒体中有一些酶在结构和性质上往往与细胞质中同工酶有明显差异，临床应用较多的是线粒体AST。轻度病变时，由于线粒体有两层致密的膜，此同工酶很难进入血浆，但在细胞坏死病变时，血浆中线粒体同工酶常明显升高。近年来发现ALT也存在两种同工酶，肝脏疾病时ALT经常升高，ALT同工酶测定应该对肝病预后判断有一定价值。

总之，随着科学技术的发展，同工酶的检测方法趋于简单化、自动化、标准化，同工酶对于疾病的诊断与鉴别诊断、疗效观察和预后判断价值越来越受到重视。

二、同工酶的检测方法

随着对同工酶的研究越来越深入和具体，科学家们根据同工酶理化性质及免疫学性质的不同，陆续发明了多种同工酶的检测方法。

（一）电泳法

电泳法为最早、应用最广泛的方法。基于同工酶分子量大小、等电点的不同，造成电泳迁移率的差异而进行分离鉴定。最早应用的是醋酸纤维素薄膜电泳（ACE），之后琼脂糖凝胶电泳（AGE）、聚丙烯酰胺凝胶电泳（PAGE）、等电聚焦电泳等技术相继涌现。目前毛细管电泳技术以分辨率高、灵敏度高、所用样品少、电泳时间短且自动化程度高等特点而在临床实验室得到广泛应用。通过电泳法研究最早的同工酶是LD，发现

LD是由H、M两种不同的亚基构成的四聚体，分别形成LD1（H_4）、LD_2（H_3M）、LD_3（H_2M_2）、LD_4（HM_3）、LD_5（M_4）。因为H亚基含酸性氨基酸比M亚基多，在pH为8.6的碱性缓冲液中带负电荷多，电泳速度比M亚基快，故电泳时会出现5条区带。

用电泳法进行同工酶分析时，若显示的区带与同工酶数不一致时，要考虑有巨分子酶的存在。巨分子酶指的是酶分子与免疫球蛋白、脂蛋白或其他蛋白质结合形式的酶。巨分子酶常常会引起检测结果的混乱，导致电泳图谱的异常，引起结果的误报。

（二）动力学分析法

动力学分析法包括特异底物分析法、抑制剂分析法等。临床应用最广泛的CK-MB活性测定就是先通过特异性抑制剂抑制M亚基的活性，然后测定B亚基的活性，结果乘以2即代表CK-MB的活性。

（三）层析法

离子交换层析和亲和层析常用于同工酶的分离提纯与制备。因其操作复杂，不适合自动化分析而在临床实验室应用较少，大多用于科研院所。

（四）按照米氏常数（K_m）的不同

对于同一底物，同工酶往往有不同的K_m。如以L-天冬氨酸作底物时，细胞质AST，的K_m值为5.07mmol/L，线粒体AST_m的K_m值为0.7mmol/L，两者差别很大，据此可通过测定K_m值加以鉴定。

（五）按照免疫学性质的不同

同工酶的抗原性存在差异，将其分离提纯后免疫动物，制备抗血清，进而可通过免疫沉淀法或免疫抑制法进行同工酶分析。还可通过此方法测定同工酶的质量。

（六）按照最适pH的不同

如果同工酶之间最适pH差别较大，可通过改变缓冲液的pH加以鉴定。如AST的最适pH为7.4，将pH调至6.5时，AST_s的活性明显降低，而AST_m的活性无明显改变。

（七）按照耐热性的不同

同工酶之间可表现为不同的耐热性，可通过改变温度的方法加以鉴定分析。如在ALP同工酶中，ALP_4耐热而其他同工酶不耐热，将温度升高到56℃保持15min，其他同工酶被灭活，ALP，仍有足够活性，此时测定的就是ALP_4的活性。

（八）蛋白酶水解法等

常用同工酶（或亚型）的分析方法汇总见表2-3。

表2-3　常用同工酶（或亚型）的分析方法

方法	同工酶（或亚型）的性质差异	同工酶、亚型
电泳法（区带电泳、等电聚焦电泳）	电荷不同	所有同工酶
层析法（离子交换层析、亲和层析）	电荷不同，生物学性质不同	CK、LD、ALP
免疫分析法	免疫学性质不同	
免疫抑制法	特异性抗体反应不同	CK、LD、ACP
免疫化学测定法（RIA、EIA、FIA、CLIA）动力学分析法	特异性抗体反应不同	CK、LD、ACP、ALP、AMY
底物特异性分析法	底物K_m、亲和力不同	CK、LD（α-羟丁酸）、ACP
抑制剂分析法	对小分子量的抑制剂的特异性抑制不同	LD（草酸）、ACP（L-酒石酸）、ALP（尿素和L-苯丙氨酸）、CHE（氯和可卡因）
pH分析法	最适pH不同	AST
热失活分析法	热稳定性不同	ALP

第三章　酶免疫技术

酶免疫技术是以酶标记的抗体（抗原）作为试剂，将抗原抗体反应的特异性与酶催化底物反应的高效性和专一性相结合的一种对抗原（抗体）进行定位、定性或定量分析的标记免疫技术。该技术是继荧光免疫技术和放射免疫技术之后建立的一种非放射性标记免疫技术，属于三大经典标记技术之一。自1971年分别由瑞典学者Engrall和Perlmann、荷兰学者van Weeman和Schuurs报道以来，该技术已广泛应用于临床检验医学、基础医学和生物科学的各个领域，尤其是ELISA开创了运用酶免疫技术进行液体标本微量物质测定的试验方法。本章将介绍酶免疫技术的要素、类型、各种方法的基本检测原理，方法学评价及临床应用，重点阐述非均相酶免疫测定。

第一节　酶免疫技术的分类

按照应用目的不同，酶免疫技术可分为酶免疫组织化学（EIH）技术和酶免疫测定（EIA）技术。EIA主要用于体液标本中抗原（抗体）的定性和定量检测。根据是否需要分离反应后的酶标记物，将EIA分为均相酶免疫测定和非均相（或异相）酶免疫测定两种类型。为了使条理清晰，本节在详述酶免疫技术要素的基础上进一步解释酶免疫测定的类型。

一、酶免疫技术的基本要素

酶免疫技术的类型很多，基本原理不尽相同，但其基本要素是相同的，归结如下。

（一）标记酶和相应底物

1.标记酶的要求

用于标记的酶须具备以下特点。

（1）活性高且酶活性稳定。

（2）作用底物专一性强。

（3）性质稳定，易与抗体或抗原偶联形成稳定酶结合物。

（4）酶和相应底物对人体无害、价廉易得，底物溶液易于配制且稳定性好。

（5）易于判断，灵敏度和重复性好。

常用并符合上述条件的酶主要有两种：辣根过氧化物酶（HRP）和碱性磷酸酶（AP/ALP），尤以HRP最为常用。

2.常用的酶及底物

（1）HRP及其底物：HRP因在蔬菜植物辣根中含量丰富而得名。其分子质量约为40kD，由糖蛋白（主酶）和亚铁血红素（辅基）结合而成。主酶为无色糖蛋白，最大吸收光谱为275nm；辅基是酶的活性中心，最大吸收光谱为403nm。最适pH范围为5～9。用于标记的HRP的纯度（Reinheit Zhal，RZ）应大于3.0，且活力应大于250U/mg。

HRP常用的供氢体底物及其特性见表3-1。较早应用在EIA中的底物为OPD，酶作用后显黄色、灵敏度高、便于检测。但其溶解后不稳定，需新鲜配制，有致癌的危险等。近年来，最常用的是TMB，经酶作用后显天蓝色，目测对比度鲜明，加酸终止酶的反应后显黄色，易于比色定量测定。TMB不溶于水溶液，需先用二甲基亚砜溶解后再配成工作液，而TMBS为盐溶液，溶于水，易于配制。通常将H_2O_2（显色液A）和TMB（显色液B）分别置于不同缓冲液中，临用前等体积混合后使用，TMB见光易分解，应避光保存。

表3-1　HRP常用的供氢体底物及其特性

底物	产物特性	终止剂	测定波长
邻苯二胺（OPD）	黄色、可溶性	0.5mol/L H_2SO_4	492nm
四甲基联苯胺（TMB）	蓝色（黄色）、可溶性	0.5mol/L H_2SO_4	450nm
四甲基联苯胺硫酸盐（TMBS）	蓝色、可溶性	0.5mol/L H_2SO_4	450nm
5-氨基水杨酸	棕色、可溶性	3mol/L NaOH	550nm
二氨基联苯胺（DAB）	棕色、不溶性		
联苯胺（benzidine）	蓝色、不溶性		

在免疫组化技术和固相膜酶免疫试验中，常用底物为DAB，经酶作用后其反应产物聚合为不溶性的棕色吩嗪衍生物。其产物沉积于组织细胞间隙，可通过光镜观察；此种多聚物能被还原和螯合四氧化锇（OsO_4），形成具有电子密度的产物，便于电镜观察；棕色沉积在固相膜载体表面，可肉眼观察。

HRP因具有以下特点而最常用于酶免疫技术。

①与AP相比，HRP分子量较小，标记物穿透性强。

②标记方法简单。

③酶及酶标记物比较稳定，有效期长。

④溶解性好（100mL缓冲液中可溶解5g HRP）。

⑤价格较低廉。

⑥易于标准化。

⑦底物种类多。但要注意的是，NaN_3可抑制HRP的活性，故进行试验设计时，各种缓冲液及标本禁用NaN_3防腐。

（2）AP及其底物：AP为一种磷酸酯的水解酶。由大肠杆菌提取的AP分子质量为80kD，最适pH为8.0；由小牛肠黏膜中提取的AP分子质量为100kD，最适pH范围为9～10。后者的活性高于前者。用于标记的AP的活力应大于1000U/mg。AP的灵敏度高于HRP，空白值也较低。但与HRP相比，其稳定性差、分子量较大、组织穿透力弱、获取困难等。另外，因PBS能抑制AP的活性，所以对说明书注明是AP标记物的试剂盒，不能使用PBS作为洗涤液。

在EIA中，底物常为对硝基苯磷酸酯（p-nitrophenyl phosphate，p-NPP），产物为黄色的对硝基酚，最大吸收峰在405nm波长处，经NaOH终止酶反应后，颜色维持比较稳定。

在固相膜酶免疫技术中，最佳底物组合是5-溴-4-氯-3-吲哚基磷酸盐（5-bromo-4-chloro-3-indolyl phosphate，BCIP）和四唑硝基蓝（tetranitroblue tetrazolium chloride，NBT）。BCIP+NBT的产物为深蓝色，在AP的催化下，BCIP会被水解产生强反应性的产物，该产物会和NBT发生反应，形成不溶性的深蓝色至蓝紫色的NBT-甲，沉积于固相膜表面，可经肉眼直接观察。

在酶促发光免疫技术中，常用底物为4-甲基伞形酮磷酸盐（4-methylumbelliferyl phosphate，4-MUP）。

（3）β-Gal及其底物：β-Gal来源于大肠杆菌，分子质量为540kD，最适pH范围为6～8。β-Gal的底物为4-甲基伞形酮-β-D半乳糖苷（4-MUG），经βGal作用后产生高强度荧光物质4-MU（类似AP），可用于发光免疫技术中，其灵敏度较HRP高30～50倍。因人血中缺乏此酶，测定时不易受到内源性酶的干扰，常用于均相酶免疫测定中。

（二）酶标记物

酶标记物包括酶标记抗原或抗体的制备、纯化以及鉴定与保存。

（三）最佳工作浓度的确定

比例性是抗原抗体反应的重要特点之一，是定量分析的重要理论依据。抗原、抗体最佳工作浓度的选择需要考虑以下几点。

（1）剂量曲线范围是否满足要求。

（2）最大吸光度（A）是否在2.0左右。

（3）临界点是否落在斜率最大范围，即待测物质浓度略有变化，检测信号变化也很大，确保临界点附近的标本较为精确。

（4）非特异性结合较弱，以及零点的A接近0，确保检测方法的灵敏度。

以双抗体夹心法检测抗原为例，说明如何确定最佳工作浓度。在该方法中，需对包被抗体和酶标抗体工作浓度进行滴定。这二者的工作浓度与待测抗原的浓度范围有关。因此，应优先根据待测指标的临床意义确定待测抗原的浓度范围。如前列腺特异性抗原（prostate specific antigen，PSA）的正常参考值为浓度≤ 4ng/mL，测定范围为 0 ~ 100ng/mL。因此，方法学设计中，需考虑在此范围内的检测信号强度应与待测抗原浓度呈较好剂量关系。采用棋盘滴定法确定最佳工作浓度，抗原、不同抗体的稀释度以及测定结果见表 3–2。

表3–2　抗原、不同抗体的稀释度以及测定结果

包被抗体Ab–HRP		1：2000			1：4000			1：8000		
		1：2000	1：4000	1：1000	1：4000	1：4000	1：1000	1：8000	1：2000	1：1000
前列腺特异性抗原浓度/（ng/mL）	0	0.071	0.051	0.047	0.053	Y0.063	0.046	0.050	0.051	0.054
	2	0.333	0.223	0.126	0.299	0.237	0.126	0.260	0.173	0.113
	10	0.746	0.459	0.459	0.015	0.673	0.419	0.841	0.522	0.375
	25	1.309	1.123	0.900	1.468	1.539	0.918	1.760	1.139	0.903
	50	1.285	1.423	1.307	1.404	2.033	1.378	2.453	1.772	1.424
	100	1.051	1.290	1.615	1.725	2.223	1.758	2.468	2.247	1.803

（1）当包被抗体稀释度为1：2000，酶标记抗体稀释度为1：4000时可显示良好线性关系。

（2）当包被抗体稀释度为1：8000，酶标记抗体稀释度为1：2000、1：4000时均可显示良好线性关系。综上，再结合试剂成本等因素，最终工作浓度应确定为包被抗体为1：8000，酶标记抗体为1：4000。

（四）固相载体的选择与包被

1.固相载体的选择

固相载体是非均相酶免疫测定必备的介质。理想的固相载体应具备如下条件。

（1）与抗体（抗原）有较高的结合容量，且结合稳定。

（2）生物大分子固相化后仍保持生物活性，且有利于反应充分进行。

（3）具有较好的可塑性以便于制备成各种形状（试管、微孔或微球），并且透明度高，利于比色。

（4）材料成本低，包被方法应简便易行、快速经济。常用的材料有聚苯乙烯、硝酸纤维素、磁性微球、聚丙烯酰胺、琼脂糖、聚乙烯、聚偏二氟乙烯等，根据酶免疫技术类型介绍常用的三种固相载体。

①聚苯乙烯塑料：制备方法简便、经济、透光性好；结合抗体或抗原的方法简单（非共价键或物理吸附）；易于制成小试管、微球和微量反应板等形状。在酶联免疫吸附试验中，使用最多的是微量反应板。

聚苯乙烯微量反应板的缺点是抗体（抗原）结合容量不高，解离及吸附程度不均一，影响测定的灵敏度、精确性及检测范围等。目前，通过间接包被技术较好地解决了此缺陷。此外，由于制作时原料及生产工艺的差别，各种聚苯乙烯微量反应板的质量差异大，常需在使用前进行质量评价。

②微孔滤膜：一种多孔薄膜过滤材料的固相膜载体，孔径为0.25～14.00μm，液体可穿透固相膜形成渗滤，也可通过毛细作用在固相膜上移行形成层析，据此建立了不同的检测模式。常用的固相膜有硝酸纤维素（nitrocellulose，NC）膜、聚偏二氟乙烯（polyvinylidene fluoride，PVDF）膜、尼龙膜和玻璃纤维素膜等。微孔滤膜通过非共价键吸附蛋白质，吸附能力很强。如NC膜对大多数抗体（抗原）的吸附率近100%，而且当样品量微少（体积<1μL）时，吸附也完全，故已广泛应用于定性或半定量斑点ELISA、免疫印迹试验、酶联免疫斑点试验、胶体金免疫技术、膜荧光免疫技术和与POCT相关的各类检测技术中。

③磁性微球：由高分子单体聚合而成的微球或颗粒，其内包裹磁性物质，制成磁化微颗粒。其直径多为微米（μm）级。磁性微球由于带有能与蛋白质结合的功能团（如—NH_2、—COOH、—OH、—CHO等），故易与抗体（抗原）形成化学偶联，且结合容量大。磁性微球可均匀地分散到整个反应溶液中，反应速度相对快，加之分离步骤简单，已普遍应用在自动化的荧光酶免疫测定及化学发光免疫测定等技术中。

2.包被技术

包被是指将抗体（抗原）与固相载体连接的过程。将抗原或抗体固定于固相载体表面并保留原有免疫活性的稳定。一般情况下，制备固相抗体（抗原）就是将抗体（抗原）涂布于固相载体表面，且不发生脱落。

（1）直接包被：将抗体（抗原）非特异性直接包被于固相材料表面。常用的包被缓冲液有pH9.6的碳酸盐溶液和pH7.4的磷酸盐溶液。用包被缓冲液将欲包被的抗原或抗体稀释到一定浓度。包被条件为37℃ 2～6h或4℃过夜。

注意，用于包被的抗原或抗体浓度不宜过大，以免过多的蛋白质分子在固相载体表面形成多层聚集，洗涤时易脱落，影响随后形成免疫复合物的稳定性和均一性。直接包被的抗体（抗原）空间分子构象不同于液相，势必影响其利用效率，导致抗原跨抗体之间的亲和力降低。此外，包被溶液中抗原或抗体的最适浓度，需经预试验筛选确定。

（2）间接包被：先将固相载体吸附上附着力强的特殊包被物，再将包被物和欲包被的抗体（抗原）相连形成复合物。间接包被是分子之间的连接，包被的抗体（抗原）分布比较均匀，试验时抗原（抗体）能充分结合，大大提高了灵敏度，解决了直接法的问题。

（3）封闭：封闭是指先将包被后的反应板用试验无关蛋白（常用1%～5%的大牛人血白蛋白或5%～20%的小牛血清）等再包被一次。高浓度蛋白质占据固相载体表面剩余未吸附的空白位点，以消除非特异性干扰。

（4）包被效果评价：制备好的固相载体应具有良好的均一性和稳定性。如良好的微量反应板应该吸附性能好，空白值低，孔底透明度高，各板之间、同一板各孔之间性能相近。

二、均相酶免疫测定

均相酶免疫测定不需要分离步骤，只需将酶标试剂、待测样品溶液置于同一反应体系，抗原抗体反应均在液相中进行，反应达平衡后直接加入底物测定结果。方法学的关键是利用酶结合物与相应的抗原（抗体）结合后影响酶标记抗原抗体复合物中酶的活性，进而根据反应体系中酶活性的变化来推算样品中待测物的含量。

（一）酶放大免疫测定

酶放大免疫测定（EMIT）主要用于小分子抗原或半抗原的测定，属竞争性结合分析模式。EMIT的基本原理是半抗原与酶结合形成酶标半抗原，保留半抗原和酶的生物活性，当酶标半抗原与抗体结合后，半抗原分子上的酶蛋白与抗体密切接触，导致酶的活性中心受到影响而使酶活性受到抑制。因此，在反应体系中，如果待测标本中半抗原浓度低，与抗体结合的酶标半抗原的比例就高，游离酶标半抗原少，反应显色就浅，反之亦然，即显色的深浅与标本中待测半抗原的浓度呈正相关。

（二）克隆酶供体免疫测定

克隆酶供体免疫测定（cloned enzyme donor immunoassay，CEDIA）是用于酶活性相关酶的供体（enzyme donor，ED）标记抗原，若标记抗原与抗体结合将会干扰ED与酶受体（enzyme acceptor，EA）的结合，从而使酶的活性受抑制。标本中的抗原和ED标记的抗原与特异性抗体竞争性结合，形成两种抗原抗体复合物。反应平衡后，剩余的ED标记抗原与EA相结合，形成具有活性的酶，加入底物测定酶活性，酶活性强弱与待测抗原浓度呈正相关。

三、非均相酶免疫测定

非均相酶免疫测定是指当抗原抗体反应不影响标记物中酶活性时，检测中必须分离结合标记物和游离标记物，以检测结合标记物酶活性，实现对抗原（抗体）的定量分析。根据检测中是否使用固相支持物作为抗体（抗原）的载体，又可将非均相酶免疫测定分为固相酶免疫测定和液相酶免疫测定两种类型。

（一）固相酶免疫测定

将抗原（抗体）吸附在固相载体表面，使免疫反应在固相载体表面进行，待测物、酶标抗体（抗原）均可通过免疫反应结合在固相材料表面，未结合物（含游离标记物）存在于液相中，再弃去液相并洗涤，便可去除游离标记物。如今，固相酶免疫测定为最常用的技术，尤以酶联免疫吸附试验应用最广。

（二）液相酶免疫测定

将酶标抗原、待测抗原与特异性抗体同时混合（平衡法），或先将待测抗原与特异性抗体混合反应一定时间，再加入酶标抗原（非平衡法），抗原抗体反应达到平衡后，加入二抗，经离心，弃上清液（游离的酶标记物），测定沉淀物中（酶标抗原-抗体-二抗复合物）酶的活性，根据吸光度绘制标准曲线，即可得知待测抗原的浓度。因抗原扰体反应在液相中进行，故称为液相酶免疫测定。

第二节　酶联免疫吸附试验

一、基本原理

酶联免疫吸附试验（ELISA）是将已知抗原或抗体吸附到固相载体表面并保持其免疫活性，检测时将待测标本和酶标记抗体或抗原（酶结合物），按一定次序与固相载体表面的抗原或抗体反应，形成的免疫复合物结合于固相载体表面，未结合的标记物游离于液相中，用洗涤的方法去掉未结合的标记物和杂质，通过加入酶所对应的底物后显色，根据显色反应程度，对标本中的抗原（抗体）进行定性或定量分析。

二、方法类型与反应原理

根据检测目的、标记物性质、加样顺序等因素的不同，ELISA可分为双抗体夹心法、间接法、竞争法、捕获法和双抗原夹心法等基本类型。

（一）双抗体夹心法

双抗体夹心法是将抗体包被于固相载体表面，再与待测标本中的抗原结合，形成固相抗体-抗原复合物，洗涤去除未结合物，再加入酶标抗体，形成固相抗体-抗原-酶标抗体的双抗体夹心复合物，洗涤去除未结合的酶标抗体，加入底物，酶催化底物生成有色物质，可测定溶液吸光度，从而确定待测抗原浓度。由于反应体系中固相抗体和酶标抗体相对于待测抗原是过量的，因此，在可检测范围内复合物的形成量与待测抗原的浓度成正比。该方法主要用于测定具有两个或两个以上不同抗原表位的大分子抗原。

双抗体夹心法通常采用“两步法”。如果固相抗体和酶标抗体针对的抗原表位不同，也可以采用“一步法”。将待测抗原和酶标抗体同时加入反应体系中，可简化流程，缩短试验时间。但是，如果待测标本中抗原浓度过高，过量的抗原则会分别与固相抗体和酶标抗体结合，形成钩状效应。钩状效应严重时，可出现假阴性结果，必要时可将待测标本适当稀释后重新进行测定。

本法应注意类风湿因子（RF）的干扰。RF是一种自身抗体，能和多种动物变性IgG的Fc段结合。如果待测标本中含有RF，其可同时与固相抗体和酶标抗体结合，形成固相抗体-RF-酶标抗体复合物，产生假阳性结果。使用抗体的F（ab′）$_2$或Fab片段作为酶标抗体可消除RF的干扰。

双抗原夹心法检测抗体是双抗体夹心法的改良试验。同理，制备酶标抗原，同时将抗原分子与固相载体连接形成固相抗原，加入待测抗体后，同样会形成固相抗原–待测抗体–酶标抗原复合物。

（二）间接法

间接法是将抗原包被到固相载体表面，样品中待测抗体与之结合形成固相抗原–待测抗体复合物，洗涤后去除未结合物，再用酶标二抗与固相免疫复合物中的待测抗体结合，形成固相抗原–待测抗体–酶标二抗的复合物，通过洗涤去除反应体系中的游离标记物，再加入底物，酶催化底物变色，测定溶液吸光度即可确定待测抗体的含量。间接法是测定抗体最常用的方法，属于非竞争性结合试验。采用的酶标二抗是针对免疫球蛋白分子同种型抗原表位（如羊抗人IgG、兔抗鼠IgG等）的抗体，能与该种属所有个体免疫球蛋白分子结合，而与待测抗体的特异性无关。酶标二抗具有更广的通用性，该方法只需变换固相抗原，即可用一种酶标二抗检测同一种属中各种与抗原相对应的抗体。

（三）竞争法

竞争法主要用于小分子抗原或半抗原的定量检测，也可对抗体进行测定。以测定半抗原为例，其原理是先将定量的特异性抗体包被在固相载体表面，待测抗原和定量的酶标抗原竞争性结合固相抗体，结合于固相的酶标抗原量与待测抗原浓度呈负相关。

竞争法需注意以下几点。

（1）酶标抗原和非标记抗原与抗体结合的能力应相同。

（2）在反应体系中，固相抗体限量且结合位点小于酶标抗原和非标记抗原的总量，确保形成竞争性反应。

当抗原中杂质难以去除或抗原的特异性不稳定时，可用改良竞争法检测抗体。如HBcAb测定，就是先将抗原包被于固相载体表面，再加入相应酶标抗体和待测抗体，同样形成竞争性反应，用于测定抗体。又如HBeAb测定是先将抗体包被于固相载体表面，已知抗原和待测抗体加入后，固相抗体与待测抗体竞争已知抗原，再加入相应的酶标抗体，形成双抗体竞争抗原，可用于检测抗体。

（四）捕获法

捕获法用于血清中IgM类抗病原体抗体的测定。其原理为先用抗人IgM（抗人μ链抗体）包被固相载体，用以捕获标本中所有IgM，洗涤去除未结合物，加入已知抗原与相对应的待测IgM结合形成免疫复合物，再加入针对已知抗原的酶标抗体，与免疫复合物中的抗原发生特异性结合，形成固相抗人IgM抗体-IgM-抗原-酶标抗体复合物，加入底物，酶催化底物生成有色物质，测定溶液吸光度即反映出待测标本中IgM的浓度。

三、自动化酶联免疫分析系统

自动化酶联免疫分析系统是将ELISA中的各个步骤，从加样、温育、洗涤、振荡、比色到定性或定量分析、报告存储与打印、滤光片自动转换等功能全部集成在一台仪器中，根据用户事先设计的程序自动运行，整板测量。其基本特征是采用多任务、多通道，完全实现平行过程处理。

（一）主要性能

1.测量高速化

整板测量速度在10s以内，有利于防止测量过程中各微孔吸光度的微小变化，尽可能减小环境对结果的影响，同时可以满足动力学测量的要求。

2.更宽的吸光度测定范围

目前酶标仪的吸光度测定范围为0～4，个别读数范围甚至更高，但不必刻意追求大的吸光度测定范围，主要是保证在一定的吸光度范围内的线性和精密度。

3.紫外光检测功能

由于各种酶标仪都配有放置滤光片的自动转换结构，可以同时安装多种滤光片。

4.温育、振荡功能

可以精确控制反应温度，使酶标板的温育过程在仪器内部完成，降低外界干扰，简化操作步骤。比色测定前对其进行振荡混匀，使板孔内颜色均一，避免沉淀对测定的影响。

5.动力学检测功能

通过测定反应过程中吸光度的变化速率来计算相应的待测物质的浓度，在酶标仪的测量速度加快后，只要增加相应的软件，就可以使用酶标仪完成某些生化指标的动力学测量。

6.增加定性和定量测定统计分析软件功能

对定性测定有“灰区”（可疑区）分析功能外，对定量测定也有多种曲线拟合功能，从而可以适应各种定性和定量ELISA测定的要求。

（二）技术参数

仪器厂家生产的板式ELISA自动分析仪（8×12、96孔微量板标准模式）均为“开放式”的，即适用于各厂家的试剂产品，不同的是在测定波长、吸光度测定范围、光学系统、检测速度、振板功能、温度控制、定性和定量测定的软件等方面。

1.测定波长

各种酶标仪都配有放置滤光片可自动转换的部件，可以同时安装6～8片滤光片，所配滤光片均应包括450nm和492nm两个波长的滤光片。除这两个基本滤光片外，由于双波长比色的需要，还应配有630nm（或620nm、650nm、405nm等）波长的滤光片，可根据需要进行选择。

2.吸光度测定范围

酶标仪的吸光度测定范围在0～2.5即可满足ELISA测定的要求。

3.光学系统

酶标仪光学系统采用的是垂直光路多通道检测，一般为硅光管或光导纤维，除测定通道外，有的酶标仪还有一个参比通道，每次测定可进行自我校准。测定的精密度与测定通道之间的均一性有直接关系。

4.分析系统

对ELISA定性和定量测定进行统计分析并报告结果是通过软件功能来完成的。在ELISA定性测定中，酶标仪如具有阳性判断值（cut-off，即临界点）和测定“灰区”（测定吸光度处于临界点周围的一定区域，此区域内结果应为“可疑”）的统计计算功能。在ELISA定量测定中，酶标仪的软件应有曲线回归方程计算功能。其他功能如质控记录、质控曲线、数据保存等可根据需要而定。

第三节 固相膜酶免疫技术

固相膜酶免疫技术是一种以微孔膜为固相载体的酶免疫技术。常用的膜为NC膜和PVDF膜。类型包括斑点酶免疫吸附试验、酶联免疫斑点试验、免疫印迹试验、酶免疫渗滤试验和酶免疫层析试验，其中后两者逐渐被胶体金免疫技术取代。

一、斑点酶免疫吸附试验

斑点酶免疫吸附试验（dot-ELISA）是一种经典的固相膜酶免疫技术。操作时在NC膜上用铅笔画5mm×5mm的小方格，将少量已知抗原（1～2μL）点加于小格中央，干燥后经封闭液处理，按ELISA方法操作，最后将膜放入底物溶液中（如HRP采用DAB），如在膜上出现不溶性有色沉淀的斑点，即为阳性。dot-ELISA也包括间接法测抗体、双抗体夹心法测抗原和直接法测抗原等类型。若将NC膜裁剪成膜条，并在同一张膜条不同位置点上多种抗原，将整张膜条放置于同一份血清中反应，可同时获得对多种抗体的检测。临床常用此法检测自身抗体谱。

二、酶联免疫斑点试验

酶联免疫斑点（enzyme-linked immunospot，ELISPOT）试验是细胞培养技术与ELISA相结合的方法，是从单细胞水平检测细胞分泌的细胞因子或抗体的一项免疫学检测技术。其原理如下：在细胞培养板中先将抗细胞因子的单克隆抗体（McAb）包被于固相载体上，再加入不同来源的待测细胞，与特异性刺激物如多肽、基因表达产物或提取抗原等经一段时间孵育后，待测细胞分泌细胞因子并与固相McAb结合，再洗涤去除细胞，随后加入相应的酶标抗体和底物，孵育，显色形成斑点。用立体显微镜或计算机辅助成像分析系统计算斑点数，并用斑点形成单位记录结果。每一个斑点代表一个分泌细胞因子的细胞。

三、免疫印迹试验

免疫印迹试验（immuno blotting test，IBT）是将蛋白质电泳分离、抗原抗体反应和酶染色技术相结合形成的一项生物技术，亦称为酶联免疫电转移印斑法（enzyme-linked immunoelectrotransfer blotting，EITB）或蛋白质印迹法（Western blotting，WB）。其可分三个阶段进行。

（一）蛋白质分离

常采用SDS-PAGE将组分复杂的蛋白质样品分离。蛋白质电泳后根据分子量大小和所带电荷的多少分成若干区带。此时分离效果肉眼不可见（染色后可见），若应用预染分子量标准可显示电泳分离效果。

（二）蛋白质电转印

将蛋白质转印到固相膜（NC膜或PVDF膜）表面的过程。有两种方法：一种是湿转印法，即将凝胶-固相膜组合夹在滤纸之间完全浸入缓冲液中，放入铂丝电极的缓冲液槽中电泳。另一种是半干转印法，将凝胶-固相膜组合夹在浸有缓冲液的滤纸之间，再将其整体置于两个石墨平板电极之间电泳。

（三）免疫检测

将印有蛋白质条带的NC膜（相当于包被了抗原的固相载体）依次与特异性抗体和酶标二抗作用后，加入不溶性显色底物，使区带染色。此时由电泳分离的各蛋白质区带中只有能与特异性抗体起反应的抗原成分显示颜色（也可采用化学发光法检测）。常用的HRP

底物为二氨基联苯胺（DAB，显棕色）和4-氯-1-萘酚（显蓝紫色）。阳性反应的条带清晰可辨，在SDS-PAGE时加入不同分子量的蛋白质参考品，染色后与显色的抗原条带的位置进行对比，即可确定各抗原组分的分子量。

第四节　方法学评价及临床应用

一、方法学评价

目前，酶免疫技术已经成为临床检验中的主导技术，几乎所有的可溶性抗原和抗体的检测都可采用酶免疫技术。除共性外，每种方法又有其各自的特点，根据检测目的不同可选择不同的最佳试验方法。

（一）共同的特点

1.灵敏度高

酶标记的抗体（抗原）与抗原（抗体）相结合，通过酶催化底物显色或发光后进行测定，放大了反应的强度，提高了检测的灵敏度。

2.操作简便

试验条件要求不高，如采用显色底物，检测结果可通过酶标仪检测，也可用分光光度计检测，还可直接目测。适合基层医疗单位开展。

3.安全环保

无放射性污染，除邻苯二胺有一定的致癌作用危险外，大多数酶标试剂对环境和操作者本身无不良影响。

4.对抗体（抗原）分子天然构象有一定影响

由于酶分子量较大，标记抗体或抗原时，有可能对其分子的天然构象产生一定影响。尤其用酶标记小分子半抗原时，与未标记的半抗原相比，已标记的半抗原在结合抗体能力方面受到一定的影响。

5.特异性强

这既是其优点，也是不足。如检测抗原时，由于基因改变导致某些待测抗原的表位缺失或抗原表位的结合位点被封闭或阻断，尽管抗原存在，但因与抗体结合受限而不能被检出。

（二）均相酶免疫测定

均相酶免疫测定主要适用于小分子半抗原测定，抗原、抗体分子分布于液相并保持原有天然蛋白结构，能够保证原有生物活性。同时，液相中抗原与抗体分子碰撞率高，反应在较短时间内达到平衡，缩短了检测时间，具有简便、快速、利于自动化等优点。其缺点是易受样品中非特异的内源性酶、酶抑制剂和交叉反应物的干扰；由于采用竞争性结合分析原理，灵敏度不及非均相酶免疫测定。此外，多数情况下抗原抗体反应不会导致标记物中酶的活性发生改变，因此，均相酶免疫测定技术实际应用较少。

（三）非均相酶免疫测定

ELISA由于检测方法众多，各自的特点已在前叙述，目前应用比较广泛的测定项目都有试剂盒出售，且易于保存。固相膜酶免疫技术的NC膜对蛋白质抗原有较强的吸附性能，蛋白质印迹或蛋白质电泳转膜等过程由试剂生产厂家完成，具有保存时间长等优势，临床实验室只需进行免疫反应、显色过程，因此本法操作简单、技术要求低，适合基层医疗单位开展。免疫印迹法综合了SDS-PAGE技术的高分辨率和酶免疫技术的高特异性与高灵敏度，广泛应用于抗原组分及其免疫活性的分析，也可用于疾病的诊断。

二、临床应用

（一）病原体（抗原）及其抗体检测

病原体（抗原）及其抗体检测是证实病原体感染的有效指标之一，适用于传染病的诊断、病情与病理分析以及预后判断等，如肝炎病毒、结核分枝杆菌、弓形虫等病原体的感染，均可应用酶免疫技术进行检测，判断机体的感染或免疫状况。

（二）微量蛋白或激素检测

体内许多微量蛋白具有很好的免疫原性，均可应用ELISA测定，有助于疾病的（辅助）诊断、预后判断及疗效观察等。如肿瘤相关抗原（APR，CEA、NSE等）、肽类激素（HCG、FSH、TSH等）和非肽类激素（T_3、T_4、雌二醇、睾酮）等。

（三）自身抗体检测

自身抗体是针对自身抗原的特异性抗体的总称，是自身免疫病的特征之一，对自身免疫病的诊断、疗效评价及预后均具有重要价值。与免疫荧光抗体技术相比，ELISA可对自身抗体进行精确定量。免疫印迹试验可同时检测多种抗体，实现相关抗体的联合测定。

（四）总IgE和特异性IgE检测

过敏性疾病时IgE浓度可升高。血清总IgE水平用于过敏性疾病的筛查，特异性IgE水平可用于判断某一过敏原性质，指导临床进行脱敏治疗和预防。总IgE测定一般采用ELISA双抗体夹心法，特异性IgE测定可采用ELISA间接法或酶免疫印迹法。

（五）药物检测

应用ELISA监测药物浓度有助于指导临床正确用药和避免滥用兴奋剂，如吗啡、兴奋剂、FK506、地高辛、抗生素等的快速检测。

第四章　免疫组织化学技术

免疫组织化学技术（immunohistochemistry technique，IHC），又称为免疫细胞化学技术，是指用标记的特异性抗体通过抗原抗体反应和组织化学的呈色反应，对相应的组织细胞原位抗原进行定位、定性或定量分析的方法。最早始于Coons于1941年建立的荧光免疫组织化学技术。伴随着标记酶、胶体金与亲和素–生物素放大技术的发现以及分子生物学的发展，新的免疫组织化学技术相继出现。通过显微镜（包括荧光显微镜、电子显微镜和激光共聚焦显微镜）的显像和放大作用，可对细胞、亚细胞的结构、功能和代谢组分等进行动态观察，为疾病的诊断和发病机制的研究提供强有力的手段，从而成为现代生物学和医学中广泛应用的技术之一。本章将分别介绍免疫组织化学技术的基本要点、类型、方法学评价及临床应用。

第一节　免疫组织化学技术的基本要点

免疫组织化学技术的基本操作流程包括六步。

（1）抗原的提取与纯化。

（2）制备高纯度的特异性抗体。

（3）将标记物与抗体结合形成标记抗体。

（4）组织或细胞标本的处理与制备。

（5）抗原抗体反应以及标记物呈色反应。

（6）观察结果。

一、标本的处理

（一）标本的主要来源

标本的处理对于免疫组织化学技术至关重要。在组织或细胞标本的准备过程中，不仅要求保持组织或细胞形态的完整性，而且要保持组织或细胞内成分的免疫反应性。标本的来源主要有以下三种。

1.活体组织

各种实验动物和人体活检组织。标本应取材于病变组织以及病变与正常组织交界处，大小适中，应减少对组织标本的损伤与挤压。

2.体液及穿刺液

标本量少时可直接涂片或经离心后取沉淀物涂片。

3.培养细胞

培养的细胞经离心沉淀后做细胞涂片，载玻片上的单层培养细胞直接固定，待其干燥后保存备用。

（二）标本的固定与保存

1.标本的制备

冷冻切片和石蜡切片是免疫组织化学常用的制片方法。为了使抗原达到最大限度的保存，首选的制片方法是冷冻切片，其操作简便，可避免石蜡切片因固定、脱水、浸蜡等对抗原所造成的损失，适用于不稳定的抗原。石蜡切片是研究形态学的主要制片方法，它不但是观察组织细胞结构的理想方法，而且可用于陈旧石蜡包埋材料免疫组织化学的回顾性研究。石蜡切片薄且有连续性，可长期保存，但对抗原的保存不如冷冻切片。

近年来，通过发展显微操作系统对欲选取的材料（组织、细胞群、细胞、细胞内组分或染色体区带等）进行切割分离并收集的技术，即显微切割技术，解决了取材同质性、部位精准微小化的难题。

2.标本的固定

标本的固定是免疫组织化学技术的基础。固定的意义：使细胞内蛋白质凝固，细胞内分解酶反应终止，以防止细胞自溶，保持细胞形态和结构；保存组织或细胞抗原的免疫反应性；防止标本脱落；除去妨碍抗体结合的类脂，便于保存；抑制组织中细菌的繁殖，防止组织腐败以及在后续组织制备中的细胞结构和成分的改变。标本的固定应以不损伤细胞形态、不干扰固定后抗原的识别和结合为原则。

3.固定剂的选择

标本固定必须根据其性质及所进行的组织化学反应选择适当的固定剂。蛋白质类抗原可用乙醇或甲醇固定；微生物类抗原可用丙酮或三氯化碳固定；多糖类抗原用10%甲醛溶液固定。如需除去病毒的蛋白质外壳，可应用胰蛋白酶；对于存在的黏液物质，可应用透明质酸酶处理除去；含类脂质丰富的组织进行蛋白质、多糖抗原检测时，需用有机溶剂（如乙醚、丙酮等）处理除去类脂。

4.标本的保存

标本在固定干燥后，最好立即进行抗体染色及镜检。如必须保存，则应保持干燥，置于4℃以下保存。一般细菌涂片或器官组织切片经固定后可保存一个月以上，但病毒和某些组织抗原免疫反应性易丢失，需在-20℃以下保存。

二、抗原修复

在制片过程中，由于广泛的蛋白质交联可使组织中某些抗原决定簇发生遮蔽，抗原信号减弱或消失。因此，使组织抗原决定簇重新暴露，即抗原修复是免疫组织化学技术中的重要步骤。常用的抗原暴露与修复方法如下。

（一）酶消化法

该方法所用酶类根据消化能力强弱可分为轻度消化酶（如无花果蛋白酶）、中度消化酶（如胰蛋白酶）和强消化酶（如胃蛋白酶）。

（二）热诱导的抗原表位修复

将载玻片置于特定的缓冲液中加热煮沸一段时间，才可引起抗原修复。该步骤通常在微波炉、高压锅或水浴锅中进行。一般建议使用微波炉或高压锅加热煮沸，以达到最佳抗原修复效果。

1.微波炉法

将石蜡切片置于缓冲液中，凭借微波辐射产生的高热效应及高速分子运动能量解开交联蛋白，暴露被掩盖的抗原决定簇。

2.高压锅法

利用加热暴露抗原，经济简单，适用于大批切片的加热处理。

3.水浴锅法

利用热效应暴露抗原。

实际操作中，不同的方法可能适用于不同类别抗原的修复，需参照产品说明书或通过预实验探索适用的抗原修复方法及实验条件，如温度、酶浓度等。

三、抗体的保存

（一）抗体的选择

选择抗体时应注意选择具有高度特异性和稳定性的抗体，根据需要决定采用单克隆抗体或多克隆抗体。多克隆抗体广泛用于石蜡包埋的组织切片，假阴性率低，但特异性不如单克隆抗体，有时会造成抗体的交叉反应。单克隆抗体特异性强，但灵敏度不够高。

（二）抗体的稀释

抗原抗体反应要求有合适的浓度比例，过量或不足均不能达到预期结果。实际操作中应进行预实验，摸索抗体的最佳稀释度，以便达到最小背景染色下的最强特异性染色。

（三）抗体的保存

抗体是一种具有生物活性的蛋白质。在保存抗体时，要特别注意保持抗体的生物活性，防止因抗体蛋白质变性而导致的抗体效价降低甚至失效。

四、结果判定

（一）阳性结果

阳性细胞的显色可位于细胞质、细胞核和细胞膜表面。免疫组织化学的呈色深浅可反映抗原存在的数量，可作为定性、定位和定量的依据。阳性细胞可呈散在、灶性和弥漫性分布。

（二）阴性结果及抗原不表达

阴性结果不能简单地认为具有否定意义，因为阳性表达有强弱、多少之分，哪怕只有少数细胞阳性（只要是在抗原所在部位）也应视为阳性表达。

（三）特异性和非特异性显色的鉴别

1.分布位置

特异性反应常分布于特定抗原部位，如细胞质、细胞核和细胞膜表面，具有结构性，而非特异性反应无一定的分布规律，常为切片边缘、刀痕或皱褶部位，坏死或挤压的细胞区域，常成片均匀着色。

2.显色强度

特异性反应因细胞内抗原含量不同，显色强度不一。如果细胞之间显色强度相同或者细胞和周围结缔组织无明显区别的显色，常提示为非特异性反应。

3.其他

在过大的组织块中心部位固定不良也会导致非特异性显色，有时可见非特异性显色和特异性显色同时存在。过强的非特异性显色背景可影响结果判断。

（四）免疫组织化学结果与苏木精-伊红染色（HE）切片结果

当免疫组织化学检查结果与HE切片诊断结果不一致时，应结合临床资料，如性别、年龄、部位、X线等影像学及实验室结果进行综合分析，不能简单地用免疫组织化学检查结果推翻HE切片诊断结果。

五、质量控制

对照的设立、试剂和操作步骤的质量控制是取得满意的免疫组织化学染色结果的必要条件。

（一）对照的设立

设立对照的目的在于证明和肯定阳性结果的特异性，主要针对第一抗体进行，常用的对照有阳性对照和阴性对照。

1.阳性对照

采用已知抗原阳性的标本与待测标本同时进行免疫组织化学染色，对照切片阳性能证明整个显色程序及操作的正确性。特别是在待测标本呈阴性结果时，阳性对照尤为重要。

2.阴性对照

只有在阴性对照成立时，方可判定检测结果。其主要目的在于排除假阳性，主要有以下几种。

（1）用确定不含已知抗原的标本作为对照，结果呈阴性。

（2）不加第一抗体，结果应为阴性。

（3）替代试验：用于待测抗原的同一动物免疫前血清或同种动物非免疫血清，替代第一抗体进行免疫组织化学染色，结果呈阴性，以确认阳性反应不是异嗜性抗原所致的非特异性反应。

（4）吸收试验：也称为阻断试验，其目的在于确认免疫组织化学的阳性反应是与天然抗原相同的抗原抗体反应。

操作流程：先用过量已知抗原（可溶性抗原）与第一抗体在4℃下充分反应，离心后再进行免疫组织化学染色，此时的已知阳性片应呈阴性或弱阳性反应。

（二）试剂质量控制

抗体的质量是免疫组织化学染色技术成功的关键。使用前应了解第一抗体（特异性抗体）和第二抗体（桥抗体）的特异性和敏感性，通过预实验决定抗体的最佳稀释度，在已知阳性和阴性的标本上观察实验结果的符合情况。此外，试剂的质量控制还包括合适的稀释度、稀释剂、孵育温度和孵育时间等。

（三）操作过程质量控制

1.实验操作

需严格按照标准化操作步骤进行，关注日间和操作人员间的变异情况。此外，还应对试剂的有效性进行质量控制。直接染色法可选择空白试验和替代试验，间接法、三步法可采用替代试验和吸收试验进行质量控制。

2.标本的质量控制

标本的留取、保存、固定和处理对免疫组织化学染色至关重要。用于质量控制的标本包括阴性、阳性或自身组织对照三种类型，质量控制品的设置可有助于监控标本制备、操作过程、染色步骤、试剂质量等问题引起的误差。有时需要对标本进行前处理，以消除内源性过氧化物酶的干扰，如对基于HRP的检测，一般使用3% H_2O_2溶液灭活内源性过氧化物酶。

（四）仪器和器具的质量控制

需定期对仪器和器具（含基本实验液体）进行校准。操作相关工具如吸管、试管、加样枪等应消毒并及时更换，以减少抗体污染的机会。

第二节　免疫组织化学技术的类型

一、荧光免疫组织化学技术

荧光免疫组织化学技术是采用荧光素标记的已知抗体（抗原）作为探针，检测待测组织、细胞标本中的靶抗原（抗体），形成的抗原抗体复合物上带有荧光素；在荧光（或激光共聚焦）显微镜下，可以分辨出抗原（抗体）所在位置及性质，并可利用荧光定量技术计算其含量，以达到抗原（抗体）定位、定性和定量测定的目的。

二、酶免疫组织化学技术

酶免疫组织化学技术是在一定条件下，应用酶标抗体（抗原）与组织或细胞标本中的抗原（抗体）发生反应，催化底物产生显色反应，通过显微镜观察标本中抗原（抗体）的分布和性质，也可通过图像分析技术达到定量的目的。酶免疫组织化学技术可分为酶标记抗体免疫组织化学技术和非标记抗体酶免疫组织化学技术两种类型。

（一）酶标记抗体免疫组织化学技术

将酶标抗体与组织或细胞的靶抗原反应后，通过酶对底物的特异性催化作用，生成不溶性有色产物，沉淀在靶抗原位置，达到对组织或细胞抗原定位、定性、定量检测的目的，常用的方法有直接法和间接法。

1.直接法

先将酶直接标记在特异性抗体上，再与组织或细胞内相应的抗原进行特异性反应，形成抗原–抗体–酶复合物，最后加入底物显色。直接法的优点在于操作简便、特异性强，缺点是灵敏度低、抗体种类有限。

2.间接法

将酶标记在第二抗体上，先将第一抗体（特异性抗体）与相应的组织或细胞抗原结合，形成抗原抗体复合物，再用第二抗体（酶标抗体）与复合物中的特异性抗体结合，形成抗原–抗体–酶标抗体复合物，最后加入底物显色。间接法的优点是检测灵敏度高，制备一种酶标二抗可用于检测多种抗原或抗体；缺点是特异性不如直接法，操作较为烦琐。

（二）非标记抗体酶免疫组织化学技术

在非标记抗体酶免疫组织化学技术中，酶不是标记在抗体上，而是首先用酶免疫动物，制备效价高、特异性强的抗酶抗体，通过免疫学反应将抗酶抗体与组织抗原连接在一起。该方法避免了酶标记时对抗体的损伤，提高了方法的灵敏度，有以下几种类型。

1.酶桥法

抗酶抗体作为第三抗体（Ab3），通过桥抗体（第二抗体，Ab2）将特异性识别组织抗原（Ag）的第一抗体（Ab1）与第三抗体（Ab3）连接起来，形成Ag–Ab1–Ab2–Ab3–E复合物，加底物显色。

酶桥法较酶标法的灵敏度有所提高，但操作分四步，较为复杂。在酶桥法中，如果抗酶抗体与酶结合弱，在操作中酶常被冲洗掉；如果酶结合到非特异性抗体上，就会存在背景着色问题；如果抗酶抗体液中的非特异性成分与桥抗体结合，就会与抗酶抗体竞争桥抗体结合位点，影响方法的灵敏度，另外，该方法要求特异性第一抗体与第三抗体的动物种属必须相同。

2.过氧化物酶-抗过氧化物酶（PAP）法

PAP法是在酶桥法基础上加以改良而形成的。首先将酶桥法的第三抗体（抗过氧化物酶抗体，AP）与过氧化物酶（P）组成可溶性复合物（PAP复合物）。其次通过桥抗体（第二抗体，Ab2）将特异性识别组织抗原的第一抗体（Ab1）与PAP复合物的抗酶抗体连接起来。

与酶桥法相比，PAP法操作相对简便，PAP复合物结构稳定，避免了酶桥法中标记易脱落的弊端，增强了灵敏度，背景着色淡（因为即使桥抗体液中有非特异性抗体的存在，但其不能与抗酶抗体结合。如果抗酶抗体液中存在非抗酶抗体，当其与桥抗体或组织抗原结合时，由于其不能与酶结合，也不会产生非特异性反应）。

3.双桥PAP法

该方法建立在PAP法的基础上，其基本原理是在PAP法中通过两次连接桥抗体和PAP复合物，通过双桥结合更多的PAP复合物于抗原分子上，以增强灵敏度。这种放大方式重复使用桥抗体，使桥抗体与PAP复合物中抗酶抗体的未饱和的Fc段结合，或者桥抗体与特异性第一抗体的尚未饱和的Fc段结合。该方法对抗原有明显放大作用，对于组织或细胞微量抗原的检测有实用价值。

4.碱性磷酸酶-抗碱性磷酸酶（APAAP）法

用AP代替HRP建立的AP-抗碱性磷酸酶（AAP）法，简称APAAP法，其技术要点与PAP法相似，适用于含有内源性过氧化物酶的组织免疫化学。

三、免疫电镜技术

（一）免疫电镜技术的原理

免疫电镜（IEM）技术是利用高电子密度的颗粒性标记物（如胶体金、铁蛋白等）标记抗体，或用经免疫组织/细胞化学反应能产生高电子密度产物者，如辣根过氧化物酶标记抗体，在电子显微镜下对抗原抗体反应中的高电子密度标记的抗原（抗体）进行亚细胞水平定位的技术。IEM技术较其他免疫组织化学技术在光镜下的定位更为精确，可定位至细胞膜、细胞器，在探索病因与发病机制等方面有其独特的优点。

（二）免疫电镜技术标本的制备要求

免疫电镜技术标本的制备要求是既要保持良好的细胞超微结构，又要注意保持抗原的免疫反应性，因此在组织固定与取材时，选用的固定剂不宜过强。在取材方面，免疫电镜技术较光镜免疫化学技术要求更高、更精细。

该技术的免疫染色方法可分为包埋前染色法、包埋后染色法和超薄冷冻切片染色法三种。

1.包埋前染色法

优点是切片染色前无须经过锇酸固定、脱水及树脂包埋等过程，抗原未被破坏，易于获得良好的免疫反应性；可定位在免疫反应阳性部位做超薄切片，提高电镜下的检出率，特别适用于抗原含量较少的组织，但由于免疫染色步骤烦琐，常出现超微结构的损伤。

2.包埋后染色法

优点是超微结构保存较好，方法简便，阳性结构有高度的可重复性，还能在同一张切片上进行多重免疫染色。但抗原的免疫反应性在电镜生物样品处理过程中可能减弱甚至丧失，还有可能发生改变。

3.超薄冷冻切片染色法

将组织置于2.3mol/L蔗糖溶液中，以液氮速冻，在冷冻超薄切片机上切片，切片厚度可略厚于常规树脂切片。超薄冷冻切片由于无须固定、脱水、包埋等步骤即可直接进行免疫染色，所以抗原的免疫反应性保存较好，兼有包埋前和包埋后染色的优点。

（三）常用的免疫电镜技术

1.免疫胶体铁细胞化学染色法

胶体铁是一种阳离子胶体，用胶体铁标记抗体分子，可通过普鲁士蓝反应呈色。胶体铁颗粒具有一定的颗粒大小与电子密度，可用于电镜和光镜水平的抗原（抗体）定位研究。

2.酶免疫电镜技术

利用酶的高效催化底物形成不同的电子密度的作用，借助电子显微镜观察，通过对酶的定位实现对抗原（抗体）定位观察。

3.免疫胶体金染色法

见本节第五部分。

四、亲和组织化学技术

亲和组织化学技术是一种利用两种物质之间的高亲和力而建立的方法。一些具有双价或多价结合力的物质，如植物凝集素、生物素（biotin）和葡萄球菌蛋白A（SPA）等，对某种组织成分具有高亲和力，可以与标记物如荧光素、酶、放射性核素、铁蛋白及胶体金等结合，采用荧光显微镜、底物显色反应、放射自显影或电子显微镜，在细胞或亚细胞水平进行对应亲和物质的定位、定性或定量分析。此方法具有灵敏度高，操作简便、省时，对抗原的定性、定位或定量分析准确、清晰等优点。

（一）亲和素-生物素法

生物素即维生素H，是一种碱性蛋白，结构简单。亲和素（avidin）也被称为抗生物素，它是由4个相同亚基组成的大分子糖蛋白，具有4个与生物素亲和力极高（至少比抗原与抗体的亲和力高一万倍）的结合位点。二者能够彼此牢固结合而不影响彼此的生物学活性。此外，它们还具有与其他示踪剂结合的能力。常用的技术类型如下。

1.亲和素-生物素过氧化物酶复合物（ABC）技术

其反应原理：亲和素与酶标生物素按一定比例结合，形成可溶性亲和素-生物素-过氧化物酶复合物（ABC）。当其与检测反应体系中的生物素化抗体（直接法）或生物素化第二抗体（间接法）相遇时，ABC中未饱和的亲和素结合部位即可与抗体上的生物素结合，使抗原抗体反应体系与ABC标记体系连成一体进行检测。

ABC法的优点：灵敏度高，这种技术将亲和素作为“桥”将生物素化抗体与生物素结合的酶连接起来。生物素与亲和素的结合十分牢固，并且1个分子亲和素有4个生物素结合位点，可以分别和生物素化抗体和酶结合，1个过氧化物酶或免疫球蛋白分子又可结合多个生物素分子，从而形成网络状复合物。因此，将ABC应用于免疫检测体系时，可极大地提高酶在抗原抗体反应中的浓度，提高检测灵敏度。同时，ABC分子量较PAP要小，易于渗透，如此也大大增强了方法的灵敏度。此外，ABC法具有亲和力强、特异性高、一抗和二抗工作浓度低、操作时间短、可以多重标记等特点。需注意的是，有些组织如肝、肾、白细胞、脂肪组织和乳腺等含有内源性生物素活性，染色时需要对组织进行预处理；ABC在中性环境中带正电荷，容易与细胞核等带负电荷结构非特异性结合；亲和素为糖蛋白，其也可与凝集素等碳水化合物结合。

2.桥联亲和素-生物素（BRAB）技术

该技术不同于ABC法，是以游离的亲和素作为桥联剂，利用亲和素的多价性，将检测反应体系中的抗原、生物素化抗体复合物与标记生物素（如酶标生物素）连接起来，达到检测反应分子的目的。由于生物素化抗体分子上连有多个生物素，因此，最终形成的抗原-生物素化抗体-亲和素-酶标生物素复合物可积聚大量的酶分子；加入相应酶作用底物后，即会产生强烈的酶促反应，从而提高检测的灵敏度。间接BRAB法则是在抗原与特异性抗体反应后，再用生物素化第二抗体与抗原抗体复合物结合，使反应增加一个层次，从而使灵敏度进一步提高。

3.标记亲和素-生物素（LAB）技术

以标记亲和素直接与免疫复合物中的生物素化抗体连接进行检测。该方法具有非常高的灵敏度，由于省略了加标记生物素的步骤，操作较BRAB法简便。间接LAB法采用的是生物素化第二抗体，可以进一步提高检测灵敏度。

（二）葡萄球菌蛋白A法

葡萄球菌蛋白A（SPA）是一种从金黄色葡萄球菌细胞壁分离的蛋白质，它具有独特的免疫学特性，目前已成为免疫学上一种极为有用的工具。该方法是根据SPA能与多种动物IgG的Fc段结合的原理，用SPA标记物（如酶、荧光素、放射性物质等）显示抗原与抗体结合反应的免疫检测方法。SPA具有与人及多种动物如豚鼠、兔、猪、犬、小鼠、猴等的IgG结合的能力，可解决不同动物样本检测时需分别标记相对应的二抗的问题。SPA结合部位是Fc段，这种结合不会影响抗体的活性。SPA具双价结合能力，每个SPA分子可以同时结合两个IgG分子，也可一方面与IgG结合，另一方面与标记物如荧光素、过氧化物酶、胶体金和铁蛋白等结合。但需注意的是，SPA对IgG亚型的结合有选择性，如SPA与人IgG1、IgG2和IgG4可发生结合，但不结合IgG3；结合IgA2，但不结合IgA1。SPA与禽类血清IgG不结合。因此，应注意可能出现的假阴性结果。SPA常用HRP标记，可应用于间接法。SPA法的染色程序基本同酶标法，仅二抗改用SPA-HRP。

（三）凝集素法

凝集素（lectin）是一类从各种植物种子、无脊椎动物和较高等动物组织中提纯的糖蛋白或结合糖的蛋白质。它可使红细胞凝集，故称为为凝集素。凝集素多按照其提取植物的名称命名，如花生凝集素（PNA）、刀豆素（ConA）等。凝集素具有与特定糖基专一结合的特性。所有生物膜都有含糖结合物，主要以糖蛋白或糖脂形式存在。因此，凝集素可以作为一种探针来研究细胞上的糖基，特别是细胞膜的微小化合物结构，从而探索细胞的生物学结构和演变过程。

凝集素受体是存在于细胞膜上的糖蛋白和糖脂中的寡糖，在胚胎不同发育阶段、细胞成熟过程及代谢改变、细胞恶性转化等过程中都有不同程度的改变，可用于肿瘤细胞的起源以及良、恶性肿瘤分化的标记。凝集素是研究肿瘤细胞膜糖分子变化的一种理想工具。

凝集素法可采用直接法和间接法。

1.直接法

将标记物直接结合在凝集素上，使其与组织细胞相应的糖蛋白或糖脂结合。

2.间接法

先将凝集素与组织细胞膜糖基结合，然后用标记的抗凝集素抗体（用凝集素免疫动物制备的抗凝集素抗体）与结合在细胞上的凝集素反应。间接法还有糖-凝集素-糖法，该方法是利用生物细胞膜的特殊糖基与凝集素结合后，再用标记的已知糖基与其反应，形成一个“三明治样”结合物。

（四）链霉亲和素–生物素法

链霉亲和素（SA）是从链霉菌培养物中提取的一种纯蛋白质，不含糖基，有4个生物素结合位点，并且具有高度的亲和力，其功能类似亲和素。利用生物素结合的二抗与酶标记的链霉亲和素就构成了酶标链霉素和素–生物素（LSAB）法。

LSAB法是目前较常用的亲和组织化学染色技术，具有以下特点。

1.灵敏度高

在酶标记的链霉亲和素中与生物素结合的所有位点都呈游离状态。与ABC法相比，可结合更多的生物素化二抗，因此放大效应远远超过ABC法。同时链霉亲和素分子量小，易于穿透组织或细胞，增强灵敏度。

2.低背景着色

链霉亲和素的等电点为6.0～6.5，而亲和素的等电点为10，因此LSAB所带正电荷比ABC少得多，从而与组织内结缔组织的负电荷静电吸引少，明显减少了非特异性着色，染色背景清晰。

3.一抗工作浓度低

与ABC法相比，LSAB法一抗的工作浓度更低，不仅节约抗体，而且明显降低背景着色。

4.操作简便

ABC法的流程约需100min，而LSAB法加微波技术仅需35min，更适用于快速诊断。

五、金免疫组织化学技术

金免疫组织化学技术是在免疫胶体金技术的基础上建立的一种免疫组织化学技术。免疫胶体金技术是以胶体金作为示踪标记物应用于抗原（抗体）检测的一种新型的标记免疫技术。

不同的胶体金水溶胶因粒子大小不同，颜色亦不同。颗粒在5～20nm，吸收波长为520nm时，呈葡萄酒红色；颗粒在20～40nm，吸收波长为530nm时，呈深红色；颗粒为60nm，吸收波长为600nm时，呈蓝紫色；若离心去掉较大的金颗粒，溶胶呈红色。

胶体金既可用于透射电镜，又可用于扫描电镜，其最大的优点就是可以通过应用不同大小的颗粒或结合酶标进行双重或多重标记。

在TEM中，根据染色步骤，可将胶体金标记方法分为直接法和间接法；根据标记与包埋前后的关系，可分为包埋前标记法和包埋后标记法。

在扫描电镜中，由于胶体金颗粒有很强的发射二次电子的能力，用作标记物尤为合适。但因为扫描电镜分辨率的限制，用于扫描电镜的金颗粒不能太小，也不能太大（太大会因空间位阻影响标记率），故常选用20～75nm的胶体金进行扫描电镜标记。到目前为止，胶体金扫描电镜标记技术主要用于细胞表面成分的标记，它是研究细胞表面成分的理想方法。

在电镜水平，胶体金技术还可与其他技术结合。如胶体金技术与冷冻蚀刻技术结合，可对细胞膜不同膜蛋白颗粒或细胞膜表面的其他成分进行精细定位；与荧光技术结合，可将荧光素和胶体金同时结合于某种生物大分子，制成探针，同时进行荧光显微镜和电镜定位，使定位方便、准确，提高了工作效率；与分子杂交技术结合，产生了电镜原位杂交技术，在超微结构水平上精确定位出基因位点，为深入研究生物体功能提供了有力的工具。

第三节 方法学评价及临床应用

一、方法学评价

免疫组织化学技术具有特异性强、灵敏度高、定位准确、对比度好、可用普通光镜或电镜观察、可观察细胞的细微结构、染色标本能长期保存的特点。其最大的优点是能将形态学改变与功能和代谢结合起来，一方面保持了传统形态学（包括光学显微镜和电子显微镜水平）对组织和细胞观察客观、仔细的优点；另一方面克服了传统免疫学反应只能定性和定量而不能定位的缺点。免疫组织化学技术定位的精确度目前可达到亚微结构水平。随着图像分析技术的发展，免疫组织化学已经进入多标记和定量研究的阶段。这使得该技术成为生物学和医学各个领域中应用日益广泛的研究和诊断方法，尤其是在肿瘤病理学中已经成为常规的诊断方法。

二、临床应用

（一）荧光免疫组织化学技术的应用

1.在自身免疫病中的应用

对自身免疫病患者进行组织或器官的细针穿刺，用获得的组织或细胞标本制片，检测组织中的自身抗体。补体荧光法等可检测免疫复合物沉积在组织、器官、细胞上的位置，对于了解肾小球性肾炎、类风湿性关节炎病变部位与程度极有帮助。

2.细菌和病毒的快速鉴定

在细菌学诊断方面，可用于淋病双球菌、百日咳杆菌等的快速诊断。荧光免疫组织化学技术在病毒诊断领域应用更为广泛，可用于病毒和病毒抗原在感染细胞内的定位，也可用于病毒感染过程的研究。

3.寄生虫的检测与研究

荧光免疫组织化学技术在寄生虫研究方面应用极广，可用于疟原虫、阿米巴原虫、利什曼原虫、纤毛虫、滴虫、钩虫、绦虫、蠕虫等的诊断工作。其近来在血吸虫及疟原虫方面研究较多，诊断效果较好。通常用尾蚴和成虫作为血吸虫抗原，用感染的或实验动物的血清作为疟疾抗原。

（二）酶免疫组织化学技术的应用

相较荧光免疫组织化学技术，酶免疫组织化学技术具有灵敏度更高的特点，因此，其在临床诊断中的应用更为广泛。

1.提高病理诊断的准确性

石蜡切片病理诊断仅仅依靠形态学的判断可能误诊。采用酶免疫组织化学技术对肿瘤特异性相关抗原进行检测、定位，可以大大提高肿瘤的诊断水平。如用酶免疫组织化学技术对肿瘤的组织起源进行鉴别诊断，如上皮性、间叶性、肌源性、血管源性、淋巴细胞源性等。

2.癌基因蛋白的临床应用

癌基因在肿瘤生物学中的价值已有大量的研究，其常表现为癌基因的扩增、突变、移位等。活性异常可通过癌蛋白的mRNA及蛋白水平变化显示。采用酶免疫组织化学技术可对癌蛋白进行定位和定量检测，以探讨其临床意义。

3.对肿瘤细胞增殖程度的评价

肿瘤细胞增殖的活跃程度直接影响着临床的治疗和预后。传统方法是依靠病理组织学观察细胞分裂象的多少来决定的，但由于计数不准确以及影响因素太多，临床应用价值有限。其他方法还有核仁组成区嗜银蛋白的染色技术、^{3}H–胸腺嘧啶摄入放射自显影技术、流式细胞术等，但实践证明，以酶免疫组织化学技术对肿瘤细胞增殖抗原进行定位和定量检测最为简便，结果也最为可靠，如利用Ki–67、增殖细胞核抗原（PCNA）等判断肿瘤的增殖程度。

4.发现微小转移灶

用常规病理组织学方法在一个组织中识别单个或少数转移性肿瘤细胞非常困难，而采用酶免疫组织化学方法则有助于微小转移灶的发现，这对于进一步的治疗和预后意义重大。

5.判断肿瘤分期

酶免疫组织化学技术有助于临床判断肿瘤是原位癌还是浸润性癌，以及有无血管、淋巴结转移，这对临床选择治疗方案、判断预后有十分重要的意义。

6.指导肿瘤治疗

目前许多靶向药物已被应用于临床治疗。如抗表皮生长因子受体（epidermal growth factor receptor，EGFR）单克隆抗体西妥昔单抗可用于治疗标准化疗无效且EGFR阳性的转移性结直肠癌。曲妥珠单抗是一种人源化单克隆抗体，用于治疗HER2高表达的乳腺癌和其他实体瘤，如卵巢癌、前列腺癌和非小细胞肺癌。组织细胞中EGFR和HER2的表达可以用酶免疫组织化学技术检测。

（三）免疫组织化学技术的拓展——激光共聚焦显微镜技术

随着荧光免疫组织化学技术在生物学研究领域的广泛应用，人们注意到，荧光显微照片的分辨率较低。传统光学显微镜使用的是场光源，入射光照射到一定厚度的标本上，标本上每一点的图像都会受到邻近结构（细胞或亚细胞结构）产生的衍射光或散射光的干扰，使图像的信噪比降低，影响了图像的清晰度和分辨率。激光扫描共聚焦显微镜（LSCM）可以解决以上问题。

1.工作原理

利用激光扫描束照射经照明针孔形成点光源，对标本内焦平面上的每一点进行扫描，标本上的被照射点在探测针孔处成像，由探测针孔后的光电倍增管或冷电耦合器逐点逐线接收，迅速在计算机屏幕上形成荧光图像。

2.光源特征

LSCM的光源和探测器前方都各有一个针孔，分别称为照明针孔和探测针孔。两者的几何尺寸一致，为0.1～0.2μm。照明针孔与探测针孔相对于物镜焦平面是共轭的，即焦平面上的光点通过一系列的透镜最终可同时聚焦于照明针孔和探测针孔，这正是“共聚焦”含义之所在。其他来自焦平面上方或下方的散射光，都被挡在探测针孔之外而不能成像。以激光逐点扫描样品，探测针孔后的光电倍增管也逐点获得对应光点的共聚焦图像，转为数字量传输至计算机，最终在屏幕上聚合成清晰的整个焦平面的共聚焦图像。

3.光学薄片与光学切片

每一幅焦平面图像实际上是标本的光学横断面，这个光学横断面有一定厚度，又被称为光学薄片。共聚焦显微镜的光学分辨率及其光学薄片厚度与光的波长有关，也取决于物镜的孔径和针孔的直径。如果探测器的针孔较大，光学薄片即变得较厚，那么所获得的图像与传统的荧光显微镜无异。LSCM以一个微动步进马达（最小步距可达0.1μm）控制显微镜载物台的升降，使焦平面依次位于标本的不同层面，从而逐层获得物体光学横断面的图像，这被称为光学切片。LSCM可获得真正意义上的标本的三维数据，可以利用多种计算机图像处理及三维重建软件，沿X、Y、Z轴或其他任意角度来表现标本的外形剖面，十分灵活、直观地进行细胞或组织各个横断面的形态学观察。

4.应用

LSCM在医学、生物学领域中应用广泛，主要体现在以下几个方面。

（1）细胞器研究：特异性的荧光探针能够渗透到细胞内，选择性地与细胞器结合，不但可以获得线粒体、内质网、溶酶体、高尔基复合体等细胞器的清晰荧光图像，而且可以动态观察活细胞的形态学变化。

（2）细胞间通信研究：LSCM可用于测定细胞间通信与由细胞缝隙连接介导的分子转移，并可用于研究细胞的增殖和分化，是肿瘤学研究的常用工具之一。目前，LSCM在肿瘤细胞间通信研究中主要用于以下几个方面。

①从形态学上观察细胞间连接的结构变化以及某些连接蛋白的变化，阐明肿瘤细胞间通信的形态学基础。

②测量由缝隙连接介导的分子转移。

③测定某些因子或药物对肿瘤细胞间通信的影响，寻找破坏肿瘤细胞间通信的方法，抑制肿瘤细胞的无限增殖，从而筛选出有效的抗肿瘤药物。

④荧光猝灭后的恢复技术，即借此监测荧光标记分子通过缝隙连接的情况。

（3）分层扫描、三维重建生物结构分析：LSCM可对样品进行无损伤的光学切片，即分层扫描的“细胞CT”功能；可将多层影像进行叠加，经计算机三维重建得到标本的三维立体结构图像，并可以从任意角度进行观察；可同时研究细胞核和染色体的三维立体形态；可利用光学切片功能对DNA、RNA、蛋白质的含量、分子扩散、细胞骨架等进行准确的定性、定量和定位。

（4）免疫荧光定位、定性及定量：LSCM借助荧光免疫标记法，可对细胞内荧光标记的物质进行定性、定量和定位监测；可测定细胞周长及面积等，使形态学研究量化；可采用荧光免疫标记对肿瘤细胞的抗原表达、细胞结构特征、抗肿瘤药物的作用及机制等进行定量观察和监测。

（5）细胞内离子测定：通过使用多种荧光探针，LSCM可以准确地对细胞内各种离子如Ca^{2+}、K^{+}、Na^{+}、Mg^{2+}及pH等进行定量分析。应用最广泛的是胞内Ca_2^+的测定。因为Ca_2^+在细胞生命活动中作为信息传递、递质合成与释放等的第二信使，明显影响诸如细胞运动、分化、增殖及电兴奋等生理功能的改变。

（6）细胞膜流动性测定：LSCM有专用的软件用于细胞膜流动性的定量和定性测定。细胞膜荧光探针受到激发后，其发射光极性依赖于荧光分子的旋转，而此运动的自由度依赖于荧光分子周围的膜流动性，因此极性测量可间接反映细胞膜的流动性。细胞膜流动性测定在膜的磷脂酸组成分析、药物效应和作用位点、温度反应测定等方面有重要作用。

（7）其他：LSCM还可用于荧光光源漂白恢复——活细胞的动力学参数测定、激光显微外科手术、光陷阱技术、笼锁-解笼锁测定及对黏附细胞进行分离筛选等。

LSCM是一项全新的检验手段和强有力的研究工具。随着应用的拓展、软件的开发及多学科间的相互渗透，必将拥有更为广阔的发展前景，并将引导生命科学的基础研究到一个新的高度。

第五章　临床体液检验

第一节　尿液化验检查

一、尿标本的留取

（一）晨尿

晨尿即清晨起床后的第一次尿标本，为浓缩和酸化的标本，血细胞、上皮细胞及管型等有形成分相对集中且保存得较好，适用于可疑或已知泌尿系统疾病的动态观察及早期妊娠试验等。

（二）随机尿

随机尿即留取任何时间的尿液，适用于门诊和急诊患者。本方法留取方便，但易受饮食、运动、用药等影响，使低浓度或病理临界浓度的物质和有形成分漏检，也可能出现饮食性糖尿或被药物（如维生素C等）干扰。

（三）餐后尿

餐后尿通常于午餐后2h收集患者尿液，餐后尿适用于尿糖、尿蛋白、尿胆原等检查。

（四）尿液采集注意事项

盛尿容器要清洁干燥，最好使用一次性的容器（如塑料尿杯）。

（1）尿液标本必须新鲜，留取后应及时送检，以免细胞破坏、细菌繁殖，并应于留尿后2h内化验完毕。

（2）女性患者最好在清洗外阴后再留标本，留取中段尿，以防阴道分泌物污染尿液，月经期间不宜留取尿液化验。

（3）男性患者留尿时，则须避免前列腺液和精液的污染。

二、尿量

（一）参考值

1000～2000mL/24h（成年人）。

（二）临床意义

1.多尿

24h尿量大于2.5L称为多尿。在正常情况下，多尿可见于饮水过多、多饮浓茶、多饮咖啡、精神紧张、失眠等。病理性多尿见于以下情况。

（1）内分泌系统疾病：尿崩症、糖尿病、原发性醛固酮增多症等。尿崩症时，抗利尿激素分泌不足或肾小管上皮细胞对抗利尿激素的敏感度降低（肾源性尿崩症），使肾小管重吸收水分的能力降低，此种尿比重很低（常小于1.010）。而糖尿病尿量增多为溶质性利尿现象，即尿中含有大量葡萄糖和电解质，尿比重高，借此可与尿崩症区别。

（2）肾疾病：慢性肾炎、慢性肾盂肾炎、急性肾衰竭少尿期后出现多尿、肾硬化、慢性肾小管功能不全及高血压肾病、失钾性肾病、高血钙性肾病等。

（3）神经系统疾病：脊髓结核、进行性麻痹、脑肿瘤等。

（4）药物：噻嗪类、甘露醇、山梨醇等药物治疗后。

2.少尿

24h尿量少于400mL或每小时尿量持续少于17mL称为少尿。生理性少尿见于机体缺水或出汗过多时，在尚未出现脱水的临床症状和体征之前可先出现尿量的减少。病理性少尿可见于以下情况。

（1）肾前性少尿：

①各种原因引起的脱水，如严重腹泻、呕吐、大面积烧伤引起的血液浓缩。

②大失血、休克、心功能不全等导致的血压下降或肾血流量减少，肾动脉栓塞、肾动脉狭窄引起的肾缺血。

③重症肝病、低蛋白血症引起的全身水肿、有效血容量减低。

④当严重创伤、感染等应激状态时，交感神经兴奋、肾上腺皮质激素和抗利尿激素分泌增加，使肾小管再吸收增强而引起少尿。

（2）肾性少尿：

①急性肾小球肾炎、急性肾盂肾炎、急性肾小管坏死、急性间质性肾炎、高血压和糖尿病肾血管硬化，此种尿的特性是高渗量性少尿。

②各种慢性肾衰竭时，由于肾小球滤过率减低也出现少尿，但其特征是低渗量性少尿。

③肾移植术后出现急性排斥反应，也可导致肾小球滤过率下降，引起少尿。

（3）肾后性少尿：单侧或双侧上尿路梗阻性疾病，尿液积聚在肾盂而不能排出，可见于尿路结石、损伤、肿瘤，以及尿路先天畸形和机械性下尿路梗阻，如膀胱功能障碍、前列腺肥大症等。

3.无尿

24h尿量少于100mL，或在24h内完全无尿者称为无尿。进一步排不出尿液，称为尿闭，其原因与少尿相同。

三、尿液外观

（一）粉红色或红色尿

凡肉眼可见的淡粉红色云雾状、洗肉水样尿，即尿中含有大量的红细胞。血尿的颜色可因尿中含红细胞的多少而呈淡红色或深红色。血尿多见于肾结核、肾肿瘤、肾结石、泌尿道结石、急性肾小球肾炎、肾盂肾炎、膀胱炎、过敏性紫癜、流行性出血热、肾挫伤等。女性患者在月经期留尿化验，经血易混入尿液内，造成假性“血尿”，故月经期间留尿化验是不可取的。某些药物，如多柔比星、利福平、苯妥英钠等，可引起尿液呈红色，此时尿液一般是透明的。

（二）浓茶样或酱油色尿

透明或轻度混浊，多为血红蛋白尿，常见于蚕豆病、阵发性睡眠性血红蛋白尿、疟疾、急性溶血性贫血、输血反应等。

（三）黄色或深黄色尿

透明或轻度混浊，从容器中倒出时易挂于容器壁上，不易倒净，振荡后多有泡沫，为胆红素尿。多见于肝或胆道疾病；服用维生素B_{12}及大黄、米帕林、维生素B_2、山道年、呋喃唑酮、四环素等也能使尿呈黄色，应注意鉴别。

（四）乳白色尿

如同牛奶一样呈乳白色的尿，称为乳糜尿。多由淋巴管阻塞引起，常见于丝虫病、结核、肿瘤、胸腹部创伤引起的肾周围淋巴循环障碍造成肾盂或输尿管破裂时，淋巴管阻塞而使乳糜液进入尿液。

（五）白色尿或浑浊尿液

脓尿和菌尿时因尿内含有大量脓细胞或细菌炎性渗出物，新鲜尿液呈混浊样或白色云雾样，加热或加酸其混浊均不消失，此类尿多见于泌尿系统感染、肾盂肾炎、膀胱炎等。某些特殊蔬菜和食物含有较多磷酸盐或碳酸盐，特别是在寒冷天气中，尿液可呈现白色混浊或有沉淀现象出现，加热和加酸后混浊及沉淀消失。

（六）黑色尿

透明或微浑浊，可见于先天性缺乏尿黑酸氧化酶所致的黑酸尿症、恶性肿瘤等。

（七）橘红色尿

在黑色背景下能见到橘红色荧光，多见于卟啉病、铅中毒、血液病等。某些食物染料也能使尿呈橘红色，应注意区别。

（八）蓝绿色尿液

蓝绿色尿液多见于服用亚甲蓝、吲哚美辛、氨苯蝶啶等药物后。

四、尿蛋白定性

（一）参考值

干化学法：阴性。尿蛋白：微量（±）；≥0.3g/L（+）；≥1.0g/L（++）；>3.0g/L（+++）。

（二）临床意义

（1）干化学法只对尿中的白蛋白敏感。阳性见于肾小球性蛋白尿。此方法的检查结果只能用作肾病筛查，怀疑有肾损害时，应进一步检查，以免漏诊。

（2）干化学法对肾小管性蛋白，球蛋白IgG、IgM、IgA、C_3和C_4补体，本周蛋白等不敏感，间质性肾炎、多发性骨髓瘤尿蛋白容易造成漏检，必须配合其他检查诊断。

（三）注意事项

（1）pH升高，为强碱性尿，pH≥8.5可出现假阳性。如大量服用奎尼丁、复方磺胺甲恶唑，频繁呕吐，以及输入大量碳酸氢钠等可使pH升高。阳性结果应采用磺基水杨酸法进行复查验证。

（2）大剂量输注青霉素类抗生素（480U以上），5h内留尿化验可出现假阴性。

五、尿亚硝酸盐测定

（一）参考值

干化学法：阴性。

（二）临床意义

（1）阳性结果通常说明有泌尿系统革兰阴性细菌感染，如由大肠埃希菌引起的肾盂肾炎（其阳性率超过总数的2/3），由大肠埃希菌引起的有症状或无症状的尿路感染、膀胱炎、菌尿症等。

（2）尿亚硝酸盐阴性并不表示没有细菌感染。

六、尿葡萄糖定性

（一）参考值

干化学法：阴性。

（二）临床意义

1.血糖升高性糖尿

（1）饮食性糖尿：可由短时间内摄入大量糖类而引起。

（2）一过性糖尿：也称为应激性糖尿。如在颅脑外伤、脑血管意外、情绪激动等情况下，控制血糖的中枢受到刺激，导致肾上腺素、胰高血糖素大量释放，因而出现暂时性高血糖和糖尿。

（3）内分泌性糖尿：糖尿病、甲状腺功能亢进、肢端肥大症、嗜铬细胞瘤、库欣综合征。

2.血糖正常性糖尿

肾性糖尿为近曲小管对葡萄糖的重吸收功能低下所致。其中，先天性者称为家族性肾性糖尿，后天获得性肾性糖尿可见于慢性肾炎、肾病综合征等。

3.其他糖尿

尿中除葡萄糖外还可出现乳糖、半乳糖、果糖、戊糖等，除受进食种类不同影响外，也可能与遗传代谢紊乱有关。干化学试纸条为葡萄糖氧化酶法，只对尿中的葡萄糖敏感，无法检出乳糖、半乳糖、果糖、戊糖等。

（三）注意事项

被外用消毒剂、漂白粉、84消毒液、洗消净、过氧化氢溶液、过氧乙酸等污染的收集尿标本的容器可能导致假阳性。服用大剂量维生素C、酚磺二胺、安乃近等可能出现假阴性。

七、尿酮体测定

（一）参考值

干化学法：阴性。

（二）临床意义

1.糖尿病酮症酸中毒

糖利用减少、分解脂肪导致酮体增加而引起酮症。但应注意，糖尿病酮症者因肾功能严重损伤而肾阈值升高时，尿酮体也可减少，甚至完全消失。

2.非糖尿病性酮症者

感染性疾病（如肺炎、伤寒、败血症、结核等发热期）、严重腹泻、呕吐、饥饿、禁食过久、全身麻醉后等均可出现酮尿，此种情况相当常见。

3.中毒

氯仿、乙醚麻醉后碱中毒等。

4.服用双胍类降糖药

服用二甲双胍、苯乙双胍等，由于药物有抑制细胞呼吸的作用，可出现血糖已降，但酮尿仍呈阳性的现象。

八、尿胆红素测定

（一）参考值

干化学法：阴性。

（二）临床意义

各种原因所致的肝细胞性及阻塞性黄疸会出现阳性结果。

九、尿胆原测定

（一）参考值

干化学法：≤3.2 μ mol/L为阴性或弱阳性。

（二）临床意义

尿胆原增加多见于溶血性黄疸和肝实质性（肝细胞性）黄疸。

十、尿pH测定

（一）参考值

干化学法：晨尿pH为5.5～6.5，随机尿pH为4.6～8.0。

（二）临床意义

1.尿pH降低

酸中毒、发热、慢性肾小球肾炎、痛风、糖尿病酸中毒等排酸增加，尿大多呈酸性。低钾血症性碱中毒时，由于肾小管分泌H^+增加，尿酸性增强。

2.尿pH升高

碱中毒、换气过度及丢失二氧化碳过多的呼吸性碱中毒，频繁呕吐丢失胃酸、服用重碳酸盐、尿路感染，尿液常呈碱性；高钾性酸中毒时，排K^+增加，肾小管分泌H^+减少，可呈碱性尿；肾小管性酸中毒时，因肾小管形成H^+、排出H^+及H^+和Na^+的交换能力下降，尽管体内为明显酸中毒，但尿pH呈相对偏碱性（pH不小于6.0）。

十一、尿密度测定

（一）参考值

晨尿1.015～1.025；随机尿1.003～1.030。

（二）临床意义

常用干化学法，折射仪法准确可靠。

1.尿密度升高

尿密度升高见于高热、脱水、大量排汗、心功能不全、周围循环衰竭尿少时，也可见于糖尿病、急性肾小球肾炎、肾病综合征。

2.尿密度降低

尿密度小于1.015。尿密度降低对临床诊断更有价值。经常排出密度近于1.010的尿液称为等渗尿，主要见于慢性肾小球肾炎、肾小管间质疾病、尿崩症等导致远端肾单位浓缩功能严重障碍的疾病。

十二、尿维生素C测定

（一）参考值

干化学法：阴性。

（二）临床意义

维生素C作为强还原剂，可干扰多项尿液指标结果的准确性。尿维生素C升高，可使尿潜血（红细胞）、葡萄糖、胆红素和亚硝酸盐的检测结果出现假阴性；可使尿酮体（乙酰乙酸）检测出现假阳性，但一般为（±）~（+），不超过（+）。如出现以上情况，应停用维生素C，24h后留尿重检。

十三、尿白细胞定性测定

（一）参考值

干化学法：阴性。

（二）临床意义

尿液干化学白细胞检查只是一个筛选试验，尿常规必须进行显微镜检查，尿白细胞应该以显微镜检查为准，以免漏诊。

（1）干化学法试纸条白细胞检测采用中性粒细胞酯酶法，只对中性粒细胞敏感，不与淋巴细胞反应。当尿路急性细菌感染有中性粒细胞时会产生阳性。

（2）慢性泌尿系感染、泌尿系结核、肾移植患者发生排斥反应等时，尿中以淋巴细胞为主，会出现阴性结果，容易漏诊。

（3）尿液中含有大剂量头孢类抗生素、庆大霉素等药物或尿蛋白大于5g/L时，可出现假阴性。

（4）尿液被甲醛污染或使用某些药物，如使用呋喃妥因时可出现假阳性。

十四、尿潜血试验

（一）参考值

干化学法：阴性。

（二）临床意义

尿潜血阳性不等于血尿，必须结合显微镜检查红细胞诊断。

（1）尿潜血阳性指尿液中有红细胞，多见于肾及泌尿系结石、肿瘤、外伤、重症肾小球疾病、肾盂肾炎、膀胱炎、肾结核、多囊肾等，也可见于血友病、血小板减少性紫癜。

（2）血红蛋白尿可出现尿潜血阳性

①蚕豆病、阵发性睡眠性血红蛋白尿。

②毒蛇咬伤、重症烧伤。

③血型不合的输血反应。

（3）肌红蛋白尿可出现尿潜血阳性，如挤压伤、电击伤、肌肉萎缩、皮肌炎、多发性肌炎、缺血、动脉阻塞、心肌梗死等。阵发性肌红蛋白尿（疼痛性痉挛、惊厥、过度运动后）产生假阳性结果。

（4）泌尿系感染、留置过久腐坏的尿液，由于细菌代谢产物可与试纸发生反应，会出现假阳性结果。

（5）被漂白剂、次氯酸钠消毒液、过氧化氢溶液污染过的留尿容器，使用普鲁卡因、碘造影剂均可产生假阳性结果。

十五、尿有形成分显微镜检查

尿有形成分检查指利用显微镜检查尿液中的红细胞、白细胞、细菌、管型、结晶体等有形成分，其对泌尿系统疾病诊断十分重要。其结果报告有两类：一类是定性，另一类是定量。以往多采用离心尿沉渣定量，这种方法的缺点一是速度慢，二是结果明显偏低。为了提高效率，缩短试验时间，目前采用自动尿液有形成分定量分析仪。湖南爱威科技股份有限公司生产的AVE-76系列尿液有形成分分析仪就是其中的代表，它按照经典的显微镜镜检方法流程设计，利用“机器视觉技术”，实现显微镜识别全自动化，采用不离心尿测定，提高了检测速度，减小了试验误差，重复性和准确性高，使结果更加稳定可靠。由北京协和医院等9家国内知名医院组成的“尿液显微镜检测法有形成分结果调查协作组”，用AVE-763尿有形成分分析仪测定了全国6个城市3757人的尿液，建立了中国健康人群随机尿红细胞、白细胞及上皮细胞参考值范围，为AVE-76系列尿液有形成分分析仪规范化、标准化推广和临床应用提供了依据。AVE-76系列尿液有形成分分析仪在国内已得到广泛应用。

（一）红细胞镜检

1.参考值

（1）AVE-76尿液有形成分分析仪：男性为0～5个/μL；女性为0～8个/μL。

（2）离心玻片法：0～3个/HP。

2.临床意义

（1）若离心尿沉渣红细胞大于3个/HP，或男性大于5个/μL、女性大于8个/μL为镜下血尿。肉眼见到呈不同程度红色混浊如洗肉水样或有血凝块，称为肉眼血尿。此时，每1L尿中含血量在1mL以上。

（2）尿红细胞形态检查即在做尿常规检查的基础上，进一步对尿中红细胞形态进行分型。尿红细胞形态检查分3种类型：多形性（变形红细胞占80%以上）、均一性（正常形态红细胞占80%以上）、混合性（正常、异常形态红细胞各占50%）。

①肾小球性血尿（多形性血尿）：多见于急、慢性肾小球肾炎、肾病综合征、隐匿性肾炎、间质性肾炎、紫癜性肾炎、狼疮性肾炎等。说明肾有实质性病变，变形红细胞占80%以上，尿液中异形红细胞常见的形态有大红细胞、小红细胞、棘形红细胞、环形红细胞（面包圈红细胞）、新月形红细胞、颗粒形红细胞、皱缩红细胞。高渗尿中多见皱缩红细胞，低渗尿中多见幼红细胞。

②非肾小球性血尿（均一性血尿）：由肾以外泌尿系统出血引起，指正常形态红细胞占80%以上，主要见于泌尿系结石、肿瘤、前列腺增生并出血、肾挫伤、肾盂肾炎、急性膀胱炎、肾结核、血友病等。

③混合性血尿：肾脏损害程度较轻，由肾小球和非肾小球双重病理学变化引起，提示这种出血不是源于一个部位，由肾小球性疾病引起，也可能伴有下尿道出血。引起混合性血尿的疾病不多，以IgA肾病居首位。多见于IgA肾病、过敏性紫癜、肾结石、肾病综合征、凝血性疾病合并肾损害、泌尿系肿瘤、肾损害合并尿路感染等。

（二）白细胞镜检

1.参考值

（1）AVE-76尿液有形成分分析仪：13岁以上，男性0～6个/μL、女性0～14个/μL；1～12岁，男性0～4个/μL、女性0～5个/μL。

（2）离心玻片法：0～5个/HP。

2.临床意义

（1）泌尿系统有炎症时均可见尿中白细胞增多，尤其在细菌感染时为甚，如急、慢性肾盂肾炎及膀胱炎、尿道炎、前列腺炎等。

（2）慢性泌尿系感染、泌尿系结核、肾移植患者发生排斥反应等，尿中以淋巴细胞为主。

（3）尿液白细胞中单核细胞增多，可见于药物性急性间质性肾炎及新月形肾小球肾炎，急性肾小管坏死时单核细胞减少或消失。

（4）尿中出现多量嗜酸性粒细胞称为嗜酸性粒细胞尿，可见于某些急性间质性肾炎患者，以及药物致超敏反应等。泌尿系统其他部位的非特异性炎症，也可导致嗜酸性粒细胞尿。

（5）女性患阴道炎或宫颈炎、附件炎时有分泌物进入尿中，而见白细胞增多，常伴有大量扁平上皮细胞。

（三）上皮细胞镜检

1.参考值

AVE-76尿液有形成分分析仪：13岁以上，男性0～4个/μL、女性0～28个/μL；1～12岁，男性0～2个/μL、女性0～5个/μL。

2.临床意义

健康人尿中可见少量鳞状上皮细胞和移行上皮细胞。在膀胱尿道炎、肾盂肾炎时可见较多的移行上皮细胞，并伴有较多的白细胞。在急进性肾小球肾炎、肾小管损伤、急性肾小管坏死、肾移植术排斥反应时可见肾小管上皮细胞（小圆上皮）。此种细胞是诊断肾小管病变的有力依据。

（四）尿常规管形镜检

健康人尿中无管型或偶见透明管型。肾病变时，尿中管型增多，但如尿放置过久或尿液为碱性，管型易破坏。当尿量过多或比重低时，不易产生管型，尿中氯化物少，透明管型很快消失。

1.透明管型

正常人偶见，激烈运动、重体力劳动、麻醉、高热、肾动脉硬化、急性肾炎、急性肾盂肾炎、恶性高血压、充血性心力衰竭、慢性肾病、间质性肾炎等可致透明管型增多。

2.上皮细胞管型

上皮细胞管型见于急性肾小管坏死、间质性肾炎、急性肾盂肾炎、肾病综合征、慢性肾炎晚期、肾淀粉样变、子痫、肾移植术后排斥反应、化学物质中毒和重金属汞中毒、镉中毒等。

3.红细胞管型

红细胞管型多见于急性肾炎、慢性肾炎急性发作、急性肾小管坏死、肾移植急性排斥反应、肾梗死、系统性红斑狼疮（SLE）等。血液管型或血色素管型是红细胞管型内红细胞崩解破坏后形成的。

4.白细胞管型

白细胞管型见于急性肾盂肾炎、间质性肾炎、肾病综合征、系统性红斑狼疮等。

5.颗粒管型

颗粒管型提示肾有实质性病变，分粗颗粒管型（初期）和细颗粒管型（由粗颗粒管型进一步退化而成）。颗粒管型多见于各种肾小球疾病、急性肾盂肾炎、肾移植术后、急性排斥反应、病毒性疾病、肾小管中毒。粗颗粒管型多见于肾药物中毒。细颗粒管型多见于慢性肾炎、狼疮肾炎、健康人剧烈运动后。

6.脂肪管型

脂肪管型多见于肾病综合征、中毒性肾病、慢性肾炎急性发作。

7.蜡样管型

蜡样管型提示肾小管有严重病变，预后差。多见于慢性肾衰竭、慢性肾炎晚期、肾淀粉样变、肾小管炎症和变性、肾移植术后急性或慢性排斥反应。

（五）真菌

正常尿液无真菌。查到真菌多见于长期使用广谱抗生素、免疫抑制药、抗癌药物，器官移植及患有重症消耗性疾病的患者。

（六）尿结晶体

尿中盐类结晶析出取决于该盐类在尿中饱和度、尿pH、温度、胶体物质浓度等。

1.在酸性尿中易产生的结晶

（1）尿酸结晶：单纯出现无临床意义，伴红细胞出现可能存在尿路结石或尿酸代谢障碍，如痛风、高嘌呤饮食、白血病、淋巴瘤、真性红细胞增多症、白血病化疗之后。

（2）草酸钙结晶：偶见于健康人，无临床意义。如量多伴尿路刺激症状或肾绞痛和血尿，可能存在尿路结石。

（3）胱氨酸结晶：见于胱氨酸贮积病，尿中胱氨酸长期过多可形成尿路结石。其他风湿病、肝病也可能见到胱氨酸结晶。

（4）磺胺结晶：目前允许使用的磺胺药物不易产生结晶，但磺胺嘧啶、磺胺甲恶唑在酸性尿中易产生结晶。如尿中大量出现并伴红细胞，可引起尿路结石与尿闭，应立即停药，碱化尿液，大量饮水。

（5）胆红素结晶：见于阻塞性黄疸、暴发性肝衰竭、肝硬化、肝癌、急性磷中毒等。

（6）胆固醇结晶：常见于乳糜尿、肾淀粉样变或脂肪变性、肾盂肾炎、膀胱炎、脓尿，泌尿生殖道肿瘤也可见到。

2.在碱性尿中易产生的结晶

（1）磷酸盐结晶：常见于膀胱尿潴留、下肢麻痹、慢性膀胱炎、前列腺肥大、慢性肾盂肾炎等。经常出现，有可能形成结石。

（2）尿酸铵结晶：见于膀胱细菌感染或尿液腐败分解。

十六、尿沉渣检查（尿沉渣1h计数）

（一）参考值

红细胞：男性小于3万个/h；女性小于4万个/h。

白细胞：男性小于7万个/h；女性小于14万个/h。

（二）临床意义

急性肾炎患者红细胞增多。肾盂肾炎、间质性肾炎患者白细胞可明显增多。

十七、苯丙酮尿检查

苯丙酮尿症的病因是患者肝中缺乏苯丙氨酸羟化酶，苯丙氨酸不能氧化成酪氨酸，只能变成苯丙酮酸，在血液、脑脊液中大量存在，并由尿中排出。

（一）参考值

阴性。

（二）临床意义

阳性：见于苯丙酮尿症。应采用层析法确诊。

十八、胱氨酸尿检查

胱氨酸尿症为先天性代谢病，肾小管对胱氨酸、赖氨酸、精氨酸和鸟氨酸重吸收减少，尿中可见上述氨基酸。

（一）参考值

硝普钠法：阴性。

（二）临床意义

正常尿液中胱氨酸一般在100mg/24h以下，不足以被本检查法检出。胱氨酸尿患者可排出600～1800mg/24h。此试验出现阳性表示尿液中胱氨酸含量大于250mg/L，见于先天性胱氨酸尿症。

十九、尿乳糜定性检查

（一）参考值

苏丹Ⅲ染色法：阴性。

（二）临床意义

阳性：多见于丝虫病慢性期，但为间歇性。也可见于腹内结核、肿瘤、胸腹部创伤、先天性淋巴管畸形等。

二十、尿钠测定

（一）留尿方法

留24h尿，记录总尿量，取其中3mL送检。

（二）参考值

130～260mmol/24h。

（三）临床意义

（1）尿钠降低：见于长期忌盐、呕吐、腹泻、吸收不良、肝硬化晚期、严重烧伤、肾上腺皮质功能亢进。肾前性酸中毒时，尿钠少于15mmol/L。

（2）尿钠增高：见于进食含钠过多的食物、肾上腺皮质功能减退、急性肾小管坏死、严重的肾盂肾炎、肾病综合征、应用利尿剂、碱中毒等。

（3）中枢神经系统疾病（脑出血、炎症、肿瘤、外伤手术等）临床出现低钠血症、高尿钠、低血容量，部分患者伴有多尿，为继发性肾上腺皮质功能减退。

二十一、尿钾测定

（一）留尿方法

留24h尿，记录总尿量，取其中3mL送检。

（二）参考值

51 ~ 102mmol/24h。

（三）临床意义

1.尿钾排出增多

尿钾排出增多见于库欣综合征、原发性或继发性醛固酮增多症、肾小管间质疾病、肾小管酸中毒、糖尿病酮症酸中毒、服用利尿剂等药物。

2.尿钾排出减少

尿钾排出减少见于摄入减少、吸收不良、胃肠道丢失过多。

二十二、尿钙测定

（一）留尿方法

留24h尿，记录总尿量，取其中3mL送检。

（二）参考值

2.5 ~ 7.5mmol/24h。

（三）临床意义

1.尿钙增高

尿钙增高见于高钙血症、甲状旁腺功能亢进、甲状腺功能亢进、多发性骨髓瘤、白血病、恶性肿瘤骨转移、肾小管酸中毒。

2.尿钙减低

尿钙减低见于甲状旁腺功能低下，骨钙动员及肠钙吸收减少、血钙降低，以及妊娠晚期、慢性肾衰竭、慢性腹泻、小儿手足抽搐症等。

第二节　粪化验检查

一、粪样本的采集

（1）留取似蚕豆大粪1块，置于不吸水的容器内。标本必须新鲜，防止尿液混入。

（2）粪标本有脓血时，应当挑取脓血及黏液部分送检，外观无异常的要多点取样检查。

（3）检查粪寄生虫及虫卵，应采取三送三检，因为肠道寄生虫排卵有周期性，以免漏诊。如检查蛲虫则不必送检粪样，晨起排便前用棉签拭擦肛门周围，可得虫卵。

（4）肠道阿米巴病滋养体，应在收集标本后立即送检，并注意保温，30min内完成检验。

（5）粪隐血试验，患者应素食3d，并禁服铁剂及维生素C，否则易出现假阳性。

二、粪一般检查

（一）粪颜色与性状

成人正常粪颜色呈黄褐色，婴儿为黄色或金黄色。

1.鲜血粪

鲜血粪见于直肠息肉、直肠癌、肛裂及痔疮等。痔疮常在排便之后鲜血滴落，而其他疾病的鲜血附于粪表面。

2.水样粪

消化不良或肠滴虫可致水样腹泻。

3.米泔样粪

白色淘米水样粪，见于霍乱、副霍乱患者。

4.柏油样粪

由于上消化道或小肠出血，且血液在肠内停留时间较长，红细胞被破坏后血红蛋白在肠道内与硫化物结合形成硫化亚铁，故粪呈黑色；硫化亚铁刺激肠黏膜分泌较多的黏液，从而使粪黑而发亮，故称为柏油样粪。

5.白陶土色粪

白陶土色粪见于各种原因引起的胆道阻塞。

6.粥样或水样稀粪

粥样或水样稀粪见于非感染性和感染性腹泻（急性胃肠炎、食物中毒、伪膜性肠炎等）。

7.黏液性或脓血粪

黏液性或脓血粪见于痢疾、溃疡性结肠炎、大肠炎、小肠炎、结肠癌、直肠癌等。

8.细条状粪

细条状粪或扁片状粪见于直肠癌等所致的直肠狭窄。

9.婴儿凝乳块粪

婴儿粪出现黄白色凝乳块，也可见蛋花汤样粪，见于婴儿消化不良、病毒性肠炎和致病性大肠埃希菌性肠炎。

10.婴儿豆腐渣样粪

婴儿豆腐渣样粪常见于真菌引起的肠炎。

11.果酱色粪

果酱色粪见于急性阿米巴痢疾，以血为主，血中带脓，呈暗红色稀果酱样。

（二）寄生虫体

肉眼可见蛔虫、蛲虫及绦虫等较大虫体或片段。

（三）结石

粪中可见到胆石、胰石、胃结石、肠结石等，最常见的是胆石，见于用排石药或碎石术后。

三、粪细胞检查

（一）参考值

红细胞：0个/HP。白细胞：0个/HP。

（二）临床意义

1.红细胞

肠道下段炎症或出血、痔疮、阿米巴痢疾、细菌性痢疾、溃疡性结肠炎、结肠癌等疾患的粪中可见到红细胞。例如，阿米巴痢疾时，粪中红细胞多于白细胞，成堆出现，并有破坏现象；细菌性痢疾粪则以白细胞为主，红细胞常呈散在。

2.白细胞

当肠道有炎症时，白细胞增多；小肠炎症时，白细胞数量不多，均匀混合于粪内；结肠炎症如菌痢时，白细胞大量出现，甚至满视野，并可见到退化的白细胞，还可见到边缘已不完整或已破碎、核不清楚、成堆的脓细胞。过敏性肠炎、肠道寄生虫病（如阿米巴痢疾或钩虫病）时粪中有时还伴有夏科–莱登结晶，如用瑞氏染液染色可见到嗜酸性粒细胞。

3.巨噬细胞

巨噬细胞见于急性细菌性痢疾和溃疡性结肠炎。

4.其他

大量淀粉颗粒见于消化不良，大量脂肪表示脂肪消化不良，大量肌肉纤维见于蛋白质消化不良。

四、粪寄生虫检查

（一）虫卵

如蛔虫卵、钩虫卵、鞭虫卵、蛲虫卵、姜片虫卵、血吸虫卵、肝吸虫卵、肺吸虫卵、绦虫卵等。查到虫卵可做出诊断。

（二）寄生虫成虫

显微镜下可见到阿米巴原虫、鞭毛虫、孢子虫、结肠小袋纤毛虫、血吸虫等成虫。

五、粪隐血试验

（一）参考值

阴性。

（二）临床意义

（1）阳性见于胃肠道恶性肿瘤、伤寒、溃疡病、肝硬化等引起的消化道出血。

（2）隐血持续阳性提示胃肠道肿瘤；间歇性阳性为其他原因的消化道出血，可进一步做胃肠道内镜检查。

（3）粪隐血试验目前常用的有化学法和免疫法。免疫法测定特异性强、敏感性高，不受饮食和药物的干扰，主要用于检测下消化道出血，被认为是大肠癌普查的最合适指标。对50岁以上的无症状者，每年应做1次粪隐血检查。但有40%～50%的患者上消化道出血未检出。上消化道出血时，化学法比免疫法阳性率高，应选用化学法。化学法隐血试验患者应素食3d，服用铁剂、含高浓度过氧化酶的食物（如萝卜）及大剂量阿司匹林，易出现假阳性。服用大剂量维生素C可出现假阴性。

六、粪转铁蛋白试验

（一）参考值

单克隆抗体胶体金法：阴性。

（二）临床意义

粪转铁蛋白阳性见于消化道出血。粪转铁蛋白特异性高、稳定性好，是检测消化道出血的良好指标，与粪隐血试验联合，可明显提高消化道出血和大肠肿瘤的阳性检出率。

七、粪细菌检查

（1）大肠埃希菌、厌氧菌和肠球菌是粪中主要的正常菌群，长期使用大量抗生素导致菌群失调时，显微镜下可见大量球菌或真菌。

（2）疑为霍乱、副霍乱时可做粪悬滴试验，阳性可帮助诊断。

（3）必要时做细菌培养和药物敏感试验。致病菌为阳性时，常见于细菌性痢疾、伤寒、肠结核、急慢性肠炎等。

第三节　体液及排泄物检查

一、脑脊液检查

（一）性状

1.检验方法

目测法。

2.检验标本

脑脊液。

3.送检要求

临床医生常规腰穿抽取脑脊液3～5mL盛于无菌试管中，立即送检。

4.检验部门

检验科。

5.参考区间

无色透明。

6.临床意义

（1）颜色改变

①红色：蛛网膜下腔出血、穿刺损伤血管。

②黄色：颅内陈旧性出血。

③乳白色：化脓性脑膜炎。

④米汤样混浊：常见于双球菌性脑膜炎。

⑤棕色或黑色：见于侵犯脑膜的中枢神经系统黑色素肉瘤。

⑥绿色：见于绿脓杆菌、肺炎链球菌、甲型链球菌引起的脑膜炎。

（2）浑浊度改变

结核性脑膜炎呈毛玻璃样混浊，化脓性脑膜炎时呈脓样。

（3）薄膜形成及凝块

化脓性脑膜炎在1～2h形成薄膜、凝块或沉淀，结核性脑膜炎在12～24h可形成薄膜，神经梅毒凝块常为细小絮状物。

（二）细胞计数

1.检验方法

显微镜计数法。

2.检验标本

脑脊液。

3.送检要求

临床医生常规腰穿抽取脑脊液3～5mL盛于无菌试管中，立即送检。

4.检验部门

体液室。

5.参考区间

健康人脑脊液中无红细胞，仅有少量白细胞（多为淋巴细胞）。

成人：（0～8）×106/L。

儿童：（0～15）×106/L。

新生儿：（0～30）×106/L。

6.临床意义

（1）红细胞增多：红细胞增多见于脑出血、蛛网膜下腔出血、脑脊髓外伤、肿瘤、脑炎等。

（2）白细胞增多：白细胞增多见于中枢神经系统感染、肿瘤、脑膜炎白血病等。

（3）中性粒细胞增多：中性粒细胞增多见于化脓性脑膜炎。

（4）淋巴细胞增多：淋巴细胞增多见于中枢神经系统病毒感染、结核性或真菌性脑膜炎。

（5）嗜酸性粒细胞增多：嗜酸性粒细胞增多见于脑寄生虫病或过敏性疾病。

（三）细菌及真菌涂片检查

1.检验方法

直接涂片染色镜检。

2.检验标本

脑脊液。

3.送检要求

临床医生常规腰穿抽取脑脊液3～5mL盛于无菌试管中，立即送检。

4.检验部门

微生物室。

5.参考区间

阴性。

6.临床意义

脑脊液白细胞总数升高时，应做细菌直接涂片检查。

（1）化脓性脑膜炎：可以检出脑膜炎双球菌、肺炎链球菌、葡萄球菌、流感杆菌等。

（2）真菌感染：墨汁染色可检出新型隐球菌。

（3）结核性脑膜炎：抗酸染色可检出结核分枝杆菌。

（四）球蛋白定性试验

1.检验方法

潘氏法

2.检验标本

脑脊液。

3.送检要求

临床医生常规腰穿抽取脑脊液3～5mL盛于无菌试管中，立即送检。

4.检验部门

体液室。

5.参考区间

阴性。

6.临床意义

阳性见于化脓性脑膜炎、结核性脑膜炎、梅毒性中枢神经系统疾病、脊髓灰质炎、流行性脑膜炎等，脑出血时可呈强阳性反应，如外伤性血液混入脑脊液中，亦可呈阳性反应。

二、浆膜腔积液检查

（一）性状

1.检验方法

目测法。

2.检验标本

浆膜腔积液。

3.送检要求

临床医生抽取积液3～5mL盛于无菌试管中，立即送检。

4.检验部门

体液室。

5.临床意义

（1）颜色

漏出液多为无色或淡黄色，渗出液多呈现深浅不同的黄色。红色多为血性，可能为结核感染、肿瘤、出血性疾病及穿刺损伤等。乳酪色见于化脓性感染。乳白色多为胸导管或淋巴管阻塞及破裂。绿色见于绿脓杆菌感染。

（2）透明度

漏出液多为清晰透明或微浑，渗出液有不同程度的混浊。

（3）凝固性

漏出液一般不凝固，渗出液往往自行凝固或有凝块出现。

（二）黏蛋白定性试验

1.检验方法

李凡他法。

2.检验标本

浆膜腔积液。

3.送检要求

临床医生抽取积液3～5mL盛于含0.1mL的100g/L EDTA-Na_2无菌试管中，立即送检。

4.检验部门

体液室。

5.参考区间

阴性。

6.临床意义

阳性见于炎症、肿瘤或物理化学刺激所致的渗出液，漏出液为阴性。

（三）细胞计数

1.检验方法

显微镜计数。

2.检验标本

浆膜腔积液。

3.送检要求

临床医生抽取积液3～5mL盛于含0.1mL的100g/L EDTA-Na_2无菌试管中，立即送检，及时完成细胞涂片检查。

4.检验部门

体液室。

5.参考区间

漏出液小于0.1×10^9/L，渗出液大于0.5×10^9/L。

6.临床意义

用于漏出液与渗出液的鉴别诊断（表5-1）。

（1）穿刺液中以多形核白细胞为主，提示化脓性炎症或早期结核性积液。

（2）以淋巴细胞增多为主，提示慢性炎症，可见于结核性渗出液、病毒感染等。

（3）以间皮细胞及组织细胞增多为主，提示浆膜上皮脱落旺盛，可见于淤血、恶性肿瘤。

表5-1 渗出液与漏出液的鉴别表

鉴别点	漏出液	渗出液
原因	非炎症所致	炎症、肿瘤、物理化学刺激
外观	淡黄浆液性	不定，可为黄色脓性、血性、乳糜性
透明度	透明或微浑	大多混浊
比重	<1.018	>1.018
凝固性	不自凝	能自凝
黏蛋白定性试验	阴性	阳性
蛋白总量	常小于25g/L	常大于25g/L
葡萄糖定量	与血糖相近	常低于血糖水平
有核细胞计数	常小于0.1×10^9/L	常大于0.5×10^9/L
有核细胞分类	以淋巴细胞、间皮细胞为主	依病因不同而异，急性感染以中性粒细胞为主，慢性以淋巴细胞为主
细菌检查	阴性	可找到病原菌

三、精液检查

（一）检验方法

显微镜检查。

（二）检验标本

精液。

（三）送检要求

禁欲5～7d，将精液全量收集于清洁干燥小瓶内，1h内送检。不宜采用避孕套内的精液。冬天应注意保温。

（四）检验部门

体液室。

（五）参考区间及临床意义

见表5-2。

表5-2 精液检查的参考区间及临床意义

项目	参考区间	临床意义
量	2～5mL	少于1.5mL为不正常，见于睾丸功能不全、睾丸炎、输精管阻塞、前列腺炎、精囊病变、性交过频等
pH	7.2～8.0	
颜色	灰白色或乳白色	黄色脓样见于精囊炎、前列腺炎。鲜红色或暗红色见于生殖系统的炎症、结核和肿瘤
黏稠度	黏稠胶冻状，半小时后可自行液化	液化时间延长或不液化见于不孕症
显微镜检查		
精子活动力	Ⅲ～Ⅳ级	0级和Ⅰ级精子大于40%，可为男性不育的原因
精子活动率	射精后30～60min＞70%	活动精子减少可导致不育症
精子形态	异常精子少于0.20	＞20%可引起不育。精索静脉曲张患者常出现形态不正常的精子
细胞	RBC、WBC均＜5个/HP	增多见于炎症、肿瘤、结核等
精子计数	＞20×10^9/L	＜20×10^9/L为不正常，连续3次检查皆低下者可确定为少精子症

四、前列腺液检查

（一）检验方法

显微镜检查。

（二）检验标本

前列腺液。

（三）送检要求

临床医生给病人做前列腺按摩后，采集标本于清洁玻片上，立即送检。

（四）检验部门

体液室。

（五）参考区间

乳白色。健康人卵磷脂小体为多量或满视野。老年人可见淀粉样体。WBC<10个/HP，RBC<5个/HP。

（六）临床意义

前列腺炎时，白细胞增多，卵磷脂常减少。前列腺癌时，可有血性液体，镜检见多量红细胞，可见癌细胞。

五、阴道分泌物检查

（一）清洁度

1.检验方法

显微镜检查。

2.检验标本

阴道分泌物拭子。

3.送检要求

由临床医生用棉拭子取阴道分泌物置于含1mL生理盐水试管中立即送检。

4.检验部门

体液室。

5.参考区间

Ⅰ～Ⅱ度。

6.临床意义

清洁度在Ⅰ～Ⅱ度为正常；清洁度Ⅲ～Ⅳ度为异常，主要见于各种阴道炎，可发现真菌、阴道滴虫等病原体。单纯清洁度改变常见于非特异性阴道炎。

（二）阴道毛滴虫

1.检验方法

显微镜检查法。

2.检验标本

阴道分泌物拭子。

3.送检要求

由临床医生用棉拭子取阴道分泌物置于含1mL生理盐水试管中立即送检。

4.检验部门

体液室。

5.参考区间

阴性。

6.临床意义

病理情况下，滴虫可寄生于阴道后穹隆，常引起滴虫性阴道炎，检出阴道毛滴虫可确诊。

（三）真菌

1.检验方法

显微镜检查法。

2.检验标本

阴道分泌物拭子。

3.送检要求

由临床医生用棉拭子取阴道分泌物置于含1mL生理盐水试管中立即送检。

4.检验部门

体液室。

5.参考区间

阴性。

6.临床意义

阴道分泌物真菌检查阳性多见于真菌阴道炎，诊断以找到真菌为依据。阴道真菌多为白色念珠菌。

（四）细菌性阴道病检查

1.检验方法

唾液酸酶法。

2.检验标本

阴道分泌物拭子。

3.送检要求

由临床医生用棉拭子取阴道分泌物置于含1mL生理盐水试管中立即送检。

4.检验部门

体液室。

5.参考区间

阴性。

6.临床意义

用于细菌性阴道病的快速诊断。

（五）白色念珠菌抗原检测

1.检验方法

乳胶免疫层析法。

2.检验标本

阴道分泌物拭子。

3.送检要求

用灭菌拭子从阴道后穹隆处取阴道分泌物，最好取奶酪样、豆腐渣样的白色凝块。

4.检验部门

临检室。

5.参考区间

阴性。

6.临床意义

本方法适用于对18岁以上女性阴道分泌物拭子样本中的白色念珠菌抗原进行体外定性检测，用于白色念珠菌感染的辅助诊断。白色念珠菌可引起女性的外阴及阴道炎症，主要表现为外阴和阴道瘙痒及豆腐渣样白带。

六、胃液检查

（一）胃液性状

1.气味

（1）检验方法：理学。

（2）检验标本：胃液。

（3）送检要求：洁净试管，取胃液，立即送检。

（4）检验部门：体液室。

（5）参考区间：正常略带酸味。

（6）临床意义：消化不良时，食物在胃内残留过久可有发酵味；氨味见于尿毒症；

粪臭味见于肠梗阻；晚期胃癌有恶臭味。

2.总量

（1）检验方法：理学。

（2）检验标本：胃液。

（3）送检要求：洁净试管，取胃液，立即送检。

（4）检验部门：体液室。

（5）参考区间：正常空腹胃液在12h内分泌20～100mL。

（6）临床意义

①胃液过多见于幽门梗阻或痉挛、十二指肠液反流、十二指肠溃疡、胃泌素瘤、胃动力功能减退。

②胃液少于10mL主要见于蠕动功能亢进、萎缩性胃炎等。

3.胃液pH

（1）检验方法：试纸法。

（2）检验标本：胃液。

（3）送检要求：洁净试管，取胃液，立即送检。

（4）检验部门：体液室。

（5）参考区间：pH为0.9～1.8。

（6）临床意义：酸度减低见于十二指肠液反流、胃溃疡、胃癌、慢性胃炎、恶性贫血等。

4.黏度

（1）检验方法：理学。

（2）检验标本：胃液。

（3）送检要求：洁净试管，取胃液，立即送检。

（4）检验部门：体液室。

（5）参考区间：少量分布均匀的黏液。

（6）临床意义：胃有炎症时胃黏液可增多，慢性胃炎时显著增多。

（二）胃液化学检查

1.胃酸分泌试验

（1）检验方法：酸碱滴定法。

（2）检验标本：胃液。

（3）送检要求：洁净试管，取胃液，立即送检。

（4）检验部门：体液室。

（5）参考区间：基础胃酸分泌量少于5mmol/h；最大胃酸分泌量为（20±8.37）mmol/h。

（6）临床意义

①胃酸分泌升高见于十二指肠球部溃疡、胃泌素瘤等。

②胃酸分泌降低见于胃癌、萎缩性胃炎等。胃液酸度受精神、性别、饮食等多种因素影响，故在分析结果时应注意。

2.胃液乳酸测定

（1）检验方法：定性法。

（2）检验标本：胃液。

（3）送检要求：洁净试管，取胃液，立即送检。

（4）检验部门：体液室

（5）参考区间：阴性。

（6）临床意义：胃乳酸增高主要提示有胃癌，亦见于萎缩性胃炎、幽门梗阻、慢性胃扩张等。

3.胃液隐血试验

（1）检验方法：试带法/免疫法。

（2）检验标本：胃液。

（3）送检要求：洁净试管，取胃液，立即送检。

（4）检验部门：体液室。

（5）参考区间：阴性。

（6）临床意义：隐血试验阳性主要见于急性胃炎、胃溃疡、胃癌等。胃溃疡时隐血试验呈间歇性阳性反应，而胃癌时多呈持续性阳性反应。

（三）胃液显微镜检查

1.白细胞

（1）检验方法：显微镜检查。

（2）检验标本：胃液。

（3）送检要求：洁净试管，取胃液，立即送检。

（4）检验部门：体液室。

（5）参考区间：阴性或少量裸核白细胞。

（6）临床意义：有大量的白细胞存在提示胃黏膜炎症，或者由于口腔、鼻窦、咽部及呼吸道炎症，白细胞被咽到胃液中。十二指肠、胰腺或胆道等部位发生炎症时，胃液中也可见到白细胞，但较少见。

2.红细胞

（1）检验方法：显微镜检查。

（2）检验标本：胃液。

（3）送检要求：洁净试管，取胃液，立即送检。

（4）检验部门：体液室。

（5）参考区间：阴性。

（6）临床意义：大量出现提示有炎症、胃溃疡、胃癌存在。

3.上皮细胞

（1）检验方法：显微镜检查。

（2）检验标本：胃液。

（3）送检要求：洁净试管，取胃液，立即送检。

（4）检验部门：体液室。

（5）参考区间：少量的鳞状上皮细胞。

（6）临床意义：有大量的柱状上皮细胞时提示胃炎。胃液镜检发现大量成堆、大小不等、形态不规则、核大、多核的细胞时，高度提示癌症的可能，应做进一步的检查。

4.细菌

（1）检验方法：显微镜检查。

（2）检验标本：胃液。

（3）送检要求：洁净试管，取胃液，立即送检。

（4）检验部门：微生物室。

（5）参考区间：一般无菌生长。

（6）临床意义：在低酸度或有食物残留时可查到八叠球菌、乳酸杆菌等，对幽门梗阻、胃溃疡或胃癌的诊断有参考意义。肺结核患者做胃液抗酸染色可查到结核分枝杆菌。

七、十二指肠引流液检查

（一）性状

1.检验方法

理学。

2.检验标本

十二指肠引流液。

3.送检要求

及时送检。

4.检验部门

体液室。

5.参考区间

见表5–3。

表5–3　十二指肠引流液检查参考区间

项目	D液	A液	B液	C液
量/mL	10～20	10～20	30～60	不定
颜色	浅黄色	金黄色	深褐色	柠檬色
透明度	透明或微浊	透明	透明	透明
黏度	较黏稠	略黏稠	黏稠度较大	略黏稠
pH	7.6	7	6.8	7.4
比重	—	1.009～1.013	1.026～1.032	1.007～1.010

6.临床意义

无胆汁提示胆管阻塞，见于胆石症、胆道肿瘤。若仅无B液，见于胆道梗阻、胆囊收缩不良或做过胆囊手术；B液黑绿色或黑色见于胆道扩张或有感染。排出的胆汁异常浓厚，见于胆石症所致的胆囊积液；胆汁稀淡样见于慢性胆囊炎，由浓缩功能差引起。胆汁加入氢氧化钠后仍呈混浊，见于十二指肠炎症和感染。如混有血液，见于急性十二指肠炎和肿瘤。

（二）显微镜检查

1.细胞

（1）检验方法：显微镜检查。

（2）检验标本：十二指肠引流液。

（3）送检要求：及时送检。

（4）检验部门：体液室。

（5）参考区间：少量柱状上皮细胞；红细胞为阴性；偶见白细胞。

（6）临床意义

①上皮细胞：十二指肠炎时，十二指肠上皮细胞大量增多，呈玻璃样及淀粉样改变。胆道炎时，胆道上皮细胞常成堆出现，呈灰白色团块状。

②红细胞：大量出现可见于十二指肠、肝、胆、胰等出血性炎症及消化道溃疡、结石或癌症。

③白细胞：十二指肠炎或胆道感染时，可大量出现，常成淡黄色，可成堆分布，结构模糊不完整。

2.结晶

（1）检验方法：显微镜检查。

（2）检验标本：十二指肠引流液。

（3）送检要求：及时送检。

（4）检验部门：体液室。

（5）参考区间：阴性。

（6）临床意义：胆固醇结晶见于胆酸盐缺乏；胆红素结晶见于胆结石。

3.寄生虫

（1）检验方法：显微镜检查。

（2）检验标本：十二指肠引流液。

（3）送检要求：及时送检。

（4）检验部门：微生物室。

（5）参考区间：阴性。

（6）临床意义：十二指肠引流液检出寄生虫或寄生虫卵，如蛔虫、钩虫、肝吸虫卵等可确诊。

4.细菌

（1）检验方法：显微镜检查。

（2）检验标本：十二指肠引流液。

（3）送检要求：及时送检。

（4）检验部门：微生物室。

（5）参考区间：阴性。

（6）临床意义：胆道炎、胆囊炎时十二指肠液做细菌涂片可查到细菌。

八、痰液检查

（一）一般性状

1.检验方法

目测法。

2.检验标本

痰液。

3.送检要求

及时送检。

4.检验部门

体液室。

5.参考区间

无痰或少量，为无色或白色黏液样，无特殊气味。

6.临床意义

黄色脓性痰提示呼吸道有化脓性感染。红色或棕红色痰是含有血液或血红蛋白所致，见于肺癌、肺结核、支气管扩张等。铁锈色痰多是变性血红蛋白所致，见于细菌性肺炎、肺结核、肺梗死等。棕褐色或巧克力色痰见于阿米巴性肺脓肿、慢性充血性心脏病、肺淤血。烂桃样痰见于肺吸虫病。灰黑色痰见于各种肺尘埃沉着症。大量咳痰见于支气管扩张、肺脓肿、肺结核、肺水肿等。血性痰有血腥味，见于各种呼吸道出血性疾病，肺脓肿、肺结核空洞性病变。晚期肺癌患者其痰常有恶臭味。干咳块痰见于肺坏疽和肺结核。

（二）显微镜检查

1.白细胞

（1）检验方法：显微镜检查。

（2）检验标本：痰液。

（3）送检要求：及时送检。

（4）检验部门：体液室。

（5）参考区间：阴性。

（6）临床意义：大量的白细胞，见于呼吸道炎症，如支气管炎、肺炎等常为中性粒细胞。嗜酸性粒细胞增多见于慢性支气管哮喘、过敏性支气管炎、肺吸虫病、热带嗜酸性粒细胞增多症患者。

2.红细胞

（1）检验方法：显微镜检查。

（2）检验标本：痰液。

（3）送检要求：及时送检。

（4）检验部门：体液室。

（5）参考区间：阴性。

（6）临床意义：脓性或黏液脓性痰中可见少量红细胞，血性痰液时可见大量红细胞。

3.上皮细胞

（1）检验方法：显微镜检查。

（2）检验标本：痰液。

（3）送检要求：及时送检。

（4）检验部门：体液室。

（5）参考区间：正常时，鳞状上皮细胞与纤毛柱状上皮细胞偶见，圆形上皮细胞阴性。

（6）临床意义：鳞状上皮细胞增多见于急性喉炎、咽炎；纤毛柱状上皮细胞增多见于支气管哮喘、急性支气管炎；圆形上皮细胞增多见于肺部炎症，大量出现见于肺组织碎解。

4.色素细胞

（1）检验方法：显微镜检查。

（2）检验标本：痰液。

（3）送检要求：及时送检。

（4）检验部门：体液室。

（5）参考区间：阴性。

（6）临床意义：色素细胞见于肺部长期淤血和心功能不全患者，大量出现见于特发性肺含铁血黄素沉着症患者。

5.结晶

（1）检验方法：显微镜检查。

（2）检验标本：痰液。

（3）送检要求：及时送检。

（4）检验部门：体液室。

（5）参考区间：阴性。

（6）临床意义：夏科–莱登结晶见于支气管哮喘及肺吸虫病患者的痰液中。

6.虫卵及原虫

（1）检验方法：显微镜检查。

（2）检验标本：痰液。

（3）送检要求：及时送检。

（4）检验部门：体液室。

（5）参考区间：阴性。

（6）临床意义：痰液中可见肺吸虫卵、溶组织阿米巴滋养体、肺包囊虫等，在蛔虫病及钩虫病时偶可见痰中查到蛔虫及钩虫蚴。痰液检出虫卵或原虫可确诊相应的疾病。

7.细菌染色检查

（1）检验方法：革兰染色或抗酸染色。

（2）检验标本：痰液。

（3）送检要求：及时送检。

（4）检验部门：微生物室。

（5）参考区间：阴性。

（6）临床意义：可检出肺炎链球菌、葡萄球菌、肺炎杆菌或抗酸杆菌，对诊断相应的疾病较有意义，尤其仅见单一的某种细菌时更有意义。

第六章　临床化学检验

第一节　电解质及微量元素测定

一、钾（K^+）

（一）检验方法

ISE法（离子选择电极法）。

（二）检验标本

静脉血。

（三）送检要求

抽取静脉血2mL注入干燥试管尽快送检，避免溶血。

（四）检验部门

生化室。

（五）参考区间

3.5 ~ 5.3mmol/L。

（六）临床意义

1.血钾浓度升高

见于肾上腺皮质功能减退症、急性或慢性肾衰竭、休克、组织挤压伤、重度溶血、口服或注射含钾液过多等。

2.血钾浓度降低

常见于严重腹泻、呕吐、肾上腺皮质功能亢进、服用利尿剂、应用胰岛素等。家族性周期性瘫痪在发作时血清钾下降，可低至2.5mmol/L，但发作间歇期血清钾正常。

二、钠（Na^+）

（一）检验方法

ISE法。

（二）检验标本

静脉血。

（三）送检要求

抽取静脉血2mL注入干燥试管，尽快送检。

（四）检验部门

生化室。

（五）参考区间

136～145mmol/L。

（六）临床意义

1.血钠浓度升高

临床少见，可见于肾上腺皮质功能亢进、严重脱水、中枢性尿崩症等。

2.血钠浓度降低

见于胃肠道疾病引起的消化液丢失、严重肾盂肾炎、肾小球严重损害、肾上腺皮质功能不全、糖尿病、应用利尿剂、大量出汗、大面积烧伤等。

三、氯（Cl^-）

（一）检验方法

ISE法。

（二）检验标本

静脉血。

（三）送检要求

抽取静脉血2mL注入干燥试管，尽快送检。

（四）检验部门

生化室。

（五）参考区间

96～108mmol/L。

（六）临床意义

1.血氯浓度升高

常见于高钠血症、失水大于失盐、高血氯性代谢性酸中毒、过量输入生理盐水等。

2.血氯浓度降低

临床上低氯血症较为多见，常见原因有胃肠疾病引起的消化液丢失、肾小管严重损害、肾上腺皮质功能不全、糖尿病、应用利尿药、低盐饮食等。

四、钙（Ca^{2+}）

（一）检验方法

邻甲酚酞络合酮比色法。

（二）检验标本

静脉血。

（三）送检要求

抽取静脉血2mL注入干燥试管，尽快送检。也可用肝素抗凝血浆标本，但不能用EDTA-Na_2及草酸盐作抗凝药。

（四）检验部门

生化室。

（五）参考区间

儿童：2.23～2.80mmol/L。

成人：2.08～2.60mmol/L。

（六）临床意义

1.血钙浓度升高

见于甲状旁腺功能亢进症、代谢性酸中毒、肾肿瘤、维生素D过多症等。

2.血钙浓度降低

见于甲状旁腺功能减退症、佝偻病、软骨病、慢性肾小球肾炎、尿毒症、维生素D缺乏症等。

五、磷（P^{3+}）

（一）检验方法

磷钼酸比色法。

（二）检验标本

静脉血。

（三）送检要求

抽取静脉血2mL注入干燥试管，尽快送检，溶血标本会使结果偏高，不宜采用。

（四）检验部门

生化室。

（五）参考区间

成人：0.96～1.62mmol/L。

儿童：1.45～2.10mmol/L。

（六）临床意义

1.血磷浓度升高

见于甲状旁腺功能减退症、慢性肾小球肾炎晚期、维生素D过多症、多发性骨髓瘤及骨折愈合期。

2.血磷浓度降低

见于甲状旁腺功能亢进症、佝偻病或软骨病伴有继发性甲状旁腺增生、肾小管变性病变、肾小管重吸收磷功能发生障碍导致的血磷偏低（如范科尼综合征）。

六、镁（Mg^{2+}）

（一）检验方法

甲基麝香草酚蓝比色法。

（二）检验标本

静脉血。

（三）送检要求

采样前避免大量使用维生素、利尿剂等，此类药物可使血清镁降低。

（四）检验部门

生化室。

（五）参考区间

0.67～1.1mmol/L。

（六）临床意义

1.血镁浓度升高

（1）肾脏疾病。

（2）内分泌疾病，如甲状腺或甲状旁腺功能减退症、艾迪生病、长期服用皮质激素等。

（3）其他疾病，如多发性骨髓瘤、原发性高血压、低温麻醉、脱水等。镁过高也可引起深部肌腱反射消失、房室传导阻滞、心动过速等。镁测定值大于2.5mmol/L时，应立即采取治疗措施，并应考虑可能有肾功能不全存在。

2.血镁浓度降低

见于急性胰腺炎、急性心肌梗死、晚期肝硬化、肾盂肾炎、原发性醛固酮增多症、甲状腺或甲状旁腺功能亢进症、佝偻病、长期腹泻、婴儿肠切除术后等。镁测定值小于0.6mmol/L可考虑低镁血症。

七、锌（Zn）

（一）检验方法

吡啶偶氮酚显色法。

（二）检验标本

血清。

（三）送检要求

抽取静脉血2mL注入干燥试管，尽快送检，避免标本溶血。

（四）检验部门

生化室。

（五）参考区间

9.0～20.7μmol/L。

（六）临床意义

1.血锌浓度升高

见于工业污染引起的急性锌中毒。

2.血锌浓度降低

见于酒精中毒性肝硬化、肺癌、心肌梗死、慢性感染、营养不良、恶性贫血、胃肠吸收障碍、妊娠、肾病综合征及部分慢性肾衰竭患者。儿童缺锌可出现嗜睡、生长迟缓、食欲缺乏、男性性腺发育不全和皮肤改变。

八、铜（Cu）

（一）检验方法

原子吸收分光法。

（二）检验标本

静脉血。

（三）送检要求

标本避免溶血。

（四）检验部门

生化室。

（五）参考区间

男性：11.0 ~ 22.0 μ mol/L

女性：12.6 ~ 24.4 μ mol/L。

儿童：12.6 ~ 29.9 μ mol/L。

（六）临床意义

1.血铜浓度升高

见于色素沉着症、肝硬化、霍奇金病、急慢性白血病、巨细胞性贫血和再生障碍性贫血、创伤、结核病、急性感染、结缔组织病、甲状腺功能亢进症等；妇女妊娠期、雌激素增高、口服避孕药，以及肾透析者也可引起血铜浓度升高。

2.血铜浓度降低

见于婴儿贫血或中性粒细胞减少症、腹泻、骨骼改变及低血铜症。也可见于肝豆状核变性症及一些低蛋白血症，如营养不良和肾病综合征等。

第二节　蛋白质和非蛋白含氮类代谢物测定

一、常用蛋白质测定

（一）血清总蛋白测定

1.方法及参考区间

双缩脲法。65 ~ 85g/L。

2.临床评价

（1）升高：血清中水分减少，如腹泻、呕吐、休克、高热等，多发性骨髓瘤、原发性巨球蛋白血症、系统性红斑狼疮、多发性硬化和某些慢性感染造成球蛋白升高等疾病，血清总蛋白会中度至明显地升高。有时尽管总蛋白水平正常，也不能排除蛋白质失调，应进行血清蛋白电泳检测来评估血清总蛋白升高的原因。

（2）降低：有各种原因引起的血清蛋白丢失或摄入不足，如肾病综合征、营养不良及消耗增加（如结核、甲亢、恶性肿瘤、溃疡性结肠炎、烧伤、失血等）；蛋白合成障碍，如肝细胞病变、肝功能受损等；血浆中水分增加，如静脉注射过多低渗溶液或因各种原因引起的水钠潴留。应结合血清蛋白电泳检测评估血清总蛋白降低的原因，如果血清电泳图确定肾病，同时进行尿蛋白电泳检测。

（3）影响检测的因素

①溶血标本释放出的血红蛋白与双缩脲试剂起反应，使测定结果假性升高，一般血红蛋白每存在1g/L，可引起总蛋白测定值增加约3%。

②输右旋糖酐可使测定结果假性升高。

③卧位采血时由于有效血浆容量增多，较直立位采血总蛋白浓度可降低4～8g/L。

④激烈运动后数小时内血清总蛋白浓度可升高4～8g/L。

（二）人血白蛋白测定

1.方法及参考区间

溴甲酚绿法/溴甲酚紫法。40～55g/L。

2.临床评价

急性大量出血或严重烧伤时，血浆大量丢失引起白蛋白浓度急性降低；慢性降低多见于肝功能受损、腹腔积液形成、肾病性蛋白尿、恶性肿瘤、甲状腺功能亢进、长期慢性发热等。妊娠晚期人血白蛋白可明显下降，但分娩后迅速恢复正常；极少数先天性白蛋白缺乏症病例，由于白蛋白合成障碍，血清中几乎没有白蛋白，但患者均不出现水肿。白蛋白升高见于严重失水导致的血液浓缩。

（三）血清蛋白电泳

1.方法及参考区间

醋酸纤维素薄膜电泳（丽春红S染色）。

白蛋白：55.3%～68.9%。

α_1球蛋白：1.6%～5.8%。

α_2球蛋白：5.9%～11.1%。

β球蛋白：7.9%～13.9%。

γ球蛋白：11.4%～18.2%。

2.临床评价

血清蛋白电泳主要用于监测单克隆丙种球蛋白病患者。可与免疫蛋白电泳结合诊断单克隆丙种球蛋白病，但不能单独作为诊断单克隆丙种球蛋白病的筛选项目。

根据电泳迁移率把血清蛋白分为白蛋白、α_1球蛋白、α_2球蛋白、β球蛋白、γ球蛋白5条区带。其中，白蛋白几乎占整个血清蛋白的2/3；α_1球蛋白区带主要由α_1-抗胰蛋白酶和血清黏蛋白构成；α_2球蛋白区带主要由α_2巨球蛋白和结合珠蛋白构成；β球蛋白区带主要含有转铁蛋白和C_3；γ球蛋白区带主要由免疫球蛋白构成。

（1）α_1球蛋白升高见于多种急慢性感染、恶性肿瘤（如宫颈癌）、肾病综合征、弥漫性肝损害；α_1抗胰蛋白酶缺陷、肝硬化等可引起α_1球蛋白水平降低。

（2）α_2球蛋白可因肾病综合征、感染、恶性肿瘤、烧伤恢复期、血管内溶血，出现M蛋白的单克隆γ球蛋白血症（多发性骨髓瘤）而升高。α_2球蛋白降低有时见于糖尿病、胰腺炎患者。

（3）原发性或继发性高脂蛋白血症（尤其是Ⅱ型）、单克隆γ球蛋白血症（多发性骨髓瘤）、肾病综合征、妊娠等可导致β球蛋白升高。降低则见于弥漫性肝损害、低β脂蛋白血症。

（4）γ球蛋白升高见于多克隆免疫球蛋白病、慢性肝病、慢性感染、某些自身免疫疾病，如风湿性关节炎、系统性红斑狼疮等，肝硬化患者可出现β-γ桥。γ球蛋白降低见于遗传性低γ球蛋白血症或丙种球蛋白缺乏症。

（5）睾酮使α_1球蛋白的水平升高；雌激素、口服避孕药等使α_1球蛋白及β球蛋白水平升高，天冬酰胺酶使其降低。

（6）一个正常的血清蛋白电泳不能排除疾病的可能性。

（四）尿液总蛋白测定

1.方法及参考区间

浊度法、双缩脲法。20～80mg/24h（成人），大于150mg/24h称为蛋白尿。

2.临床评价

正常情况下，分子质量70kDa以上的蛋白质不能通过肾小球滤过膜，而分子质量10～30kDa的低分子蛋白质虽大多可通过滤过膜，但又为近曲小管重吸收，因此健康人尿中的蛋白质含量甚微，成人每天排泄量为0.02～0.08g。尿中蛋白质60%来自血浆，其中1/3为白蛋白，2/3为球蛋白，分子质量为40～90kDa；另外40%为泌尿道自身分泌的组织蛋白，如Tamm-Horsfall蛋白、黏蛋白、分泌型IgA。尿中蛋白质含量升高超过正常时称为蛋白尿，可分为生理性蛋白尿与病理性蛋白尿。

病理性蛋白尿指因泌尿系统发生器质性病变，尿蛋白含量持续升高。按其发生机制不同可分为五类。

（1）肾小球性蛋白尿：肾小球性蛋白尿由肾小球基底膜发生广泛性器质性病变所致，如急性肾小球肾炎、复发性肾小球肾炎、肾病综合征等。

（2）肾小管性蛋白尿：肾小管性蛋白尿见于先天性肾小管疾病（Fanconi综合征、肾小管性酸中毒、Lowe综合征等）与获得性肾小管疾病，包括急性肾衰竭，肾移植排斥反应，急、慢性肾盂肾炎，肾结核，药物引起间质性肾炎等。

（3）溢出性蛋白尿：溢出性蛋白尿多见于某些增殖性疾病（如多发性骨髓瘤、巨球蛋白血症、重链病及轻链病等）、溶血时血红蛋白尿、肌肉损伤时肌红蛋白尿等。

（4）分泌性尿蛋白：分泌性尿蛋白见于肾小管间质炎症、肿瘤、同种肾移植排斥反应等疾病。

（5）组织性蛋白尿：尿中发现某些组织特异性抗原蛋白往往提示有某些疾病，如睾丸坏死时尿中出现睾丸抗原，某些肾病综合征患者的尿中可测得肾小球基膜抗原，白血病患者的尿中出现白细胞抗原。

临床上所见的蛋白尿可以是上述的一种或一种以上，如肾小球肾炎后期常为肾小球与肾小管性蛋白尿并存，因此分析蛋白尿的成分，可为鉴别诊断泌尿系统疾病提供理论依据。除病理性蛋白尿外，还有体位性与功能性蛋白尿。体位性蛋白尿是指由直立位或腰部前突引起的轻度或中度蛋白尿。其特点是夜间尿蛋白定性为阴性，起床活动若干时间后出现蛋白尿，平卧后又转为阴性，此现象常发生于青少年，多为生理性，但有少数为病理性。功能性蛋白尿是指剧烈运动后、发热、低温刺激、神经紧张、交感神经兴奋等导致的暂时性蛋白尿，诱发因素消失后，尿蛋白可迅速消失，多见于青少年。

（五）脑脊液总蛋白测定

1.方法及参考区间

浊度法、双缩脲法。

腰椎穿刺液：150～450mg/L。

脑池液：100～250mg/L。

脑脊液：50～150mg/L。

2.临床评价

脑脊液中的蛋白质一部分来自血浆中的小分子蛋白质，经血脑屏障的毛细血管内皮细胞孔隙进入脑脊液，以白蛋白为主，不含大分子的球蛋白；另一部分由中枢神经系统自身合成，含量甚微。由于脑脊液自脉络膜产生，在到达脊髓的过程中浓缩，不同部位的蛋白含量有所不同。

（1）脑脊液蛋白质增多：由血脑屏障被破坏和中枢神经系统实质炎症引起。由于各种炎症、蛛网膜下腔的脑脊液循环受阻、神经根受压迫，或由于各种肿瘤破坏血脑屏障，血浆蛋白进入脑脊液而使脑脊液蛋白质明显增多。

（2）纤维薄膜现象：由于脑脊液纤维蛋白原含量增多，静置一定时间后出现纤维薄膜，并无特征性诊断意义，通常以结核性脑膜炎最为常见，其次为化脓性脑膜炎。

（3）分离性蛋白增多：球蛋白增多、白蛋白正常，见于颅脑损伤、急性淋巴细胞脉络丛脑膜炎、中枢神经系统急性炎症及脱髓鞘疾病。白蛋白显著增多、球蛋白正常，见于脑梗死、高血压脑病、椎管内肿瘤等。

（4）蛋白–细胞分离：脑脊液中蛋白质多而细胞数正常的现象，多见于吉兰–巴雷（又称为格林–巴利）综合征、椎管内脊髓肿瘤、梗阻性脑积水。

（5）脑脊液蛋白质减少：多见于良性颅内压升高、甲状腺功能亢进、身体极度虚弱和营养不良。

（6）影响因素：阿司匹林、氯丙嗪、丙咪嗪、利多卡因、新青霉素Ⅰ、吗啡、青霉素、普鲁卡因、非那西丁、链霉素、酪氨酸等使脑脊液中蛋白含量升高。

（六）血清前白蛋白测定

1.方法及参考区间

免疫比浊。0.19～0.38g/L。

2.临床评价

（1）前清蛋白（prealbumin，PA）由肝细胞合成，体内半衰期为2d。血清PA浓度可反映肝脏合成、分泌蛋白质的功能，比白蛋白和转铁蛋白具有更高的敏感性。肝癌、肝硬化、慢性活动性肝炎、阻塞性黄疸患者PA显著降低；营养不良、溃疡性结肠炎、甲状腺功能亢进、烧伤、炎症等PA降低。前白蛋白主要用来监测营养状况和肠外营养疗效。血清PA水平升高常见于霍奇金病，肾病综合征患者在得到充足蛋白质食物时，PA可轻度升高（机制不明）。

（2）影响因素：口服避孕药、皮质类固醇、促蛋白合成类固醇可使血清PA升高；水杨酸使PA水平降低。

二、其他蛋白质测定

（一）血清黏蛋白测定

1.方法及参考区间

以蛋白质计：0.71～0.87g/L

以酪氨酸计：31.1～36.5mg/L。

2.临床评价

血清黏蛋白是一种黏多糖与蛋白质分子结合的不均复合蛋白质。升高见于恶性肿瘤（女性生殖器肿瘤为多）、炎症、风湿病、类风湿关节炎、结核、结缔组织病等病理性和组织破坏、分解代谢增加性疾病；降低见于广泛性肝实质病变及内分泌功能障碍等。

血清黏蛋白的连续测定对同一病例病程的转归（病变的扩大与缩小、肿瘤有无转移、肿瘤手术切除或其他治疗效果）及预后判断有一定的参考价值。

（二）血清α_1-抗胰蛋白酶测定

1.方法及参考区间

免疫比浊法。0.9～1.8g/L。

2.临床评价

（1）α_1-抗胰蛋白酶（α_1-AT）是肝细胞合成的一种糖蛋白，在常规蛋白电泳上为α_1-球蛋白的最主要成分，其生物学作用在于抑制胰蛋白酶、糜蛋白酶、透明质酸酶、纤溶酶和弹力蛋白酶等，是广谱的蛋白酶抑制剂。升高见于组织损伤、炎症、恶性肿瘤、妊娠、病毒性肝炎等；降低见于遗传性α_1-AT缺乏症，以及α_1-AT缺乏而引起的肝炎、肝硬化、支气管扩张、肺气肿、胰腺纤维化等。对原因不明的肝硬化患者，检测α_1-AT可协助诊断。

（2）影响因素：妊娠，口服避孕药、IL-1、类固醇治疗使α_1-AT升高。

（三）血清α_2-巨球蛋白测定

1.方法及参考区间

免疫扩散法。男性为1.5～3.5g/L；女性为1.75～4.20g/L。

新生儿的参考含量为成人男性的1.5倍，13～19岁时降低至成人水平后稳定，70岁后升高。

2.临床评价

（1）α_2-巨球蛋白（α_2-MG）在肝细胞和网状内皮系统中合成，其升高常见于肝病（肝硬化，急、慢性肝炎）、糖尿病、雌激素治疗和肾病综合征等。对于肾病综合征患者，α_2-MG升高程度与肾小球损害丢失蛋白的严重程度成比例，严重时α_2-MG可达血清总蛋白的1/2。α_2-MG血清水平降低见于严重的急性胰腺炎、胃溃疡患者，以及大量丢失蛋白质的胃肠道疾病、营养不良、血管内弥散性凝血、心脏手术后等。

（2）影响因素：雌激素及其衍生物、口服避孕药可使血清α_2-MG含量升高；右旋糖酐、链激酶可使其降低。

（四）血清结合珠蛋白测定

1.方法及参考区间

免疫比浊法。0.3～2.0g/L。

2.临床评价

（1）结合珠蛋白（Hp）也称为触珠蛋白，由肝合成，在血液中与血红蛋白结合成稳定复合物，阻止血红蛋白从肾小球滤出。临床上测定Hp主要用于诊断溶血性贫血。各种溶血性贫血Hp含量都明显减少。轻度溶血时，血浆中游离Hb全部与Hp结合而被清除，血浆中无游离Hb，仅见Hp减少。因此，Hp降低可作为诊断轻度溶血的一项敏感指标。经常剧烈运动也可能会导致持续的结合珠蛋白含量降低。传染性单核细胞增多症、先天性结合珠蛋白血症等Hp可下降或阙如；急、慢性肝细胞疾病Hp含量降低，肝外阻塞性黄疸血清中Hp含量正常或升高。在急性时相反应时血浆结合珠蛋白浓度增加，如感染、烧伤、肾病综合征等。

（2）新生儿血清或血浆标本通常不含结合珠蛋白；新生儿6个月达到成人水平。

（3）影响因素：雄激素能促进蛋白质合成代谢，使血清Hp含量升高；而右旋糖酐、雌激素、口服避孕药、他莫昔芬使血清中Hp降低。

（五）血清铜蓝蛋白测定

1.方法及参考区间

免疫比浊法。男性：0～17岁为140～410mg/L；≥18岁为150～300mg/L。

女性：0～17岁为140～410mg/L；≥18岁为160～450mg/L。

2.临床评价

（1）铜蓝蛋白（ceruloplasmin，CP）又称为铜氧化酶，由肝脏合成。它是一种急性时相蛋白和转运蛋白。健康人饮食中摄入的铜大部分在肝脏合成铜蓝蛋白。CP常用于诊断肝豆状核变性，该病CP合成代谢能力减低，导致过量的铜沉积于肝及基底核及血清CP水平降低。肾病综合征和营养不良时CP降低。胆管排泄铜受阻，如胆汁性肝硬化、胆结石、肿瘤等，CP升高。CP是一种亚急性时相反应蛋白，炎症、风湿病、类风湿关节炎、恶性肿瘤、再生障碍性贫血、心肌梗死、手术后等，会使CP升高。肝病时铜蓝蛋白的变化规律尚无一致看法。

（2）影响因素：雌激素与含此类激素的避孕药物，卡马西平、美沙酮、苯巴比妥、苯妥英、他莫昔芬等药物可使血清CP水平升高；而天冬酰胺酶可使其降低。

（六）血清β_2微球蛋白测定

1.方法及参考区间

免疫比浊法。

<60岁：0.8～2.4mg/L。

>60岁：1.1～3.0mg/L。

2.临床评价

（1）β_2微球蛋白（β_2-MG）是一种分子质量仅为11800Da的微小蛋白，作为人类白细胞抗原（human leucocyte antigen，HLA）轻链位于有核细胞表面，虽然所有细胞表面均可存在，但其水平主要反映淋巴细胞的增殖或更新。高水平β_2-MG常常由肾脏清除率降低或免疫活性增加所致，前者见于肾功能不全或肾衰，后者见于以下几种情况。

①急、慢性炎症，特别是自身免疫性疾病和艾滋病。

②对“外来”抗原的应答，如肿瘤（脑肿瘤、胆管癌、肺癌、肝癌等）和移植排斥反应。

③B细胞瘤，如多发性骨髓瘤和B细胞淋巴瘤。

（2）影响（生理）因素：妊娠妇女妊娠20～32周为成人平均值的8倍左右，随后逐渐下降，分娩后逐渐降至非孕妇女水平。胎儿血清β_2-MG随胎龄增加而升高，新生儿血清水平为母体的2倍左右，出生后1周内上升，后逐渐下降，约至12岁时达到成人水平。

（七）血浆游离血红蛋白测定

1.方法及参考区间

邻甲联苯胺显色法。小于40mg/L。

2.临床评价

血浆游离血红蛋白增加是血管内溶血的指征。血浆中血红蛋白量超过血流中结合珠蛋白的结合能力时，血浆游离血红蛋白明显增加，如蚕豆病、阵发性睡眠性血红蛋白尿症、阵发性寒冷性血红蛋白尿、冷凝集素综合征及其他各种微血管性溶血性贫血。血浆游离血红蛋白可由肝脏实质细胞迅速清除，故对慢性血管内溶血没有实际意义，血管外溶血时一般正常。血型不合时输血后游离血红蛋白也会明显增加；自身免疫性溶血性贫血、镰状红细胞贫血及珠蛋白生成障碍性贫血患者血浆游离Hb可轻度至中度升高。

（八）肌红蛋白测定

1.方法及参考区间

男性：23～72μg/L（ng/mL）。

女性：19～51μg/L（ng/mL）。

男女合计cut-off值小于81μg/L（ng/mL）。

2.临床评价

（1）肌红蛋白（Mb）是存在于骨骼肌和心肌细胞中含铁的单链小分子色素蛋白，其功能是储存氧气并促进氧气运转至线粒体进行氧化磷酸化。肌红蛋白的测定对于排除诊断急性心肌梗死非常有价值。胸痛发生后4h，如果肌红蛋白浓度没有升高，以及此后2h复查结果仍不变，便可基本排除急性心肌梗死。骨骼肌和心肌损伤时，Mb极易逸出而升高：一般在胸痛发作后1～3h便能在血液中检测到肌红蛋白浓度的升高，这比其他心肌标志物，如CK、CK-MB或肌钙蛋白升高都更早。肌红蛋白经肾脏清除，肌肉损伤后短时间内可从尿中检出。通过再灌注的治疗，肌红蛋白浓度在8h后到达峰值。而后根据肾脏的清除率，在16～36h很快降至正常水平。再灌注干预治疗成功后，肌红蛋白的浓度会急速升高。

此外，急性心肌梗死后24h，肌红蛋白的升高可预示再梗死的发生。

（2）肌红蛋白浓度的升高也可能是肌肉外伤、挤压综合征、肌肉病、肌肉拉伤、挤伤、晕厥和肾衰竭引起的横纹肌溶解、减少和消失等造成的结果。

（3）影响因素：大剂量6-氨基己酸（20～30g/24h）、苯丙胺、两性霉素B、巴比妥（中毒剂量）、乙醇、甘草、甘珀酸、氯化琥珀酰胆碱（特别对儿童）等均可通过生物学影响，使尿Mb水平升高。

（九）心肌肌钙蛋白I（cTnI）和心肌肌钙蛋白T测定（cTnT）

1.参考区间

健康个体cTnI（第99百分位）浓度因分析方法而异，参考区为0.03～0.30μg/L。

cTnT＜0.01ng/mL。

2.临床评价

心肌肌钙蛋白是心肌组织中一种特有的调节蛋白，严重心肌缺损时释放入血，是反映心肌损伤的血清标志物，如今已逐渐取代过去10年中CK-MB“金标准”的地位。这2个指标在患者胸痛发作3～6h后能在血中检测到，在12～36h达到峰值，并在症状出现8d后仍可被检出。其出现的原因可能是心肌梗死、心肌炎、心肌损伤、不稳定心绞痛、心脏手术或其他心脏病变。

肌钙蛋白是目前非常灵敏和特异的心肌损伤标志物。对于评判急性冠状动脉综合征，包括不稳定心绞痛及无Q波心肌梗死的患者以后发生心脏病事件和死亡的危险性具有很高的诊断预测价值。

美国心脏病学会/欧洲心脏病学会（ACC/ESC）提出的重新定义的标准将急性冠脉综

合征的患者进行了分类，有缺血症状的心肌梗死都将依据这些标志物在血中浓度的升高而分类。

（1）心肌肌钙蛋白升高的值定为对照组的第99百分位值。

（2）临床事件发生后24h内，cTnI和cTnT的最高浓度至少1次超过决定限（参考对照组第99百分位值）。

（3）在第99百分位的可接受的不精密度（CV%）必须小于10%。

伴有心肌钙蛋白升高的"非梗死"事件包括：严重心脏病变、长时间过度锻炼、心律失常；机械/热损伤；心肌炎和肾功能损害。

（十）脑钠肽（BNP）和氨基末端脑钠肽（NT-pro BNP）

1.参考区间

（1）BNP

<0.1ng/L（100pg/mL）：基本排除左心室功能异常。

0.1～0.4ng/L（100～400pg/mL）：左心室功能不全但血容量过多或肺栓塞，可以排除由肺源性心脏病导致呼吸困难。

>0.4ng/L（>400pg/mL）：表明有心力衰竭导致呼吸困难。

（2）NT-pro BNP

<0.125ng/L（<125pg/mL）：年龄小于75岁。

<0.4ng/L（<400pg/mL）：年龄75岁及以上。

2.临床评价

利钠肽是一种神经内分泌激素，在机体中起调节血压、电解质平衡和血流量的作用，而且能通过钠尿排泄和血管舒张作用来抑制肾素-血管紧张素——醛固酮的活性。

测量血清BNP或NT-pro BNP的浓度有助于心力衰竭的诊断。BNP或NT-pro BNP是公认的一种心脏激素，充血性心力衰竭时按美国纽约心脏病协会分级的严重程度而升高。血中BNP/NT-pro BNP浓度与左心室末期舒张压力呈正相关，而与左心室功能呈负相关。激素水平的高低可以用来区分急性呼吸困难的患者是由心力衰竭引起，还是由原发性肺部疾病引起，还能了解原发性高血压患者的左心室大小。

检测BNP或NT-pro BNP可以预测心肌梗死后发生心力衰竭和死亡的危险性，以及充血性心力衰竭（CHF）患者活动能力的减退程度。在以下状况下利钠肽水平升高，即心力衰竭、左心室肥大、心脏炎症（心肌炎、心脏移植排斥）、左心室心律失常伴射血分数降低、川崎病、原发性肺动脉高压、急性或慢性肾衰竭、肝硬化伴腹腔积液、内分泌疾病（原发性醛固酮增多症、库欣综合征）、小细胞肺癌等。

（十一）血清转铁蛋白（Tf）测定

1.方法及参考区间

免疫散射比浊法。

Tf为2.0～3.6g/L：正常。

1.5＜Tf＜2.0g/L：轻度营养不良。

1.0＜Tf＜1.5g/L：中度营养不良。

Tf＜1.0g/L：严重营养不良。

2.临床评价

（1）转铁蛋白（营养标志物）的主要诊断用途是评价铁的状况，其同样用作蛋白状况的测量指标。转铁蛋白作为铁的传递体，从肝实质细胞和肠上皮细胞等处将铁运送给骨髓的幼红细胞及网织红细胞用于合成血红蛋白。Tf的产生主要受体内储存铁影响，储存铁降低时，Tf水平升高；铁过剩，则Tf水平降低。Tf可用于贫血的诊断和治疗的监测，如缺铁性贫血时Tf的水平升高，再生障碍性贫血Tf正常或低下。某些急性肝炎患者Tf升高，慢性肝炎及营养不良时下降。

（2）影响因素：妊娠、口服避孕药、雌激素注射时血浆Tf升高。

（十二）血清铁蛋白（SF）测定

1.方法及参考区间

免疫比浊法。

儿童：15～120μg/L。

成年男性：30～300μg/L。

50岁以下女性：10～160μg/L

50岁以上女性：30～300μg/L

2.临床评价

铁蛋白是体内储存铁的主要形式。血浆中铁蛋白的浓度和体内储存铁成正比，能够反映体内储存铁量。血清铁蛋白测定是组织铁消耗的最敏感指标。作为急性时相蛋白，其在血浆中的含量常用来评价临床上与铁储存不相关的疾病，如恶性疾病、急慢性炎症、反复输血、慢性肝病。SF降低是诊断缺铁性贫血的重要指标，当体内储存铁减少时，铁蛋白就开始降低，因此其也是诊断隐性缺铁性贫血的可靠指标。营养不良也会引起铁蛋白降低。

（十三）血清α_1-酸性糖蛋白（α1-AG）测定

1.方法及参考区间

免疫比浊法。0.5～1.2g/L（50～120mg/dL）。

2.临床评价

（1）由肝脏合成，是主要的急性时相反应蛋白之一。升高见于感染、恶性肿瘤、类风湿关节炎、系统性红斑狼疮、烧伤、创伤、心肌梗死、剧烈活动和妊娠等。降低见于营养不良、严重肝病、肾病综合征等。

（2）影响因素：α_1-AG可与某些药物结合，如盐酸普萘洛尔、利多卡因、黄体酮和避孕药等，其通过影响生物途径使血清α_1-AG浓度降低，α_1-AG可干扰药物有效剂量。

（十四）血清视黄醇结合蛋白测定

1.方法及参考区间

免疫比浊法。血清30～60mg/L；尿小于0.5mg/L。

2.临床评价

视黄醇结合蛋白（retinol-binding protein，RBP）是参与维生素A代谢的7种蛋白质之一的一种小分子蛋白（分子质量21kDa），正常情况下绝大多数RBP与前白蛋白结合，半衰期约12h；游离形式RBP很快由肾小球滤过，在肾小管上皮细胞内降解，半衰期小于4h。RBP升高见于肾脏病患者伴肾近曲小管功能障碍、肾衰竭等，降低见于视网膜病变、病毒性肝炎、肝硬化、肺囊性纤维化、营养不良、甲状腺功能亢进等。

（十五）降钙素原（PCT）测定

1.参考区间

健康人：小于0.5μg/L（ng/mL）。

2.临床评价

在正常代谢情况下，活性降钙素在甲状腺C细胞表面分泌，降钙素原蛋白在细胞内水解产生。健康人体PCT通常小于0.1μg/L（ng/mL）。细菌、真菌、寄生虫和败血症引起严重感染时，PCT浓度可能超过500μg/L。在体内，PCT分子非常稳定，半衰期为22～29h（平均24h）。

PCT表现出以下特性：高浓度PCT（>2.0μg/L）表明严重的感染、败血症或多器官功能衰竭综合征；PCT大于10μg/L发生在严重的败血症和休克患者中。其他各种刺激，包括外科手术过程、多发性外伤等都导致PCT血浆浓度升高，但通常小于严重败血症的患者（0.5～2.0μg/L）。因PCT比其他急性相蛋白升高得早，并且半衰期短暂，故很适合监测潜在疾病的进展和判断治疗是否成功，特别是和C反应蛋白联合检测特别有效。

（1）早期诊断普通细菌、真菌感染和败血症。

（2）评估严重程度和判断全身感染、败血症、多器官衰竭的预后。

（3）监测如外科手术、多处外伤或急性胰腺炎等高风险患者感染情况。

（4）鉴别诊断全身感染和急性炎症。

（5）鉴别诊断细菌和病毒感染。

（十六）胱抑素C测定

1.参考区间

1～18岁：0.5～1.3mg/L。

19～49岁：0.50～1.15mg/L。

≥50岁：0.63～1.44mg/L。

2.临床评价

胱抑素C是一种低分子蛋白（分子质量13300Da），它的特征为内生率恒定，肾小管不分泌也不重吸收，是一个非常有用的肾小球滤过率和肾脏损伤的标志物。肾小球滤过率降低的患者血清中胱抑素C水平升高。在肾脏疾病患者中，血清胱抑素C和肌酐水平表现出正相关，但比血清肌酐和其他蛋白质有优势，因它不受肌肉质量、日常饮食或急性炎症过程的影响，能比肌酐检测更早显示肾小球滤过率下降。

三、非蛋白含氮类测定

（一）尿素（urea）测定

1.方法及参考区间

脲酶–波氏法。血清：2.86～8.20mmol/L。

酶偶联速率法。血清：男性为2.3～7.1mmol/L（6.5～20.0mg/dL）；女性为1.8～6.1mmol/L（5.0～17mg/dL）。

尿素酶–纳氏试剂显色法。尿：720～1080mmol/24h。

2.临床评价

（1）血清尿素浓度增加受多种因素影响，分生理性和病理性因素。

①生理性因素：A.高蛋白饮食引起血清尿素浓度和尿液尿素排出量显著升高。B.男性比女性血清尿素浓度高0.3～0.5mmol/L，妊娠妇女比非妊娠妇女低。

②病理性因素：A.肾前性原因：心脏失代偿期、水源枯竭、摄入量减少、过量的损失、蛋白质的分解代谢增加、高蛋白饮食。B.肾性：急性肾小球肾炎，慢性肾炎，多囊肾

肾脏疾病，肾硬化和肾小管坏死。尿素氮和肾小球滤过率之间的关系呈平方双曲线，只有当肾小球滤过率下降超过50%时，尿素氮才开始迅速上升。C.肾后性疾病：所有类型的尿路梗阻，如结石、前列腺肥大、肿瘤。尿素氮浓度结合肌酐浓度的测定可以在一定程度上鉴别肾前性或肾后性氮质血症。

（2）血清尿素减少较少见，常提示严重肝病，如肝炎合并广泛肝坏死。

（3）尿尿素增加见于体内组织分解增加，如高热等。

（4）尿尿素减少见于肾功能障碍、肝脏实质性病变。

（5）其他影响因素：氨离子污染使检测结果偏高；溶血干扰测定；血氨升高时，检测结果偏高；青霉素有抑制尿素酶的作用，患者使用青霉素治疗时，不适宜用尿素酶法测定尿尿素。

（二）肌酐测定

1.方法及参考区间

碱性苦味酸法。

血清：男性为62～115μmol/L；女性为53～97μmol/L。

尿：男性为8.8～17.6mmol/24h；女性为7.0～16.0mmol/24h。

肌氨酸氧化酶法。

血清：男性为59～104μmol/L；女性为45～84μmol/L。

2.临床评价

血肌酐浓度在一定程度上反映肾小球滤过功能的损害程度。

（1）血清肌酐升高见于肾肌酐排出量减少，如肾衰竭（急性肾炎早期轻度升高，慢性肾炎明显升高，提示预后不良）、尿毒症、重度充血性心力衰竭等。常见于体内肌酐生成过多，如巨人症和肢端肥大症等。

（2）血清肌酐减少见于肌肉萎缩患者。

（3）尿肌酐增加多见于伤寒、斑疹伤寒、破伤风及消耗性疾病，还见于甲状腺功能减退、糖尿病等。

（4）尿肌酐减少见于肾功能不全、白血病、肌肉萎缩，以及甲状腺功能亢进、皮肌炎等。

（5）血肌酐浓度与肾小球滤过率之间的关系呈平方双曲线。肾小球滤过率下降到正常的50%以下时，血肌酐才开始迅速上升。血肌酐与性别、肌肉容积有关。妊娠妇女蛋白质合成增加，机体呈正氮平衡，血肌酐浓度可稍低。血肌酐测定对晚期肾脏病的临床意义较大。

此外，婴幼儿血清肌酐超过40μmol/L时，应考虑肾功能不全，必须进一步做肾脏功能检查和评价；成人血清肌酐超过141μmol/L时，应考虑其他肾功能检查，如肌酐清除率试验；血清肌酐高于530μmol/L时，具有重要意义，需及时采取必要的治疗措施。

（三）尿酸（UA）测定

1.方法及参考区间

酶偶联测定法。

血清：90～420μmol/L。

尿：1.5～4.5mmol/24h。尿酸氧化酶紫外法。平均为285.5μmol/L。

2.临床评价

（1）升高

①血尿酸测定值升高对于痛风诊断最有价值。

②原发性：见于代谢性嘌呤合成过多或嘌呤排泄减少。核酸代谢增加时，如白血病、遗传代谢病、多发性骨髓瘤、真性红细胞增多症，血尿酸值可异常增加。肾功能减退及慢性铅中毒、糖尿病也可使血尿酸升高。

③继发性：慢性肾衰竭和肾重吸收增强；药物及毒物所致，如利尿剂、铅中毒等；酸血症，如糖尿病，长期禁食，肥胖等所致的酮症酸中毒或乳酸性酸中毒；肿瘤细胞大量增殖及抗癌药物化疗时引起的核酸转换的增加，最终导致嘌呤代谢增加。尿酸增加见于肾小管重吸收障碍，如范科尼综合征、高嘌呤饮食、剧烈运动、组织大量破坏等。

④其他：嘌呤代谢中特征性的酶缺乏。

（2）减少

①血尿酸减少见于恶性贫血复发、乳糜泻及药物治疗，如肾上腺皮质激素、ACTH、阿司匹林、柳酸盐等；严重的肝细胞病变，此时嘌呤合成减少或黄嘌呤氧化酶活力减退。

②尿酸减少见于肾炎，肾功能不全，痛风发作前期，高糖、高脂肪、低蛋白饮食；肾小管重吸收尿酸功能缺陷，这种肾小管功能缺陷可以是先天性的，也可以是获得性的，包括注射造影剂所致的急性缺陷及长期接触有毒物质的慢性缺陷。

③过度使用别嘌呤醇、促尿酸排泄药等降低高尿酸血症的药物。

（3）其他：血UA≤110μmol/L，≥480μmol/L，应采取诊断措施，鉴别各种疾病；血UA≥640μmol/L，具有形成肾结石或痛风的高度危险，应及时采取适当的治疗措施。

（四）血氨测定

1.方法及参考区间

酶法。血浆氨浓度为18～72μmol/L。

酚-次氯酸盐直接显色法。血浆氨浓度为24～65μmol/L。

血浆氨浓度女性比男性低10%。

2.临床评价

（1）正常情况下，氨在肝脏内转变成尿素。

生理性血氨升高见于进食高蛋白或运动后。静脉血氨高于动脉血氨。

病理性血氨升高见于重症肝炎、肝肿瘤、肝昏迷、肝性脑病、上消化道出血、有机磷中毒、尿毒症、瑞氏综合征及与鸟氨酸循环有关酶的先天性缺乏，以及某些神经系统损害的疾病等。

（2）氨由肾脏肾小管上皮细胞产生，尿中氨主要以铵盐形式排出体外，是调节电解质平衡的重要功能之一。糖尿病酸中毒、妊娠剧吐、酸性饮食、肝功能障碍时尿氨增加。

（五）血清苯丙氨酸测定

1.方法及参考区间

荧光显色法。成人为46～109μmol/L；新生儿为73～206μmol/L。

高压液相串联质谱法。

0～31天：38～137nmol/mL。

1～24个月：31～75nmol/mL。

2～18岁：26～91nmol/mL。

≥19岁：35～85nmol/mL。

2.临床评价

（1）升高见于高苯丙氨酸血症、苯丙酮尿症、先天性氨基酸代谢障碍性疾病、肝脏疾病、充血性心功能不全、外伤及严重感染。

（2）其他高苯丙氨酸血症，如继发新生儿酪氨酸血症、四氢生物蝶呤缺乏症等。新生儿摄入中等量奶，48h后才能进行检测。

（六）血清酪氨酸测定

1.方法及参考区间

高压液相串联质谱法。

0～31天：55～147nmol/mL。

1～24月：22～108nmol/mL。

2～18岁：24～115nmol/mL。

≥19岁：34～112nmol/mL。

酪胺氧化酶法。早产婴儿3.9～13.3mmol/L；新生儿0.88～2.04mmol/L。

2.临床评价

（1）低于正常范围见于苯丙酮尿症、肾功能不全时。

（2）高于正常范围罕见于遗传性高酪氨酸血症、常染色体隐性遗传的遗传性酪氨酸血症及新生儿酪氨酸血症、肝脏疾病、充血性心功能不全。

（七）血清缬氨酸测定

1.方法及参考区间

气相色谱结合质谱分析法。血浆20～30mg/L。

2.临床评价

血浆中缬氨酸浓度升高称为高缬氨酸血症。

（1）婴幼儿高缬氨酸血症：血浆和尿中缬氨酸浓度升高，但无酮酸尿症，较为罕见。

（2）枫糖尿症：一种常见的支链氨基酸代谢病，同时可伴有血和尿中的异亮氨酸和亮氨酸浓度升高。

（3）糖尿病：降低见于胰岛细胞瘤、肝脏疾病、充血性心功能不全、外伤及严重感染。

（八）血浆亮氨酸、异亮氨酸测定

1.方法及参考区间

气相色谱结合质谱分析法。

亮氨酸：15～30mg/L。

异亮氨酸：8～15mg/L。

2.临床评价

血浆中亮氨酸、异亮氨酸浓度升高见于以下3点。

（1）高亮氨酸–异亮氨酸血症，为少见的氨基酸代谢病。

（2）枫糖尿症：血和尿中均有亮氨酸、异亮氨酸及缬氨酸浓度升高。

（3）糖尿病：胰岛细胞瘤、肝脏疾病、充血性心功能不全、外伤及严重感染时降低。

第三节 肝胆疾病的实验室检查

一、肝代谢

肝通过糖原合成与分解、糖异生和其他单糖的转换来维持血糖浓度的恒定；同时，肝可以利用氨基酸合成肝细胞自身的结构蛋白质，还能合成多种血浆蛋白质（白蛋白、纤维蛋白原、凝血酶原及多种血浆蛋白质），其中合成量最多的是白蛋白，其在维持血浆渗透压上起重要作用。肝在脂类的消化、吸收、分解、合成及运输等代谢过程中均起重要作用，肝是合成胆固醇、三酰甘油和磷脂的最重要的器官，同时肝的代谢功能还包括维生素的合成、分解和储存，核酸代谢，激素的生物转化，胆红素和胆酸的代谢。

二、肝的生物转化功能

肝的生物转化过程，通常指在肝细胞的微粒体、线粒体及胞质等处有关酶的催化下，非极性化合物转化为极性基团，脂溶性极强的物质增加水溶性，有利于代谢产物、药物、毒物等从肾和胆道排出。其常分为两相反应：第一相反应包括氧化、还原、水解反应；第二相是结合、甲基化、乙酰化等反应。

三、胆汁酸代谢

胆汁酸在肝细胞内由胆固醇转化生成，在肝细胞内合成的叫初级胆汁酸，其主要成分有胆酸、鹅脱氧胆酸。初级胆汁酸在肠道内经肠内细菌分解作用形成次级胆汁酸，主要成分有脱氧胆酸、少量胆石酸及微量的熊去氧胆酸。胆汁酸在脂肪的吸收、转运、分泌和调节胆固醇代谢方面起重要作用。胆固醇在肝细胞内转化为初级结合型胆汁酸，随胆汁排入肠道，在协助脂类物质消化吸收的同时，受细菌的作用转变成次级游离胆汁酸。约95%的胆汁酸在回肠末端被重吸收经门静脉入肝，在肝细胞内被重新合成次级结合型胆汁酸，与新合成的初级结合型胆汁酸一同随胆汁排入小肠，构成胆汁酸的肠肝循环。

肝、胆或肠疾病必然影响胆汁酸代谢，而胆汁酸代谢的异常必然影响到上述脏器的功能及胆固醇代谢的平衡。

四、胆红素代谢

胆红素是各种含血红素蛋白中血色素的分解产物，在血循环中胆红素主要以胆红素–白蛋白复合物的形式存在和运输，除白蛋白外，α_1–球蛋白也可与胆红素结合。胆红素随血液运输到肝后，与Y蛋白和Z蛋白两种色素受体蛋白结合，并将它运至滑面内质网，在胆红素–尿嘧啶核苷二磷酸葡糖醛酸转移酶的催化下，胆红素被转化为单、双葡糖醛酸结合胆红素。形成水溶性的结合胆红素，结合胆红素随胆汁进入肠道，在小肠上段被水解而脱下葡糖醛酸，还原成尿胆原，大部分随粪便排出；小部分经门静脉回肝，其中大部分被肝细胞摄取，而后转变为结合胆红素并排入肠腔（此为胆红素的肠肝循环），另一部分从门静脉入体循环，进入肾，随尿排出。

凡能引起胆红素生成过多或肝细胞对胆红素的摄取、结合和排泄过程发生障碍等的因素都可使血中胆红素增多，从而出现高胆红素血症。

五、肝胆疾病酶学检查（ALT、AST、ALP、GGT、ChE）

（一）血清转氨酶及其同工酶

1.方法

用于检测肝细胞损伤程度的主要是ALT和AST，20世纪80年代至今采用国际临床化学联合会（International Federation of Clinical Chemistry，IFCC）推荐的酶动力学方法。

2.参考值

正常值：ALT＜40U/L，AST＜45U/L，AST/ALT为1.15左右。

3.临床意义

ALT广泛存在于多种器官中，人体内各器官含量由多到少的排列顺序是肝、肾、心脏、骨骼肌等。ALT是急性病毒性肝炎最敏感的指标，而AST主要用于诊断AMI，在肝脏疾病中，AST只是肝炎患者的观察指标。但是AST/ALT比值对判断肝炎的转归特别有价值。

急性肝炎早期，ALT和AST都迅速升高，高峰可为正常值的10倍以上，ALT的峰值高于AST。如果ALT下降，与此同时，胆红素却进行性升高，呈现“酶胆分离”现象，此为重症肝炎临终期的表现，预后极差。慢性肝炎、肝硬化时，AST升高程度大于ALT。AST有两种同工酶，胞质中的称为胞质c–AST，存在于线粒体中的称为线粒体m–AST。同工酶可以反映肝损伤病变程度，c–AST反映肝的早期损害，m–ALT反映肝细胞坏死和线粒体被破坏。AST/ALT对急、慢性肝炎的诊断和鉴别诊断及判断肝炎的转归有特别的价值，当AST/ALT＜1时，提示急性炎症为早期，肝硬化时AST/ALT≥2，肝癌时AST/ALT≥3。

（二）碱性磷酸酶（ALP）及其同工酶

1.方法

IFCC推荐及国内应用较多的是以磷酸对硝基酚为底物，以2–氨基–2–甲基丙醇为缓冲液体系的酶动力法。对硝基酚磷酸盐在ALP的作用下产生对硝基苯酚和磷酸盐，在405nm处检测对硝基苯酚的吸收峰，计算血清ALP的浓度。

2.参考值

成人：40～150U/L。

3.临床意义

ALP的生理性升高见于妊娠、绝经期及新生儿、儿童、青少年骨骼生长期。临床上测定ALP主要用于骨骼、肝胆系统疾病等的诊断和鉴别诊断，尤其是黄疸的鉴别诊断。碱性磷酸酶同工酶的检测对肝外阻塞性黄疸及肝内胆汁淤积性黄疸，原发性与继发性肝癌具有鉴别意义。ALP分为ALP_1和ALP_2两种亚型。ALP_1升高可见于肝外胆管梗阻，如转移性肝癌、肝脓肿、肝淤血等，并可伴有ALP_2的升高。而肝内胆管梗阻所致胆汁淤积，如原发性肝癌及急性黄疸性肝炎患者，则以ALP_2的升高为主，ALP_1相对减少。

（三）γ–谷氨酰转移酶（GGT或γ–GT）及其同工酶

1.方法

目前国内主要采用IFCC法和欧洲常规Szasz法，二者均是以γ–谷氨酰–3–羧基–4–对硝基苯胺和双甘肽为底物的酶动力法。GGT作用于γ–谷氨酰–3–羧基–4–对硝基苯胺和双甘肽产生γ–谷氨酰双甘肽和5–氨基–2–硝酸苯甲酸盐，在405nm处检测吸收峰，计算血清GGT的浓度。

2.参考值

男小于64U/L，女小于45U/L（37℃）（IFCC法）。

3.临床意义

GGT是肝胆疾病检出阳性率最高的酶。

用醋酸纤维薄膜电泳可将GGT分为GGT_1、GGT_2、GGT_3和GGT_4四种，健康人只见GGT_2和GGT_3，重症肝胆疾病和肝癌时常有GGT_1出现，乙醇性肝坏死、胆总管结石及胰腺炎时常有GGT_2增加，GGT_4与胆红素增加密切相关。

（四）胆碱酯酶

1.方法

胆碱酯酶包括真性胆碱酯酶和假性胆碱酯酶。真性胆碱酯酶也为乙酰胆碱酯酶，临床上常规检查的是假性胆碱酯酶。乙酰胆碱酯酶作用于硫代丁酰胆碱，最后生成5，5'-二硫双（2-硝基苯甲酸）是黄色化合物，动态检测410nm处的最大吸收峰，可得出血清胆碱酯酶的活性。

2.参考值

成人4250～12250U/L（37℃）。

3.临床意义

各种肝病发生时，胆碱酯酶的酶活性下降，可以和胆道疾病相鉴别，也是协助有机磷中毒诊断的重要手段。

六、胆红素代谢产物和胆汁酸

（一）胆红素测定

1.方法

IFCC推荐采用偶氮反应方法测定总胆红素，化学钒酸法也可检测血清总胆红素和结合胆红素。胆红素氧化酶法测定样本和试剂用量少、特异性高、重复性好，但目前还不能准确测定结合胆红素。

2.临床意义

（1）血清胆红素基于化学反应的分类：根据胆红素是否直接与重氮试剂反应分为直接胆红素和间接胆红素。用高效液相色谱法对血清胆红素较准确详细地分类。

①α胆红素，即未结合胆红素，总胆红素是未结合胆红素，这种胆红素有毒性，可引起核黄疸。

②β胆红素，即单葡糖醛酸结合胆红素。

③γ胆红素，即双葡糖醛酸结合胆红素。

④δ胆红素，即结合胆红素和白蛋白以共价键结合者。

（2）根据血清胆红素分类和参考值，判断黄疸类型和黄疸的程度。当血清中胆红素浓度超过34.2μmol/L时可出现巩膜、皮肤的黄染，称为黄疸；若血清中胆红素浓度高于17.1μmol/L但不超过34.2μmol/L时，肉眼未见黄染，则称为隐性黄疸。黄疸分类如下。

①溶血性黄疸，血清总胆红素以间接血清总胆红素增多为主。

②肝细胞性黄疸，血清总胆红素、直接胆红素及间接胆红素皆增加，如病毒性肝炎等。

③梗阻性黄疸，血清总胆红素以直接胆红素增加为主。

（二）胆汁酸测定

1.方法

血清总胆汁酸的测定是肝疾病的一个敏感指标，推荐使用循环酶法。

2.临床意义

胆汁酸升高见于急性肝炎、慢性活动性肝炎、门–腔静脉旁路的形成、胆汁淤积综合征。

七、肝纤维化标志物（Ⅲ、Ⅳ型胶原等）的测定

通常检测透明质酸、Ⅲ型前胶原N末端肽、Ⅳ型胶原、层粘连蛋白、单胺氧化酶（monoamine oxidase，MAO）及脯氨酸羟化酶等肝纤维化的标志物，反映肝纤维化的活动性相对严重程度、代偿能力、疗效观察及预后等。

测定血中Ⅲ型前胶原肽能反映肝细胞胶原合成量，肝损害的患者血中Ⅲ型前胶原氨基末端肽浓度的动态观察更具有临床意义。Ⅳ型胶原与肝纤维化及肝炎症坏死有关，是纤维形成的活动指标，是主要用于观察肝硬化的指标。急性肝炎时，血清Ⅳ型胶原浓度无显著增加，慢性活动性肝炎、肝硬化、肝细胞癌浓度依次增加。此外，层粘连蛋白和透明质酸的测定对肝纤维也有一定的诊断意义。

八、肝昏迷时的生化变化及血氨测定

（一）生化变化

血氨水平升高；假性神经递质堆积；芳香族氨基酸含量增多，支链氨基酸含量减少；短链脂肪酸含量升高。

（二）血氨测定

1.两步法

先从全血中分离出氨，再进行测定，如扩散法（已淘汰）。

2.一步法

不需从全血中分离出氨，采用干化学法便可直接测定。

九、肝细胞损伤时蛋白质的代谢

双缩脲法是目前推荐检测血清总蛋白的定量方法，而人血白蛋白的定量常采用溴甲酚绿法。血清总蛋白少见于严重的慢性肝病，如慢性肝炎、肝硬化、肝癌等，同时白蛋白减少和球蛋白（主要是γ–球蛋白）增加，A/G比值下降。血清前白蛋白是肝功能损害的敏感

指标。

十、糖代谢异常

肝在调节糖代谢过程中起到关键作用，当肝功能严重损伤时，血糖浓度难以维持正常水平，进食后易出现一过性高血糖，空腹时又易出现低血糖，糖耐量曲线异常。此外，半乳糖代谢是肝特有的，半乳糖清除率检测可反映肝代谢能力，一般用于测定肝血流。

十一、脂代谢异常

肝在脂类的消化、吸收、运输、合成及分解等过程中均起重要作用。在肝细胞损伤时，会出现脂肪肝、酮血症、血浆胆固醇酯/胆固醇的比值下降及血浆脂蛋白电泳谱异常，出现低密度脂蛋白（LDL）积累。在慢性肝内外胆汁淤积的病人，血胆固醇和磷脂明显升高，可出现异常的脂蛋白X（LP–X）。胆汁排泄障碍可引起脂类消化吸收不良。

十二、急、慢性肝病

（一）肝功能组合与筛选肝实验项目

（1）转氨酶（ALT，AST）反映肝细胞损伤程度。

（2）ChE或白蛋白代表肝合成功能。

（3）GGT和ALP有助于判断有无肿瘤、再生和胆道通畅情况。

（4）血清总胆红素测定反映肝的排泄功能。

（5）麝香草酚浊度试验可粗略提示肝有无炎症等。

（二）肝脏疾病检查项目选择原则

1.怀疑急性肝炎

可选择ALT、AST、胆汁酸、前白蛋白、血清总胆红素和肝炎病毒标志物。

2.怀疑慢性肝炎

可选择ALT、AST、ALP、GGT、胆汁酸、血清总胆红素和直接胆红素、血清总蛋白、A/G比值及肝炎病毒标志物。

3.怀疑原发性肝癌

除检查一般肝功能外，应加查AFP、ALP、GGT、LDH。

4.怀疑肝纤维化或肝硬化

除查ALT、AST、ALP、GGT、A/G、MAO等外，还应查Ⅳ型胶原、层粘连蛋白、透明质酸。

第七章 临床微生物检验

第一节 葡萄球菌检验

一、种属分类

葡萄球菌属隶属于微球菌科，过去根据生化反应和产生色素不同，将其分为金黄色葡萄球菌、表皮葡萄球菌和腐生葡萄球菌3个种，以后逐渐增加，目前已认识的有35个种和17个亚种。与人类感染有关的葡萄球菌主要有金黄色葡萄球菌、表皮葡萄球菌、华纳葡萄球菌、溶血葡萄球菌、人葡萄球菌、路邓葡萄球菌、腐生葡萄球菌、木糖葡萄球菌和模仿葡萄球菌。

除以上伯杰分类外，临床上常根据葡萄球菌是否产生凝固酶分为凝固酶阳性（如金黄色葡萄球菌）和凝固酶阴性葡萄球菌（CoNS）。

二、实验室检查

（一）标本采集

根据患者临床表现、感染部位，采集脓液、伤口分泌物、血液、痰、支气管肺泡灌洗液、穿刺液、脑脊液、尿液、痰液、粪便和感染组织等标本。葡萄球菌对干燥和温度有较强的耐受性，因此，标本的采集和转运无须特殊的方法和注意事项。但值得注意的是，葡萄球菌广泛分布于人体皮肤和黏膜表面，采样时应严格做好皮肤消毒，避免皮肤定植菌污染标本。

（二）染色镜检

对于除血液以外的无菌体液，离心涂片后革兰染色镜检是非常有价值的，如见到革兰阳性球菌成堆排列，可初步报告为“找到革兰阳性球菌，成堆排列，疑为葡萄球菌”。

（三）分离培养

一般采用血琼脂培养基分离葡萄球菌属细菌，多数葡萄球菌在血平板上培养24小时可形成直径1～3mm的菌落。金黄色葡萄球菌的典型菌落呈光滑、边缘整齐、凸起、有色素（奶黄到橙黄），有明显的透明溶血环（β-溶血）。CoNS24小时的菌落呈平滑、闪光、轻度凸起、不透明。但是，金黄色葡萄球菌厌氧亚种、解糖葡萄球菌、金黄色葡萄球菌小菌落变异株（SCVs）和万古霉素敏感性减低，金黄色葡萄球菌则生长较慢、菌落较小、无溶血。

严重污染的标本（如粪便）应接种于选择培养基，如D-甘露醇盐琼脂等，以抑制革兰阴性菌生长，且培养时间应延长至48～72小时。此外，葡萄球菌显色培养基也可用于从污染标本中分离葡萄球菌，如科玛嘉葡萄球菌分离培养基可以抑制铜绿假单胞菌生长，有助于从肺囊性纤维化患者的痰液中分离出金黄色葡萄球菌SCVs株。

（四）生化反应鉴定

大多数临床实验室使用商品化鉴定系统或自动化鉴定仪器对葡萄球菌进行鉴定，这些方法简单、快捷、准确率较高。血浆凝固酶试验是鉴定金黄色葡萄球菌重要的试验，但应注意的是在葡萄球菌属中，中间葡萄球菌、猪葡萄球菌凝固酶也可呈阳性，路邓葡萄球菌和施氏葡萄球菌可表现为凝集因子（玻片法血浆凝固酶试验）阳性，需要与金黄色葡萄球菌做进一步鉴别。

（五）分子生物学检验

针对金黄色葡萄球菌种属特异性基因和甲氧西林耐药基因，可以使用多重PCR直接从标本中检测MRSA。针对疑似MRSA感染暴发的菌株应进行分子同源性分析。脉冲场凝胶电泳是最普遍使用的分子分型技术，特别适用于局部暴发的调查研究。多位点序列分型（MLST）是近年来发展较快的以核苷酸序列分析为基础的病原菌分型方法，具有较高的分辨能力。其他分型技术，如随机扩增多态性DNA、COA的限制性酶切电泳或测序、SPA测序等也经常用于金黄色葡萄球菌的基因分型。

（六）药敏试验

药敏试验方法和解释标准可参照CLSI执行，其中，最关键的是检测苯唑西林的敏感性。CLSI推荐的MRSA常规检测方法有苯唑西林MIC法、头孢西丁MIC法和头孢西丁纸片扩散法。此外，显色培养基、多重PCR法、基因探针、胶乳凝集试验等方法也可用于快速检测MRSA。

自动药敏系统和纸片扩散法检测万古霉素中介金黄色葡萄球菌（VISA）和万古霉素耐药金黄色葡萄球菌（VRSA）比较困难，结果不可靠，必须使用稀释法进行确认。此外，在使用万古霉素治疗金黄色葡萄球菌感染过程中，细菌容易从最初的敏感发展为中介或耐药，应注意动态监测金黄色葡萄球菌对万古霉素的敏感性。

三、检验结果的解释和应用

（一）细菌培养结果解释和应用

由于葡萄球菌在人体皮肤及黏膜广泛定植，当临床标本中分离到葡萄球菌时，先要进行正确的菌种鉴定，其次根据标本类型、细菌生长情况等因素综合判断是感染菌还是污染菌。

（1）从血液、穿刺液、脓液中分离出金黄色葡萄球菌一般认为是感染菌。从尿液标本中分离出金黄色葡萄球菌，且菌落计数大于10^5可认为是感染菌。而从痰液中分离出的金黄色葡萄球菌，且呈优势生长，同时痰液涂片细胞学检查为合格的痰标本，可认为是有意义的感染菌。

（2）从导管相关感染、人工器官感染和心内膜炎患者血液中分离的表皮葡萄球菌、溶血葡萄球菌、路邓葡萄球菌等可视为感染菌。从其他患者的血液，尤其是儿童血液标本中培养出CNS应结合患者的临床表现、相关化验检查、阳性报警瓶数等综合考虑。从尿液标本中分离出腐生葡萄球菌和其他CNS，且菌落计数大于10^5可认为是感染菌。从脓液、痰液中分离的CNS大多为污染菌或定植菌。

（二）药敏试验结果解释和应用

葡萄球菌对氨曲南、替莫西林、多黏菌素B/黏菌素E、萘啶酸和头孢他啶等天然耐药。目前在我国医院，临床分离的葡萄球菌90%以上为产青霉素酶（β-内酰胺酶）菌株，约有50%的金黄色葡萄球菌和80%的血浆凝固酶阴性葡萄球菌对甲氧西林耐药，而对万古霉素、达托霉素、利奈唑胺和替加环素耐药的葡萄球菌罕见，耐药率均低于3%。

治疗葡萄球菌引起的感染，主要依据苯唑西林的敏感性。对于苯唑西林敏感的葡萄球菌感染，首选耐酶青霉素和第一代头孢菌素，其疗效优于万古霉素。对于苯唑西林耐药的葡萄球菌感染，可依据药敏试验结果选择万古霉素、头孢洛林、达托霉素、利奈唑胺等抗菌药物，可联合应用利福平或庆大霉素。

对于MRSA皮肤软组织感染，清创引流术为基本治疗，一般不需要使用抗菌药物，仅对多部位皮肤脓肿、难以引流的脓肿，以及高龄、幼小或用免疫抑制剂者的皮肤脓肿，或者伴有全身症状和体征的脓肿，才考虑应用抗菌药物。抗菌药物的选择应考虑针对CA-

MRSA，如克林霉素、甲氧苄啶-磺胺甲唑、四环素类、利奈唑胺等。

从无并发症的尿路感染患者尿中分离的腐生葡萄球菌可不做药敏试验，直接使用常规治疗药物（如呋喃妥因，TMP/SMZ，或一种喹诺酮类药物）等治疗，因为它们可在尿中达到较高的浓度，治疗反应是敏感的。

四、临床意义

（一）金黄色葡萄球菌与侵袭性感染

正常情况下金黄色葡萄球菌寄生于人体皮肤和黏膜表面，当天然的皮肤屏障受到损伤时，细菌可侵入机体，引起以下疾病。

1.皮肤软组织感染

主要有疖、痈、毛囊炎、脓痤疮、甲沟炎、睑腺炎、蜂窝织炎、伤口化脓等。

2.内脏器官感染

如肺炎、脓胸、中耳炎、脑膜炎、心包炎、心内膜炎等，主要由金黄色葡萄球菌引起。凝固酶阴性葡萄球菌主要侵犯免疫功能低下者及儿童，以呼吸道感染、尿路感染多见。

3.全身感染

如败血症、脓毒血症等，大多由金黄色葡萄球菌引起，新生儿或机体防御系统严重受损时，表皮葡萄球菌也可引起严重败血症。

（二）金黄色葡萄球菌与毒素性疾病

1.食物中毒

进食含金黄色葡萄球菌肠毒素食物后1～6小时即可出现症状，如恶心、呕吐、腹痛、腹泻，大多数患者于数小时后恢复。

2.烫伤样皮肤综合征

由于金黄色葡萄球菌感染，并产生皮肤剥脱毒素引起，多见于新生儿、幼儿和免疫功能低下的成人，开始有红斑，1～2天有皮肤起皱，继而形成水疱，至表皮脱落。

3.毒性休克综合征

由TSST-1引起，主要表现为高热、低血压、红斑皮疹伴脱屑和休克等，50%以上的患者有呕吐、腹泻、肌痛、结膜及黏膜充血、肝肾功能损害等。

4.假膜性肠炎

由于使用抗生素等原因造成菌群失调，使少数耐药性金黄色葡萄球菌大量繁殖，产生肠毒素，使肠黏膜发生炎症，形成有炎性渗出物，肠黏膜坏死组织和细菌组成的一层膜状物（假膜）。假膜性肠炎主要表现为顽固性腹泻。

（三）MRSA与医院感染

由于抗生素的滥用，耐药菌株不断增多，尤其是耐甲氧西林金黄色葡萄球菌已成为医院感染主要的临床和流行病学问题。该菌抵抗力强，在医院环境中普遍存在，可在医护人员鼻腔中定植携带，并通过手传播。易感人群为频繁住院治疗、外科手术后、血液透析、长期护理、器官移植、肿瘤化疗等免疫功能低下的人群。

（四）社区获得性MRSA感染

自从CA-MRSA于1982年首先在美国密西西比州被报道以来，CA-MRSA在MRSA感染中所占的比例呈逐年上升的趋势。调查显示，在所研究的1100株MRSA中有12%为CA-MRSA，在MRSA所致皮肤和软组织感染中有75%为CA-MRSA。CA-MRSA的传播特点是可以通过皮肤直接接触传播，也可通过共同运动器械、餐具等间接传播。好发于社区家庭成员之间，也可发生于学校、幼儿园和监狱等人口集中的社区中。2005年，报道了在职业运动员之间CA-MRSA的传播。

约3/4的CA-MRSA含有PVL基因，其编码产生的PVL蛋白（PV杀白细胞毒素）可以导致白细胞裂解和凋亡。检测PVL基因可以作为其感染的诊断标准之一。有报道表明PVL阳性金黄色葡萄球菌引起的坏死性肺炎患者在住院48小时内死亡率为37%，最终死亡率高达75%。

CA-MRSA与医院获得性MRSA（HA-MRSA）的区别如下。

1.感染人群

CA-MRSA感染者以平时身体健康的青少年为主；HA-MRSA感染者为频繁住院治疗、外科手术后、血液透析、长期护理等全身免疫功能低下的人群。

2.毒力及致病性

CA-MRSA菌株基因序列分析中含有PV杀白细胞毒素（PVL）基因，可产生杀白细胞毒素，致病力更强。在CA-MRSA中还有葡萄球菌肠毒素基因，可产生超抗原肠毒素B和肠毒素C，可使患者发生变态反应，从而使免疫功能低下的患者出现中毒性休克综合征；HA-MRSA毒素基因容易丢失，致病力相对较弱。

3.耐药表型

CA-MRSA除mecA基因外，不含有其他耐药基因，所以除对β-内酰胺类抗生素耐药外，对非β-内酰胺类抗菌药物多显示敏感；HA-MRSA由于含有多个耐药基因，除对β-内酰胺类抗菌药物耐药外，对氨基糖苷类、大环内酯类和喹诺酮类抗菌药物也呈交叉耐药。

4.基因型

CA-MRSA携带Ⅳ型SCCmee基因盒，而HA-MRSA的SCCmee类型主要为Ⅱ型和Ⅲ型。

（五）凝固酶阴性葡萄球菌感染

CoNS是人体正常微生态的组成部分，随着侵袭性治疗、免疫抑制药治疗和肿瘤放化疗的增多，CoNS感染也逐渐增加。最常见的是表皮葡萄球菌和溶血葡萄球菌引起的感染。腐生葡萄球菌是泌尿道感染的重要机会致病菌，亦可引起前列腺炎、伤口感染及菌血症。里昂葡萄球菌可致心内膜炎、关节炎、菌血症和尿道感染等。其他CoNS引起感染的报道也在逐渐增多。CoNS是异物在体内引起感染的主要原因，CoNS特异或非特异地黏附于生物材料上是引起异物相关感染的第一步。从临床分离的表现为多糖黏附的CoNS通常在体外更容易产生生物膜。

第二节　链球菌检验

一、种属分类

链球菌属的分类比较紊乱，传统的分类方法常有以下2种。

（一）根据对红细胞的溶血能力

1.甲型溶血性链球菌

菌落周围有1～2mm宽的草绿色溶血环，称为甲型溶血。这类链球菌亦称为草绿色链球菌。此类链球菌多为条件致病菌。

2.乙型溶血性链球菌

菌落周围形成2～4mm宽，界限分明，完全透明的溶血环，完全溶血，称为乙型溶血或*β*溶血。这类细菌又称为溶血性链球菌，致病力强，可引起多种疾病。

3.丙型链球菌

不产生溶血素，菌落周围无溶血环，故又称为不溶血性链球菌，一般不致病，可存在于乳类及粪便中。

（二）根据抗原结构分类

按C抗原结构不同可分类为A、B、C、D、E、F、G、H、K、L、M、N、O、P、Q、R、S、T等18个族。对人类致病的绝大多数属于A群（化脓链球菌）和B群（无乳链球菌），偶见C、D、G群链球菌感染。

二、实验室检查

（一）标本采集

根据感染部位不同，采集咽拭子、痰液、脓汁、血液、脑脊液等标本，对于妊娠35～37周的女性可采集阴道拭子。多数链球菌（如肺炎链球菌）对环境敏感，采集标本后应立即接种，延迟接种可能使细菌的分离率下降。

（二）染色镜检

链球菌属细菌为革兰阳性球菌，呈圆形或卵圆形，直径为0.6～1.0μm，成对或链状排列。肺炎链球菌为矛头状，钝端相对，常成双排列，在人及动物体内或在含血液、血清培养基上可形成明显的荚膜。

（三）分离培养

链球菌细菌对营养要求较高，在普通培养基中不能生长，需要加入血液、血清、葡萄糖、氨基酸等方能生长良好。培养最佳CO_2浓度为5%～10%，最适pH为7.4～7.6，最适生长温度为35℃～37℃。

在血琼脂平板上经18～24小时培养后形成灰白色、表面光滑、圆形、凸起、边缘整齐、直径为0.50～0.75mm的细小菌落，不同菌株周围可呈现α（周围有灰绿色的狭窄溶血环）、β（周围有明显较大的完全透明环）、γ（不溶血）三种不同的特征性溶血现象。在血清肉汤中，化脓链球菌大多呈絮状沉淀生长。肺炎链球菌营养要求高，培养时间过长，可产生荚膜多糖，常形成黏液样菌落，培养菌落中央塌陷，呈“脐窝”状。菌落形态和溶血特性有助于链球菌种属的鉴定。

（四）生化反应鉴定

血平板上生长的灰白色、半透明、针尖大小的菌落，在麦康凯琼脂平板上不生长，革兰染色为革兰阳性球菌，呈链状排列，触酶（–）的细菌可初步鉴定为链球菌。根据溶血特征、生化反应、血清学试验可进一步鉴定（表7–1、表7–2）。

表7-1 部分草绿色链球菌的鉴别

菌种	甘露醇	山梨醇	精氨酸	七叶苷	V-P	尿素酶	β-D-乙酰氨基葡糖苷酶
缓症链球菌	—	—	—	—	—	—	—
口腔链球菌	—	—	—	V	—	—	+
格氏链球菌	—	—	+	+	—	—	+
咽峡炎链球菌	—	—	+	+	+	—	—
星座链球菌	—	—	+	V	+	—	V
中间链球菌	—	—	+	+	+	—	+
变异链球菌	+	+	—	V	+	—	—
唾液链球菌	—	—	—	+	+	V	—
牛链球菌	V	—	—	+	+	—	—

注：V表示反应不定。

表7-2 β溶血性链球菌鉴定

菌种	Lancefield	菌落大小[e]	宿主	杆菌肽	PYR[a]	V-P[a]	CAMP	马尿酸盐水解	海藻糖	山梨糖
化脓链球菌	A	大	人	+[a]	+	—[a]	—	—	+	—
无乳链球菌	B	大	人，牛	—	—	—	+	+	V[a]	V[a]
停乳链球菌停乳亚种[b]	C	大	动物	—	—	—	—	—	+	—
停乳链球菌似马亚种	A，C，G，L	大	人（动物）	—	—	—	—	—	+	—

续表

菌种	Lancefield	菌落大小[e]	宿主	杆菌肽	PYR[a]	V-P[a]	CAMP	马尿酸盐水解	海藻糖	山梨糖
马链球菌马亚种	C	大	动物	—	—	—	—	—	—	—
马链球菌兽疫亚种[c]	C	大	动物（人）	—	—	—	—	—	—	+
犬链球菌[c]	G	大	狗	—	—	—	+	—	V[a]	—
咽峡炎群链球菌[d]	A，C，G，F，或无	小	人	—	—	+	—	—	+	—
豕链球菌[c]	E，P，U，V，或无	大	猪（人）	—	+	+	+	V[a]	+	+

注：[a] 符号和缩写：+，阳性；—，阴性；V，可变；PYR：吡咯烷酮芳胺酶试验；V-P：二乙酰试验。

[b] 停乳链球菌停乳亚种在血平板上呈 α- 溶血。

[c] 主要是动物源性病原体，很少从人体内分离出。

[d] 一些咽峡炎群链球菌可能在血平板上呈 β 溶血，α- 溶血或不溶血。

[e] 大菌落是指培养 24 小时后菌落 > 0.5mm，小菌落 < 0.5mm。

（五）抗原检测

用于链球菌的直接抗原检测的方法有乳胶微粒凝集试验（LA）、协同凝集试验（COA）、对流免疫电泳试验（CIE）及酶联免疫试验等。从咽喉部分离的化脓链球菌，通过直接检测A群特定糖类抗原进行快速抗原分析，其灵敏度为58%～96%。尿液标本中肺炎链球菌的抗原检测相对于传统的诊断方法，其灵敏度为50%～80%，特异性为90%。美国CDC推荐对妊娠35～37周女性泌尿生殖道标本进行选择性肉汤培养，并对无乳链球菌进行直接抗原检测。

（六）分子生物学检测

单链化学发光核酸探针测定适用于从咽喉部分离的化脓链球菌的快速检测，通过确定特定的rRNA序列，其灵敏度和特异性分别为89%～95%和98%～100%。通过实时荧光PCR技术检测无乳链球菌cfb基因可用于孕妇体内无乳链球菌的快速检测，其结果的特异性和灵敏度分别可达到95.9%和94%。自溶基因lytA、肺炎链球菌表面抗原psaA和肺炎链球菌溶血素基因pyl的PCR检测也已用于非典型肺炎链球菌的鉴定。

（七）药敏试验

A群（化脓链球菌）和B群（无乳链球菌）β-溶血性链球菌对青霉素和其他β-内酰胺类抗生素一般都是敏感的，在临床工作中不必常规进行这些抗菌药物的药敏试验。但从青霉素过敏者分离的链球菌应做红霉素、克林霉素敏感性试验及克林霉素诱导耐药检测（D-试验）。

近年来，青霉素耐药的肺炎链球菌逐年增多，正确检测并报告肺炎链球菌对青霉素的敏感性非常重要。CLSI推荐使用苯唑西林纸片扩散法检测肺炎链球菌对青霉素的敏感性，但对脑脊液中分离的肺炎链球菌要求必须采用可靠的MIC方法测试青霉素的敏感性。

多数情况下草绿色链球菌为正常菌群，不需要进行细菌鉴定和药敏试验，但在正常无菌部位（如脑脊液、血液、骨髓等）分离的草绿色链球菌，应采用MIC法检测对青霉素的敏感性。

三、检验结果的解释和应用

（一）细菌培养结果解释

化脓链球菌是人体重要的病原菌。细菌培养和快速抗原检测可以最大限度地减少不合理抗菌药物的使用。从咽拭子、痰液、脓液及女性生殖道标本中分离出的β-溶血性链球菌（化脓链球菌，停乳链球菌似马亚种、无乳链球菌）应考虑为致病菌，而从这些标本中分离的草绿色链球菌则多为定植菌。从痰标本中分离的肺炎链球菌应结合标本特征、生长数量及患者临床表现加以区分和报告。

（二）药敏试验结果解释和应用

（1）β-溶血性链球菌包括A群（化脓链球菌）、B群（无乳链球菌）、C群和G群链球菌等，它们对常规用于治疗的青霉素和其他β-内酰胺类抗生素都是敏感的，青霉素是治疗链球菌感染的首选药物，对严重感染者可用青霉素联合庆大霉素或克林霉素治疗，此外，大环内酯类、万古霉素也是临床治疗链球菌感染的备选药物。

（2）对于妊娠晚期女性预防新生儿B群链球菌感染，推荐使用青霉素和氨苄西林，低风险青霉素过敏女性推荐用头孢唑林；而对于高风险青霉素过敏者，建议使用克林霉素或万古霉素。

（3）针对肺炎链球菌感染，青霉素一直是治疗的首选药物，此外，阿莫西林、头孢菌素类等也可以用于治疗青霉素敏感的肺炎链球菌感染。近年来，耐青霉素肺炎链球菌（PRSP）逐渐增多，所以必须根据药敏试验结果选择抗菌药物。如果肺炎链球菌对青霉素MIC≤0.06μg/mL（或苯唑西林抑菌圈≥20mm），对于非脑膜炎分离株可以预报青霉素（口服或注射）、氨苄西林-舒巴坦、阿莫西林、阿莫西林-克拉维酸、头孢克洛、头孢地尼、头孢妥仑、头孢吡肟、头孢噻肟、头孢泊肟、头孢丙烯、头孢唑肟、头孢曲松、头孢呋辛、氯碳头孢、多尼培南、厄他培南、亚胺培南、美罗培南等抗菌药物敏感。对于脑膜炎分离株，则表示需要使用注射类青霉素最大剂量静脉给药进行治疗。如果肺炎链球菌对青霉素MIC＝2μg/mL，对于非脑膜炎感染者，肾功能正常成年人需要每4小时静脉给药至少200万单位（每天1200万单位），对于脑膜炎感染者则表示分离的肺炎链球菌对青霉素耐药。

四、临床意义

链球菌引起人类多种疾患，A族占90%以上，大致分为化脓性疾病、中毒性疾病和变态反应疾病3类。

（一）化脓性炎症

由皮肤伤口侵入，引起皮肤及皮下组织化脓性炎症，如疖痈、蜂窝织炎、丹毒等。沿淋巴管扩张，引起淋巴管炎、淋巴结炎、败血症等。经呼吸道侵入，常有急性扁桃体炎、咽峡炎，并蔓延周围引起脓肿、中耳炎、乳突炎、气管炎、肺炎等。不卫生接生，经产道感染，可造成“产褥热”。

（二）猩红热

由产生致热外毒素的A族链球菌所致的急性呼吸道传染病，临床特征为发热、咽峡炎、全身弥散性皮疹和疹退后的明显脱屑。

（三）链球菌感染后疾病

主要是病原菌引起的变态反应疾病。

1.风湿热

由A族链球菌的多种型别引起，临床表现以关节炎、肌炎为主。致病机制有2种：一是Ⅱ型变态反应，链球菌细胞壁多糖抗原和心肌瓣膜、关节组织糖蛋白有共同抗原性，胞壁蛋白抗原和心肌有共同抗原性；二是Ⅲ型变态反应，可能是由M蛋白的免疫复合物沉积于心瓣膜和关节滑液膜上造成的。

2.急性肾小球肾炎

多见于儿童和少年，大多数由A族12型链球菌引起。临床表现为蛋白尿、水肿和高血压。其也是一种变态反应性疾病。链球菌的某些抗原与肾小球基底膜有共同抗原，机体针对链球菌所产生的抗体与肾小球基底膜发生反应，属于Ⅱ型变态反应；由链球菌的M蛋白所产生的相应抗体形成的免疫废物沉积于肾小球基底膜上，造成基底膜损伤，属于Ⅲ型变态反应。

（四）其他链球菌引起的疾病

1.B群链球菌

B群链球菌又称为无乳链球菌，当机体免疫功能低下时，可引起皮肤感染、心内膜炎、产后感染、新生儿败血症和新生儿脑膜炎。尤其对晚期妊娠的妇女，阴道分泌物中分离出B群链球菌时应预防用药，防止新生儿感染。

2.甲型（草绿色）链球菌

人类口腔和上呼吸道的正常菌群，若心脏瓣膜已有缺陷或损伤，本菌可在损伤部位繁殖，引起亚急性细菌性心内膜炎。在拔牙或摘除扁桃体时，寄居在口腔、龈缝中的草绿色链球菌可侵入血流引起菌血症。

3.肺炎链球菌

肺炎链球菌是大叶性肺炎的病原菌，可引起大叶性肺炎，也可伴有菌血症。此外，肺炎链球菌还可引起中耳炎、乳突炎、鼻窦炎、脑膜炎和心内膜炎。

4.猪链球菌

分布广泛，常存在于健康的哺乳动物（主要是猪）体内，传染源主要是病猪及病愈后带菌猪。流行病学调查表明猪链球菌患者大多为病猪处理工人或接触过病猪肉的人群以及打猎者。依据临床表现将人猪链球菌病分为2型。

（1）败血症型：起病急，突起寒战、高热，体温常在40℃以上，伴有头痛，病例迅速进展为中毒性休克综合征、肾衰竭、肝衰竭、急性呼吸窘迫综合征等多脏器衰竭，预后较差，病死率极高。

（2）脑膜炎型：头痛、高热，脑膜刺激征阳性，预后较好，病死率较低。

5.牛链球菌

属于D群链球菌，常寄居在人体的肠道、胆道和泌尿生殖道，引起尿路感染、化脓性腹部感染、败血症和心内膜炎，尤其是Ⅰ型牛链球菌与胃肠道良性肿瘤有关。

第三节　皮肤癣菌检验

一、分类

皮肤癣菌是一类嗜角质的丝状真菌，具有无性期和有性期两种形态。大多数从环境和人体分离到的菌株处于无性期。按菌落特征及大型分生孢子的形态将皮肤癣菌分为3个属，即毛癣菌属、小孢子菌属及表皮癣菌属。有性期属于裸囊菌科、节皮菌属。

（一）毛癣菌属

约有20余种，其中约8个种存在有性期，约14个种能感染人和动物。常侵犯皮肤、毛发和甲板。该属大型分生孢子狭长，呈棍棒状或腊肠状，壁光滑，分隔多，头较钝。

（二）小孢子菌属

约有18个种，其中9个种存在有性期，约13个种可感染人或动物。可侵犯皮肤和毛发，一般不侵犯甲板，侵犯毛发主要引起发外感染，在发外产生大量孢子，呈镶嵌状或链状排列，该属大型分生孢子较多，呈纺锤形或梭形，壁粗糙，壁厚，分隔多。

（三）表皮癣菌属

絮状表皮癣菌是主要的致病种。其主要侵犯人的皮肤和甲板，不侵犯毛发。大型分生孢子呈杵状或梨形、芭蕉样群生、末端钝圆、分隔少、有厚壁孢子。无小型分生孢子。

二、标本采集

（一）甲标本

采集标本前常规消毒病甲，以减少培养时的细菌污染，提高阳性率。采用钝刀从甲的变色、萎缩或变脆部位、健甲与病甲的交界处取材，取材标本量要足且有一定深度。建议取材后立刻进行真菌镜检及培养，应尽量剪碎后接种。对于甲沟炎患者，应用75%酒精清洁局部后采用棉拭子蘸取损害分泌物，每位患者至少应取两个拭子，放入无菌试管中以备镜检和培养。

（二）皮屑标本

采集标本前常规消毒取材区域。钝刀从损害边缘向外刮取或用剪刀剪去疱顶。如果鳞屑量较少或婴幼儿患者，可采用粘着透明胶带或粘着皮肤采样送检，先将透明胶带粘着面，紧压于损害之上，然后剥下，将粘着面向下贴在透明载玻片上送检。皮屑标本建议取材后立刻进行真菌镜检及培养。

（三）毛发标本

选择适当的毛发，应检测那些无光泽毛发或断发以及在毛囊口附近折断的毛发。用灭菌镊子将毛发从头皮拔除。不应去掉毛根部。如果怀疑头皮隐性感染，可用塑料梳子刷头皮后将其压在琼脂表面进行培养。毛发标本建议取材后立刻进行真菌镜检及培养。

三、实验室检查

（一）染色镜检

皮屑标本用10%KOH液、甲屑用20%KOH液处理后制成涂片；病发置于载玻片上，加10%KOH液微加温使角质溶解。直接镜检或棉蓝染色后镜检。检查时应遮去强光，先在低倍镜下检查有无菌丝和孢子，然后用高倍镜观察孢子和菌丝的形态、特征、位置、大小和排列等。

皮肤癣菌感染在皮屑、甲屑镜检时可见有隔菌丝或成串孢子，病发可见发内孢子或发外孢子。

（二）分离培养

皮肤癣菌呈丝状型菌落，呈绒毛状、棉毛状、粉末状等，表明光滑、折叠、沟回状；颜色为白色、淡黄色、棕黄色、红色或紫色。在光镜下可见有隔、分支、无色的菌丝，菌丝旁有小型分生孢子侧生，多散在，呈半球形、梨形或棒状；不同属大型分生孢子有特征，是鉴定的重要依据。菌落观察在25℃SDA培养基上描述其生长速度，即在25℃培养7天测量菌落直径。非常快速生长：直径≥9cm；快速生长：直径3～9cm；中等速度：直径1～3cm；缓慢速度：直径0.5～1cm；非常慢速度：直径≤0.5cm。

毛癣菌属生长速度属于慢到中等，质地光滑到毛状，表面呈白色、黄色、米黄色或红紫色，背面呈苍白色、黄色、褐色或红褐色。镜下见菌丝分隔、透明，分生孢子梗与营养菌丝无区别，小型分生孢子呈单细胞、圆形、梨形或棒形，孤立或像葡萄状群生。大型分生孢子呈多细胞、圆柱状、棒状或香烟形，壁光滑，常缺乏。有时存在关节型孢子和厚膜孢子。

小孢子菌属生长速度属于由慢到快速，质地光滑、毛状或羊毛状。表面颜色呈白色、米黄色、黄棕色、黄色或锈色，背面呈苍白色、黄色、红色、褐色或红褐色。镜下可见分隔菌丝，分生孢子梗几乎没有或与营养菌丝无法区别。小型分生孢子单细胞，卵呈圆形或棒形，孤立。大型分生孢子呈梭形，壁薄或厚，有棘状凸起，孤立，含2～25个细胞。

表皮癣菌生长缓慢，质地膜状变成毡状到粉状，表面呈黄色到土黄色，背面呈羚羊皮色到褐色，中心有不规则皱襞或脑回状沟。转种后容易发生绒毛状变异。镜下见大型分生孢子丰富，呈棒形、顶端钝圆、壁薄、光滑、孤立或成群，形成在菌丝侧壁或顶端，2～3个为一组。无小型分生孢子。在成熟菌落中形成大量厚壁孢子。

（三）微生物鉴定

将病变处标本接种于沙氏琼脂培养基上，25～30℃培养，选取生长7～14天的菌落，按照流程进行鉴定。

皮肤癣菌的鉴定主要根据菌落的形态及镜下结构，尤其是大型分生孢子的特征，必要时辅以相应的鉴定试验。但皮肤癣菌在接种传代和保藏过程中极易发生变异，甚至有些初代培养的菌株就已发生了变异。另外，有时虽然为同一个种藓菌，但不同菌落的形态相差较大。这样给临床菌株的鉴定带来了很大影响。

传统的皮肤癣菌鉴定方法。

（1）DTM选择性培养基。用于皮肤癣菌筛选，绝大多数皮肤癣菌能使DTM培养基在1周内由黄变红，与其他真菌相反。

（2）根据大型分生孢子的特征将皮肤癣菌的3个属分开。

（3）根据菌落的大体特征及镜下特征进一步区分到种。另外还有一些补充试验，如米饭培养基试验、毛发穿孔试验、尿素酶试验、玉米吐温琼脂培养基试验、毛癣菌琼脂1～7号、BCP-MSG培养基生长情况及有性型检测的交配试验等。Wood灯（UV光）对于皮肤癣菌病的鉴别诊断是有益的。皮肤癣菌感染的毛发在UV光下可产生荧光，其可用来选择病发镜检或培养。对于临床可疑皮肤癣菌感染的标本，可以接种在含有或不含有放线菌酮（0.5g/L）的培养基上。在确认阴性结果之前，培养应连续进行3周。

（四）药敏试验

CLSI的M38-A3丝状菌药物敏感性检测方案中专门规定了对皮肤癣菌的药物敏感性检测要求，可以作为临床药敏试验的检测方法。但其折点仍未确定。由于皮肤癣菌发生获得性耐药的报道还十分有限，因此临床实验室并不常规推荐对其进行药物敏感性检测，只是当疗效欠佳时才考虑实施。

四、检验结果的解释和应用

临床标本分离到皮肤癣菌一般认为是致病性的，但极少数情况下也存在定植情况，如头癣患者的密切接触者中可以出现头皮及毛发皮肤癣菌分离阳性，但不出现任何临床症状，这种情况应考虑存在潜伏感染，予以治疗。

皮肤癣菌一般不引起血源性感染，但在免疫受损患者可以侵犯真皮和皮下组织，引起肉芽肿性损害，此时深部组织中可以分离出皮肤癣菌。

皮肤癣菌对外用抗真菌药物均敏感，包括咪唑类药物如克霉唑、咪康唑、酮康唑、益康唑、联苯苄唑、异康唑、舍他康唑、卢力康唑；丙烯胺类药物如萘替芬、特比萘芬和布替萘芬；硫代氨基甲酸酯类药物如利拉萘酯；吗啉类药物如阿莫罗芬；其他药物如环吡酮胺。皮肤癣菌对系统抗真菌药物如氟康唑、伊曲康唑、特比萘芬均敏感。

五、临床意义

皮肤癣菌侵犯人体皮肤、指甲、毛发等部位的角蛋白组织并生长繁殖致病，不论年龄、性别，只要反复接触患者均可能被感染，且易复发。因此，明确诊断病原体感染，可为临床治疗提供帮助。

第八章 肿瘤标志物检验

第一节 酶类肿瘤标志物检验

一、碱性磷酸酶

（一）生理与生物化学

碱性磷酸酶（ALP）是一组底物特异性低，在碱性环境中水解磷酸单酯化合物的酶，不同组织来源的酶分子量不同。血清中ALP主要来自肝脏、骨骼、小肠、胎盘、肾脏，以前两者来源占主要成分。40%～75%ALP由成骨细胞所制造，其中约10%在肝内合成，经胆道排入小肠。ALP同工酶由4种基因编码。其中3种基因调控组织特异性同工酶，即肠ALP、生殖细胞ALP和胎盘ALP的合成，第4种基因编码组织非特异性同工酶。组织非特异性同工酶在肝脏、骨和肾脏中含量丰富。

肝胆疾病时由于mRNA的翻译增加从而使ALP的合成增加。增加的ALP结合在细胞膜上。磷脂酶D可使ALP从细胞膜上分离，从而使血浆中肝ALP水平升高。胆汁淤积时，由于胆汁中不含有磷脂酶D，不能将胆管中膜结合的ALP分离。

小肠ALP是一种唾液糖蛋白。小肠来源的大量肠ALP通过胸导管进入血循环中并被迅速清除，在血浆中仅能检测到一小部分肠ALP。在肝实质功能下降的疾病中，如肝硬化伴门静脉高压，肠ALP明显增高。

成骨细胞活性增加可引起骨ALP升高，使成骨细胞释放ALP的机制与肝细胞释放ALP相似。破骨细胞吸收骨质，而成骨细胞发挥成骨作用，在成骨细胞/破骨细胞比率未减小的疾病中才会出现骨ALP水平升高。因此ALP升高常见于伴有成骨转移瘤的恶性疾病中，如前列腺癌。而在伴有溶骨作用转移瘤的疾病中，ALP水平依赖于代偿性成骨作用的活性程度。在骨质疏松等疾病中，骨ALP水平下降，这是由于成骨细胞/破骨细胞比率减小，引起骨重吸收增加，骨形成下降或两者均下降所致。

（二）标本采集

（1）标本采用血清或肝素化血浆；枸橼酸盐、EDTA和草酸盐可与Mg^{2+}作用，引起ALP活性下降。

（2）患者宜空腹12h后采血，溶血和脂血症会造成假性ALP活性下降。

（3）ALP在20℃放置3d后活性下降3%，4～8℃可保存1周其活性不下降。

（4）某些药物可使总ALP活性升高或下降。

（三）参考区间

1.比色法

成人：3～13金氏单位，儿童：5～28金氏单位。

2.速率法

成人：37～145U/L，儿童＜350U/L。不同的测定方法其对应的参考范围均不相同。实验室应根据所使用的方法和实验室条件，建立自己的参考范围。

（四）临床意义

碱性磷酸酶常用于骨骼和肝胆系统疾病的诊断。当骨骼系统疾病时，特别有新骨生成时，血清ALP活性升高。肝脏疾病或因胆道排出障碍时，血清ALP明显升高。

发生肿瘤时因癌细胞浸润使组织反应性释放ALP入血增加。产生碱性磷酸酶的肿瘤分为两类：一是导致同工酶升高的肿瘤，通常是由涉及的组织产生（正位表达）；二是导致一种或更多种同工酶产生的肿瘤，通常不是由涉及的组织产生（异位表达）。

1.胎盘ALP和生殖细胞ALP

约50%的卵巢癌和60%的睾丸癌患者中存在这些同工酶。

2.Kasahara同工酶

这是一种复合性ALP，从生化角度来看，它是由胎盘ALP和肠ALP形成的一种异二聚体，见于肝细胞癌和肾细胞癌。

3.骨ALP

骨ALP随年龄增长而增高，与性别无关。绝经前妇女的骨ALP活性与同龄男性相比无统计学意义的差别。绝经后，骨ALP水平明显增高。肿瘤骨转移，主要见于前列腺癌的成骨性转移和乳腺癌的溶骨性转移，可引起骨ALP升高。在前列腺癌骨转移时，骨ALP的升高大大超过具有同等骨转移程度的乳腺癌。

二、乳酸脱氢酶

（一）生理与生物化学

乳酸脱氢酶（LD或LDH）是一个NAD+的氧化还原酶，血清中可检测的总LD由LD-1、LD-2、LD-3、LD-4和LD-5等5个同工酶组成。每一个LD分子均由4个亚基组成，分子量为34000Da，共有两种亚基：心型（H）和肌型（M），具体由不同的基因位点决定。在组织中，H和M型结合成5种同工酶（LD-1至LD-5）。在高氧耗组织中H型占主导地位，在高糖酵解活性的组织中M型占主导地位。

体内所有细胞的细胞质中存在着不同的LD。总LD由于缺乏器官特异性，此酶活性升高的诊断和鉴别诊断的价值受到限制。但是如果LD总活性升高，那么同工酶的定量区别就可以在诊断上提供相关器官有用的信息。

（二）标本采集

（1）用血清或肝素抗凝血浆测定；草酸盐或氟化物抑制LD活性，故不能用其作为抗凝剂的抗凝血剂测定。

（2）因红细胞内的LD浓度为血浆中的360倍，溶血可引起LD活性浓度增加。在血浆LD平均活性165U/L时，0.8gHb/L的溶血导致LD活性增加58%，所以必须在2h内分离血浆。

（3）血小板中含有大量LD，故血清和血浆所测LD有一定差异。血浆样本需高速离心，否则血浆中含有的血小板引起LD浓度升高，且血小板的溶解也会导致LD活性增加。

（4）室温（20℃）下血清可稳定至7d，由于LD-4和LD-5对冷敏感，故常规分析血清应贮存于室温下。

（三）参考区间

成年男性：135～225U/L；成年女性：135～215U/L。

（四）临床意义

（1）LD广泛存在于多种组织中，所以少量组织坏死均可使血清LD活力增高，特异性差，心肌梗死、肝炎、肝硬化、肾脏疾病、恶性肿瘤以及某些贫血患者均增高。在心肌梗死时，LD升高最迟，但持续时间长，故在心肌梗死诊断上有一定的价值。

（2）约30%恶性肿瘤患者的LD是升高的，但因为LD的临床灵敏度和特异性太低，所以不适合作为恶性肿瘤的过筛试验，但在疾病进展和治疗反应中是较好的监测指标。在神经细胞瘤中，LD的临床灵敏度约为75%。结合患者的年龄和疾病阶段，血清LD的水平是一项重要的预后判断标准。在多发性骨髓瘤中，LD数值的上升是预后差、骨外损害和巨大肿瘤的标志。在LD数值上升的患者中只有20%对化疗有反应，而LD数值正常的患者中有57%对化疗是有反应的。在非霍奇金淋巴瘤（NHL）中，LD是一个预后指标，根据总体的生存时间，LD数值上升患者其预后较LD数值正常患者差。治疗开始时的LD数值预示着完全缓解期的长短。

（3）LD及其同工酶常用于肿瘤的诊断和鉴别诊断中。研究发现，应用LD-4与LD-5比值来区分总LD升高的患者是肝细胞癌还是肝转移癌。95%原发性肝细胞癌患者LD-4与LD-5比值低于临界值1.05，而82%肝转移癌患者则高于该临界值。高达70%肝转移癌患者的LD是上升的，LD的临床灵敏度为65%，但LD与AST、ALT之间无相关性。

三、神经元特异性烯醇化酶

（一）生理与生物化学

自然界中存在五种烯醇化酶同工酶（分别是$\alpha\alpha$、$\beta\beta$、$\gamma\gamma$、$\alpha\beta$、$\alpha\gamma$），它们均是胞质二聚体酶，由α、β、Y三种亚基组成，均需Mg_2^+作为辅助因子。脑组织中存在$\alpha\alpha$、$\beta\beta$、$\alpha\gamma$三种烯醇化酶同工酶，神经元特异性烯醇化酶（NSE）为$\gamma\gamma$型。NSE是参与糖酵解途径的烯醇化酶中的一种，存在于脑组织和神经内分泌组织中，其生理效应是催化底物发生烯醇化作用。NSE在脑组织细胞的活性最高，外周神经和神经分泌组织的活性水平居中，最低值见于非神经组织、血清和脊髓液。它被发现在与神经内分泌组织起源有关的肿瘤中，特别是SCLC中有过量的NSE表达，导致血清中NSE明显升高。

（二）标本采集

（1）取静脉血2mL，凝固后离心迅速分离血清。

（2）待测标本绝对禁止溶血，因红细胞中含大量的神经元特异性烯醇化酶，1%的溶血产生的血清NSE水平升高可达5μg/L。

（三）检测方法

1.ELISA法

使用针对NSE上两个不同抗原决定簇的2株单克隆抗体，分别作为包被抗体和酶标抗体，建立双抗体夹心法。先用链霉亲和素包被反应板微孔，再加入待测样品和生物素化抗NSE单抗，形成链霉亲和素-生物素化单抗-NSE抗原的固相，洗涤后加入酶标记抗NSE单抗，在固相上形成抗体-抗原-酶标抗体复合物，洗涤后加入酶底物/色原呈色，呈色强度与检样中一定范围的NSE浓度成正比。

2.ECLIA法

待测标本、生物素化的抗NSE单克隆抗体与钌标记的抗NSE单克隆抗体在反应体系中混匀，形成夹心抗原抗体复合物。加入链霉亲和素包被的磁性微粒与之结合，在磁场的作用下，磁性微粒被吸附至电极上，未结合的游离成分吸弃。电极通电加压后产生光信号，并与检样中一定范围的NSE成正比。

（四）参考区间

1.ELISA法

正常人血清NSE为12.5～25.0μg/L。

2.ECLIA法

正常人血清NSE＜15.2μg/L。

各实验室应通过调查本地区不同人群建立自己的参考值。

（五）临床意义

1.NSE与肺小细胞性肺癌（SCLC）

肺小细胞性肺癌发病率占原发性肺癌的20%～25%，手术预后差，但对化疗和放疗敏感性高的SCLC患者血清NSE水平明显增高，NSE对SCLC的诊断具有较高的特异度和敏感度，且活性水平与SCLC的临床进程相平行。

2.NSE与神经母细胞瘤

神经母细胞瘤患者血清NSE明显升高。

3.NSE与多发性硬化

多发性硬化急性期，中枢神经系统白质受到免疫应答的炎性脱髓鞘病变影响，脑脊液中NSE水平明显升高，恢复期NSE活性降低，且与病情进展及预后呈正相关。说明脑脊液中NSE活性水平测定可用于多发性硬化的诊断及治疗监测。

4.NSE与脑组织损伤

脑组织出现机械性损伤时，脑脊液NSE明显上升，升高的速度及幅度与损伤程度及部位密切相关，损伤越靠近侧脑室，脑脊液NSE上升得越早越快。大多数脑梗死，一过性脑缺血患者脑脊液中NSE增高，至恢复期和后遗症期NSE活性降低。

5.NSE与神经内分泌肿瘤

肿瘤组织中含有丰富的烯醇化酶，血清NSE的升高来源于肿瘤组织破坏，胰岛细胞瘤、嗜铬细胞瘤、甲状腺瘤等神经内分泌肿瘤患者血清NSE活性均高于正常人，切除肿瘤或有效的化疗后血清NSE明显下降。

四、前列腺特异抗原

（一）生理与生物化学

前列腺特异抗原（PSA）是一种由前列腺腺泡和导管的上皮细胞产生，含有237个氨基酸残基的单链糖蛋白，分子量约为34kD，在功能上属于类激肽释放酶的一种丝氨酸蛋白酶。由237个氨基酸残基组成，N端的氨基酸是异亮氨酸，C端的氨基酸是脯氨酸。这种含7%糖类的单链糖蛋白有许多异构体，等电点pH为6.8～7.2。编码PSA的基因位于第19号染色体上，和缓激肽-1基因有82%同源。PSA存在于前列腺内质网和前列腺上皮细胞及分泌物中，无论正常前列腺组织还是病变前列腺组织内均含有PSA，且单个细胞PSA含量相对恒定。PSA可与α_1-抗糜蛋白酶和α_2-巨球蛋白结合而失活，通常血液中没有或仅有极微量的PSA。它能使精囊特异蛋白变成几个小分子量蛋白，起到液化精液的作用。

（二）标本采集

取静脉血2mL，凝固后离心分离血清。

（三）检测方法

临床检测PSA的常用方法有化学发光法（CLIA）和电化学发光法（ECLIA）、放射免疫分析法（RIA）、免疫放射分析法（IRMA）、酶联免疫吸附法（ELISA）、金标记免疫渗滤法等，以ELISA法和CLIA法最常用。目前已可检测总PSA（t-PSA）、结合PSA（c-PSA）以及游离PSA（f-PSA）。

1.ELISA法

采用双抗体夹心法。用兔抗t-PSA（或抗c-PSA或抗f-PSA抗体）包被微孔板，加待测样本或标准品后再加酶标记单克隆抗体，使特异性地形成“固相抗体-抗原-酶标抗体”复合物，再加酶底物/色原呈色，呈色强度可反映PSA水平。

2.CLIA法

实验时待测的t-PSA（或c-PSA或f-PSA抗体）与mAb、ALP-gAb结合，形成双抗体夹心大分子免疫复合物mAb-t-PSA-ALP-gAb，反应达平衡后加入标记抗鼠IgG抗体的磁性颗粒，使其捕获上述大分子抗原抗体复合物，在磁场的作用下自行沉淀。分离并吸弃上清液后加入发光底物AMPPD，后者在ALP的作用下迅速发出稳定的光量子，产出量与待测t-PSA（或c-PSA或f-PSA抗体）的量成正比。

3.ECLIA法

待测标本、生物素化的抗t-PSA（或抗c-PSA或抗f-PSA）单克隆抗体与钌标记的抗t-PSA（或抗c-PSA或抗f-PSA）单克隆抗体在反应体系中混匀，形成夹心抗原抗体复合物。加入链霉亲和素包被的磁性微粒与之结合，在磁场的作用下，磁性微粒被吸附至电极上，未结合的游离成分吸弃。电极通电加压后产生光信号，并与检样中一定范围的t-PSA（或c-PSA或f-PSA）成正比。

（四）参考区间

（1）总PSA（t-PSA）有随年龄增大而增高的趋势，一般参考值：正常男性血清PSA≤4μg/L。

（2）结合PSA（c-PSA）测定结果一般为c-PSA/t-PSA比值<0.78。

（3）游离PSA（f-PSA）测定结果通常用f-PSA/t-PSA比值表示，比值>0.25。

各实验室应取不同年龄的健康男性人群、不同病期的前列腺癌与良性前列腺增生患者标本测定结果，定出本实验室的参考值。

（五）临床意义

（1）PSA是诊断前列腺癌的肿瘤标志物，也是目前少数器官特异性肿瘤标志物之一。正常人血清PSA<4μg/L，这个正常值有随年龄增长的趋势。前列腺癌是男性泌尿系统的主要囊性肿瘤，PSA异常升高预示有患前列腺癌的可能。PSA还可用于治疗后的监控，90%术后患者PSA可降至正常水平。若术后PSA值升高，提示有残存肿瘤。放疗后疗效显著者，50%以上患者在2个月内血清PSA降至正常。

（2）良性前列腺增生者，PSA水平越高，发生急性尿潴留的风险越大。近50%良性前列腺增生者t-PSA水平的增高与前列腺癌难以鉴别。目前，认为良性前列腺增生者不受年龄与t-PSA水平的影响，c-PSA/t-PSA比值相对稳定在0.76～0.79。前列腺癌患者血清中t-PSA增高，c-PSA水平也是增高的（c-PSA占90%以上），但f-PSA水平低于5%。当t-PSA为4.1～10.0μg/L时，f-PSA/t-PSA比值<0.10，可测出约95%的前列腺癌。有的报告f-PSA/t-PSA比值<0.10为前列腺癌；在0.10～0.20为恶性病变与良性病变重叠区；>0.20为良性病变。

（3）正常女性血循环中有低水平的PSA，当乳腺发生良性或恶性肿瘤时，PSA水平可能升高。

五、谷胱甘肽S转移酶

（一）生理与生物化学

谷胱甘肽S转移酶（GST）是一种多功能的Ⅱ相代谢酶家族，也是一个同源二聚体酶的超基因家族，普遍存在于各种生物体内。GST可分为膜结合微粒体家族和胞质家族两大类。在人GST家族中发现5种胞质型同工酶及分布。

同工酶α：肝、肾、小肠；基因位于6p12；基因位点为GSTA1、A2。

同工酶μ：肝、心脏、肌肉；基因位于1p13.3；基因位点为GSTM1–5。

同工酶θ：红细胞、胃肠道；基因位于22q11.2；基因位点为GSTT1、T2。

同工酶π：胎、盘、肺；基因位于11q13；基因位点为GSTP1。

同工酶ζ：肝、外周血；基因位于14q24.3；基因位点为GSTZ。

GST是一种由相同或不同亚基构成的球状二聚体蛋白，每个亚基相对分子质量在23000～29000Da，由200～240个氨基酸组成，其晶体结构显示，每个亚基的多肽链形成2个结构域。N–末端氨基酸结构域由80个氨基酸排列形成β–折叠和3股α–螺旋，与谷胱甘肽过氧化物酶（GSHP）活性结合位点（G点）结合，形成一个相对保守的酪氨酸残基（Try），Try–5的—OH与GSH的硫醇化阴离子结合形成氢键，从而在催化反应中起重要作用。GSTa、μ、π的晶体结构具有相似性。其余氨基酸以5～6股α–螺旋构成C–末端氨基酸结构域，是亲电物质结合位点（H位点）。

GST催化GSH的巯基与各种亲电分子（化学致癌物和烷化剂）和疏水性分子结合，产生一种硫醚连接的谷胱甘肽结合物，使其更具极性和更易溶于水，经胆汁和尿液排出体外。通过非酶结合的方式将机体内各种潜在毒性化学物质及致癌剂及亲脂性化合物等从体内排出，从而达到清除毒性物质、致癌物质，达到解毒和保护DNA遗传物质稳定性的目的。当GST表达增强或活性增强，GST通过抑制c–jun氨基末端激酶（c–JNK1）和细胞凋亡信号调节激酶（ASK1）来调节促细胞分裂原活化蛋白激酶（MAPK）通路，该通路通过蛋白质和蛋白质的相互作用参与细胞生存和死亡的信号转导，从而使JNK1和ASK1等诱导细胞凋亡的通路被抑制，细胞化疗药物潴留量明显减少，产生耐药性。

在GST诸多基因位点中，GSTM1、GSTT1、GSTP1具有人群多态性。GST超基因家族具有保护细胞免受亲电子细胞毒物质的作用，这提示基因纯合缺失导致的解毒功能的损伤，往往增加了个体对疾病的易感性，尤其是肿瘤的发生。

（二）标本采集

1.血标本

取外周静脉血3mL，凝固后分离血清。

2.组织标本

取癌组织中心部分剪碎，200目网过滤，取得单个细胞，超声粉碎即可。

（三）检测方法

组织标本常用免疫组织化学法检测。

（四）参考区间

血清：0.16～1.96μg/L；组织标本：阴性。

（五）临床意义

（1）肝癌早期血清GST水平明显增高，明显高于正常人群及良性肝病者，提示GST可作为肝癌早期的诊断标志。

（2）GST增高还可见于卵巢癌、大肠癌、食管癌、乳腺癌等恶性肿瘤，并与肿瘤的临床分期、治疗反应及预后有关。

（3）在非肿瘤性疾病如急慢性肝炎、肝硬化时亦可有GST增高。

六、γ-谷氨酰基转移酶

（一）生理与生物化学

γ-谷氨酰基转移酶（γ-GT或GGT）是一种肽转移酶，催化γ-谷氨酰基的转移，其天然供体是谷胱甘肽（GSH），受体是L-氨基酸。GGT分子量为90kD，它在体内的主要功能是参与γ-谷氨酰循环，与氨基酸通过细胞膜的转运及调节GSH的水平有关。人体各器官中按GGT含量多少依次为肾、前列腺、胰、肝、盲肠和脑。胚胎期各脏器GGT较高。用4%～30%聚丙烯酰胺电泳从血清GGT中分离出,1条区带，正常人以Ⅰ带为主，胎肝和肝癌中的GGT以Ⅱ为主，在患前列腺癌、骨癌、胰腺癌、食管癌、胃癌时GGT也升高，可达正常的10倍以上。血清中的GGT活性主要来自肝、胆系统，具有癌胚特性。但患肾脏疾病时，血清中该酶活性增高不明显，这可能与经尿排出有关。因此GGT主要用于肝胆疾病的辅助诊断。

（二）标本采集

（1）取静脉血3mL，凝固后分离血清。

（2）溶血标本对测定结果影响不大。

（3）标本在室温或4℃可稳定7d，在-20℃可稳定2个月。

（三）参考区间

1.速率法

成年男性GGT：11～50U/L（37℃）；成年女性GGT：7～32U/L（37℃）。

2.比色法

成年男性：3～17U/L；成年女性：2～13U/L。

（四）临床意义

（1）肝癌患者血清GGT水平明显增高，在原发性及继发性肝癌时GGT最早出现增高，是较敏感的肿瘤标志物。另外，GGT对判断肝癌术后有无复发及诊断AFP阴性的肝癌亦有重要的临床价值。

（2）血清GGT水平增高也常见于胰腺癌、大肠癌、胃癌、食管癌、乳腺癌及甲状腺癌等肿瘤性疾病。特别在诊断恶性肿瘤患者有无肝转移时，其阳性检测率可高达90%。

（3）血清GGT水平升高还可见于急慢性肝炎、阻塞性黄疸、胆道感染、胆石症、急性胰腺炎等非肿瘤性疾病。嗜酒或长期接受某些药物如巴比妥者，GGT活性可升高。

第二节　激素类肿瘤标志物检验

一、降钙素

（一）生理与生物化学

降钙素（CT）是由甲状腺滤泡旁细胞或称为C型细胞分泌的一种含有32个氨基酸的单链多肽，分子量约为3.5kD，半衰期为4～12min。此外，胸腺也有分泌降钙素的功能。在人类，C细胞主要存在于甲状腺，在甲状旁腺、肺、肠及垂体等部位亦有少量分布。CT的合成和分泌受血钙水平的调节，在血钙浓度升高时分泌，抑制钙从骨中释放，增加尿磷，从而降低血钙和血磷。胃泌素、胰高血糖素也可促进其分泌。降钙素的主要作用是降低血钙，其主要靶器官是骨组织，可使破骨细胞活动减弱，成骨细胞活动增强，从而抑制骨的重吸收，增强成骨过程，使骨组织释放的钙盐减少，而钙盐沉积增加，因而血钙下降。这一效应对儿童有特殊意义。降钙素还可作用于肾脏，抑制肾小管对钙、磷的重吸收。CT与甲状旁腺素（PTH）互为拮抗，使血钙维持在稳定的正常水平。

（二）标本采集

取静脉血3mL，不抗凝或EDTA抗凝，分离血清或血浆进行测定。由于降钙素的半衰期短，因此标本收集后应尽快进行检测。当小于1h不能检测应在–20℃存放。

（三）检测方法

常用的分析方法有放射免疫分析法（RIA）、酶联免疫吸附法（ELISA）和化学发光法（CLIA）。

（四）参考区间

血清降钙素＜100ng/L。在所有的检测方法中，女性的CT检测值均较男性低，胃泌素刺激后女性CT增加值同样比男性低。由于产品不同及实验方法差异，各实验室应建立自己的正常参考值范围。

（五）临床意义

（1）CT常用于筛查甲状腺髓样癌患者的无症状家族成员。此种肿瘤起源于甲状腺C细胞，可产生多种生物活性物质，其中以降钙素为主。患者血清降钙素水平高于正常数十至数百倍。如经手术治疗，则降钙素水平可在数小时内下降，直至恢复正常。如果手术后CT值长期持续增高，提示肿瘤的切除不完全或有可能转移。由于CT和肿瘤大小、浸润、转移有关，临床上常把CT用于监测甲状腺髓样癌的治疗。此外，由于C细胞数目减少引起的甲状腺发育不良或者甲状腺部位手术，其CT可明显降低。

（2）肺小细胞癌可产生多种激素，其中包括降钙素，其水平与肺小细胞癌病变活动程度明显相关。病变广泛的患者降钙素的水平明显升高，缓解时降低至正常水平，复发后再升高。此外，乳腺癌、消化道癌等肿瘤也可异位分泌CT，其血清中CT升高。

（3）新生儿、儿童和孕妇因骨骼更新快，血清中CT水平也可升高。成年女性CT水平一般较男性低，且随年龄增长而下降，绝经期妇女降低更明显，CT下降也可能与妇女骨质疏松有关。

（4）肾衰竭患者CT也常升高，甲状旁腺功能亢进，高胃泌素血症，胰腺炎等CT也可升高。

二、人绒毛膜促性腺激素

（一）生理与生物化学

人绒毛膜促性腺激素（HCG）是在妊娠期由胎盘合体滋养层细胞分泌的一种糖蛋白激素，含28～30个氨基酸，分子量为45kD，半衰期为12～20h，由两个独立的氨基酸肽链α和β亚单位组成。α亚单位与垂体激素促卵泡生成素（FSH）、黄体生成素（LH）和促甲状腺素（TSH）的组成成分相同，β亚单位为特异性链，仅存在于HCG。当胎盘绒毛膜细胞恶变后，HCG的糖链异常，分泌的HCG多为β亚单位，因此β-HCG是更好的肿瘤诊断指标。

（二）标本采集

取静脉血3mL，凝固后分离血清。溶血标本或脂血标本应避免使用。标本置于-20℃存放，避免反复冻融。

（三）检测方法

HCG测定通常采用放射免疫分析法（RIA）与化学发光法（CLIA），也可用时间分辨荧光免疫分析法（TRFIA）和酶联免疫吸附法（ELISA）等。

1.ELISA

采用双抗体夹心法。实验时用抗β-HCG单克隆抗体包被微孔板，分别将待测样本、标准品及阳性、阴性对照加至包被孔中，反应后加入酶标抗体，使特异性地形成固相抗体-HCG-酶标抗HCG抗体复合物，再加入酶底物、色原呈色。呈色程度与测定范围内的样本中HCG浓度成正比。

2.CLIA法

采用夹心法。避免TSH、LH与FSH的交叉干扰。样本中待测的HCG以其β链与mAb、ALP-gAb结合，形成双抗体夹心大分子免疫复合物mAb-HCG-ALP-gAb，反应平衡后加入连接有羊抗鼠IgG抗体的磁性颗粒，捕获抗原抗体复合物，并在磁场作用下沉淀磁性颗粒，分离并吸弃上清后，加入发光底物AMPPD，在ALP的作用下迅速发出稳定的光量子，与检样中HCG的量成正比。

（四）参考区间

正常人血清HCG<10μg/L，尿<20μg/L。由于产品不同及实验方法差异，各实验室应建立自己的正常参考值范围。

（五）临床意义

（1）β-HCG常用于早期妊娠诊断，在月经延期3d左右即可测出，孕期9～12周血中浓度达高峰，以后逐渐下降，18周时降至最低水平，直至分娩后4d达正常。因此可用于诊断早孕及宫外孕，进行先兆流产的动态观察和预后判断，还可作为孕期的监护观察指标。

（2）β-HCG异常增高常见于滋养层细胞恶性肿瘤，如恶性葡萄胎和绒毛膜上皮细胞癌，血清β-HCG异常升高，且对其早期诊断、治疗评估及随访具有重要意义。卵巢癌患者血清中β-HCG水平明显高于正常人群及良性卵巢疾病，并与临床分期正相关，在治疗有效时明显下降，复发时又再次升高。

（3）β-HCG的升高亦多见于精原细胞睾丸癌、乳腺癌、胃肠道癌和肺癌等恶性肿瘤，在良性疾病如肝硬化、十二指肠溃疡、炎症也可见β-HCG轻度异常。由于β-HCG无法穿过血脑屏障，所以脑脊液中出现β-HCG并且和血清中的β-HCG比例超过1：60时，说明肿瘤脑转移。

第三节 胚胎抗原类肿瘤标志物检验

胚胎抗原是在胚胎发育阶段由胚胎组织产生的正常成分，在胚胎后期减少，出生逐渐消失，或仅存微量。当细胞癌变发生返祖现象时，此类抗原可重新合成，这些胚胎抗原重新出现可能和恶性细胞转化时激活了某些在成年后已关闭了的基因有关，重新表达于肿瘤细胞表面，分泌入血。在癌肿患者中，胚胎抗原类肿瘤标志物不多，但都是临床常用的重要标志物。1964年在肝癌患者的血清中找到了甲胎蛋白（AFP）并用于临床。1965年发现了癌胚抗原（CEA）。AFP和CEA都属于胚胎抗原类物质，至今仍是常用的肿瘤标志物。

一、甲胎蛋白

甲胎蛋白（AFP）是人类认识较早的比较有价值的肝癌和生殖细胞瘤肿瘤标志物，也是目前最特异的肿瘤标志物。

（一）生理与生物化学

AFP是由590个氨基酸组成的一种单肽链的糖蛋白，分子量68～70kD，含糖4%，是连于232位天冬酰胺上的N-糖链，半衰期5天。AFP的编码基因定位于第4号染色体4q11～4q21区域，和人血清清蛋白有高度同源性，且二者的基因位于同一条DNA链上。AFP主要由胚胎时期的肝脏和卵黄囊产生，胃肠道黏膜上皮也可产生少量。AFP可细分为卵黄囊型和肝型，它们含糖类的比例不同。AFP常和乳酸类物质如刀豆素A（ConA）结合，卵黄囊型AFP中结合了50%～70%的ConA，远高于肝型。AFP在妊娠6周开始合成，12～14周达到高峰，以后逐渐下降，出生1年后血清AFP降至正常成人水平。

（二）标本采集

抽取静脉血2mL，凝固后离心分离血清。测定标本严重溶血影响结果。标本应置于-20℃存放，避免反复冻融。胸膜渗出液、腹水和脑脊液也可用于测定。此外，在经干细胞抽提或新鲜细胞治疗后，可因合成直接针对外来抗原的抗体而出现交叉反应，从而产生AFP假性升高。

（三）检测方法

检测AFP的常用方法有放射免疫分析法（RIA）、酶联免疫吸附法（ELISA）、金标记免疫渗透法、化学发光法（CLIA）和电化学发光法（ECLIA）等。临床上最常使用ELISA法和CLIA法，以下是对这两种检测方法的介绍。

1.ELISA法

采用双抗体夹心法。用抗AFP抗体包被微孔板，分别将待测样本、标准品及阳性、阴性对照加至包被孔中，反应后加入酶结合物，使特异性地形成固相抗AFP抗体-AFP-酶标抗AFP抗体复合物，再加入酶底物、色原呈色。呈色程度与测定范围内的样本中AFP浓度成正比。

2.CLIA法

采用竞争法。待测抗原AFP和ALP-AFP竞争性与抗体结合，当反应平衡时，加入连接羊抗鼠IgG抗体的磁性颗粒，即与ALP-AFP-Ab结合形成大的抗原抗体复合物，在磁场的作用下自行沉淀并将上清液中游离的ALP-AFP、AFP分离吸弃，加入AMPPD后迅速发出稳定的光量子，与ALP-AFP-Ab的产出量成正比，与样品中AFP的量成反比。

（四）参考区间

一般的参考值：出生时为60000～120000μg/L，0～2个月时为25～1000μg/L，6个月时为20μg/L，成人时＜20μg/L，妊娠3个月时为18～113μg/L，妊娠4～6个月时为160～550μg/L，妊娠7～9个月时为100～400μg/L。不同实验室应根据使用不同的方法和不同的试剂来确定本室的参考值范围。

（五）临床意义

1.AFP和肝癌

肝癌患者血清中AFP水平明显增高，是目前最好的早期诊断标准。但是被诊断为肝癌的患者中仅有60%（临床特异性75%）会有AFP浓度异常。在原发性肝细胞癌中，有5%～10%的病例AFP正常。在少见的肝细胞胚胎瘤中，AFP可正常或升高，而胆管细胞癌时AFP正常。在良性肝脏疾病如肝炎、肝硬化患者血清中AFP也升高，但95%小于200μg/L，如AFP超过500μg/L，就意味着存在肝癌。肿瘤内的AFP浓度和肝癌的大小、生长速度、分期或恶性程度有关，结合超声常常能发现早期肝癌（直径＜5cm）。AFP还用于治疗监测和预后判断，AFP是否降至正常已成为判断是否为根治性手术的指标之一。

AFP增高还见于转移性肝癌；手术后AFP大于200μg/L，意味着肝癌组织未完全切除或有转移。

2.AFP和胚胎细胞肿瘤

AFP和HCG结合被用于胚胎细胞肿瘤分型和分期，胚胎细胞肿瘤可分为精原细胞型、卵黄囊型、绒毛膜上皮细胞癌和畸胎瘤。精原细胞型肿瘤AFP正常，HCG升高；卵黄囊瘤AFP升高，绒毛膜上皮细胞癌的患者HCG升高，而畸胎瘤两者均正常；90%非精原细胞性睾丸癌至少有一项升高。其中小于20%的Ⅰ期患者、50%～80%的Ⅱ期患者、90%～100%的Ⅲ期患者两项同时升高。这两个标志物的浓度高低也和病情轻重、是否转移有关。

3.AFP与良性肝病

10%～62%的肝硬化患者AFP浓度升高，既有肝硬化又有AFP浓度异常的患者发展为原发性肝细胞癌的风险更高。31%～52%的急性病毒性肝炎、15%～58%的慢性活动性肝炎患者AFP升高，与肝细胞坏死和再生程度有关。一般来说，良性肝病患者AFP上升是暂时的，大多在2～3周后下降或处于波动状态。

二、癌胚抗原

癌胚抗原（CEA）是1965年在大肠癌的提取物中发现的。此提取物的抗原也出现在胚胎细胞上，故称为癌胚抗原。

（一）生理与生物化学

CEA是一种具有人胚胎抗原决定簇的酸性糖蛋白，含45%～55%糖类，分子量150～300kD，由641个氨基酸组成，是免疫球蛋白超家族中的一部分，与免疫球蛋白IgG的重链结构极相似。CEA编码基因位于19号染色体，由10个基因组成，可分泌36种不同的糖蛋白，其中最主要的一种即CEA。电子显微镜免疫组化技术证实这种蛋白确实存在于正常结肠柱状细胞和杯状细胞。1989年已发现CEA有5种互相不重叠的抗原决定簇，分别命名为Gold1～5，其中1～3有很高的特异性，而4、5有交叉反应。早期胎儿中，由内胚层衍生而来的胃肠道及肝、脾都可合成CEA，出生后消失。正常组织分泌CEA的有：支气管、唾液腺、小肠、胆管、胰管、尿道和前列腺。在成人CEA主要是由结肠黏膜细胞分泌到粪便中，一天约70mg，少量重吸收至血液。胃肠道肿瘤细胞因极性消失，CEA反流入淋巴或血液，导致血清CEA增高。抽烟者，少数肺和支气管疾病、肠道炎症和慢性肝病患者血清CEA会轻度升高。

（二）标本采集

标本类型包括血清、唾液、胸腔积液、腹水、脑脊液等。抽取静脉血2mL，凝固后离心分离血清。测定标本应避免严重溶血。标本应置于-20℃存放，避免反复冻融。样本中的蛋白组成可能会影响某些分析方法。此外，在接受鼠免疫球蛋白治疗或诊断的患者血清中可能存在抗鼠Ig抗体，可干扰以鼠单克隆抗体为基础的检测。

（三）检测方法

检测CEA的常用方法有放射免疫分析法（RIA）、酶联免疫吸附法（ELISA）、金标记免疫渗滤法、化学发光法（CLIA）和电化学发光法（ECLIA）等。

1.ELISA法

采用双抗体夹心法。用抗CEA单克隆抗体包被微孔板，分别将待测样本（包括血清、唾液、胸腔积液、腹水、脑脊液等）、标准品及阳性、阴性对照加至包被孔中，反应后加入酶结合物，使特异性地形成固相抗CEA抗体-CEA-酶标抗CEA抗体复合物，充分洗涤后再加入酶底物、色原呈色。呈色程度与测定范围内的样本中CEA浓度成正比。

2.CLIA法

采用竞争法。待测抗原CEA和ALP-CEA竞争性与抗体结合，当反应平衡时，加入连接羊抗鼠IgG抗体的磁性颗粒，即与ALP-CEA-Ab结合形成大的抗原抗体复合物，在磁场的作用下自行沉淀并将上清液中游离的ALP-CEA、CEA分离吸弃，加入AMPPD后迅速发出稳定的光量子，与ALP-CEA-Ab的产出量成正比，与样品中CEA的量成反比。

（四）参考区间

正常人血清CEA＜5.0μg/L。每个实验室应通过对本地区各类人群的调查，并根据使用不同的方法和不同的试剂盒，建立自己的参考值范围。

（五）临床意义

（1）吸烟人群血清中CEA浓度稍高于不吸烟人群。在肝硬化、肺气肿、直肠息肉、良性乳腺瘤、溃疡性结肠炎患者的血清CEA也可增高。目前认为CEA有较高的假阳性和假阴性，故其不是恶性肿瘤的特异性指标，在诊断上只有辅助价值。

（2）血清CEA浓度＞20μg/L常提示有恶性肿瘤。大约70%的直肠癌、55%的胰腺癌、50%的胃癌、40%的尿道癌和25%的卵巢癌患者CEA升高。当CEA比正常持续升高5～10倍，强烈提示恶性肿瘤特别是肠癌的存在。在直肠癌，CEA浓度和Duke分期有关，28%的A期和45%的B期CEA都异常。高水平的CEA（＞80μg/L），可作为肿瘤已有转移的标志，因为CEA是一种细胞黏附分子，极易浸润和转移。在整个直肠癌治疗期间，CEA是一个有效的监视指标，是发现复发的理想指标，其敏感性高于X线和直肠镜。

（3）约有40%的乳腺癌患者CEA升高。在早期和局部的乳腺癌，CEA常在正常参考范围，一旦CEA升高，往往意味有转移。肿瘤治疗有效，CEA即行下降，如CEA水平又升高往往意味着肿瘤的复发。一般说来，从CEA开始升高到临床有明显复发症状约5个月，这在90%的再手术的患者身上得到了证实。早期局限的乳腺癌患者CEA应该是正常的，一旦升高就表明有骨或肺转移。

（4）有65%的小细胞肺癌患者CEA升高，所以CEA也是诊断和监视小细胞肺癌的有效工具。CEA还常用于监测胰腺癌、胃癌、肺癌、乳腺癌的治疗。

第九章　药品的鉴别

第一节　药品鉴别概述

药品的鉴别试验是根据药品的组成、分子结构和理化性质，采用化学、物理化学或生物学方法来判断药品的真伪。《中国药典》和世界各国药典所收载的药品项下的鉴别试验方法，均为用来证实储藏在有标签容器中的药品是否为其所标示的药品，而不是对未知物进行定性分析。它是药品质量检验中的首项工作，只有在药品鉴别无误的情况下，进行药品的杂质检查、含量测定等分析才有意义。这些试验方法虽有一定的专属性，但不足以确证其化学结构，因此不能以此来鉴别未知物。化学药物的结构确证不同于药物鉴别试验，其主要任务是确认所制备的原料药结构是否正确，适用于未知化合物的鉴别或目标对象的结构确认。

一、药品鉴别的特点

药品鉴别的特点：药品鉴别是已知药品的确证试验；药品鉴别是个项分析，它仅是系统试验的一部分；鉴别制剂时，需考虑赋形剂和其他有效成分之间的相互干扰；对某一药品须进行综合分析实验结果，方可做出判断。

二、药品鉴别的内容

药品的鉴别试验通常包括性状和鉴别两方面的内容。药品的性状通常反映药品特有的物理性质。一般的鉴别试验均是以某些类别药品的共同化学结构和物理性质为依据，通过化学反应来鉴别其药品的真伪，以区别不同类别的药品。专属鉴别试验是确证某一药物的依据，是在一般鉴别试验的基础上，利用各种药品化学结构的差异来鉴别药品，以区别同类药品或具有相同化学结构部分的各个药品单体，从而达到最终确证药品真伪的目的。

三、鉴别试验的灵敏度

鉴别试验的灵敏度是指在一定的条件下，在尽可能稀的溶液中检测出最少量的供试品。此反应对这一要求所能满足的程度被称为反应的灵敏度。如果鉴别试验的灵敏度越高，则所需要的药品量就越少。

需要指出的是，反应的灵敏度与分析方法、观察方式、反应条件及操作人员的技能等因素有关。

在药品分析工作中，通常可采取以下措施来提高反应的灵敏度：

（1）降低沉淀的溶解度。

（2）使反应产生的颜色易于识别。

（3）改进观测方法。

第二节 鉴别试验的项目

鉴别试验项下规定的检测方法，仅适用于鉴别药品的真伪，一般分为性状、一般鉴别试验和专属鉴别试验。

一、性状

药品的性状反映了药品特有的物理性质，一般包括外观、溶解度和物理常数等。

（一）外观

外观指药品的外表感官和色泽，包括聚集状态、晶型、色泽以及臭、味等性质，如《中华人民共和国药典（2015年版）》二部对硝酸甘油溶液的性状描述为：“本品为无色的澄清溶液；有乙醇的特臭。”对甲磺酸酚妥拉明的描述为：“本品为白色或类白色的结晶性粉末；无臭。本品在水或乙醇中易溶，在三氯甲烷中微溶。本品的熔点为176～181℃，熔融同时分解。”

（二）溶解度

溶解度是药品的一种物理性质。在一定程度上反映了药品的纯度、晶型或粒度。《中华人民共和国药典》采用极易溶解、易溶、溶解、略溶、微溶、极微溶解、几乎不溶或不溶等来描述药品在不同溶剂中的溶解性能，并可作为药品精制或制备溶液时的参考依据，如《中国药典》2015年版二部对兰索拉唑的描述为：“本品在N，N–二甲基甲酰胺中易溶，在甲醇中溶解，在乙醇中略溶，在水中几乎不溶。”对头孢丙烯的描述为：“本品在水中微溶；在甲醇或N，N-二甲基甲酰胺中易溶；在丙酮或乙醚中几乎不溶。”

（三）物理常数

物理常数是评价药品质量的重要指标。其测定结果不仅对药品具有鉴别意义，同时反映了药品的纯度。《中国药典》收载的物理常数包括相对密度、馏程、熔点、凝点、比旋度、折光率、黏度、吸收系数、碘值、皂化值及酸值等。

1.相对密度

纯物质的相对密度在特定的条件下为不变的常数，但如物质的纯度不够，则其相对密度的测定值会随着纯度的变化而改变。因此，测定药品的相对密度可用于检查药品的纯度。《中国药典》2015年版四部附录收载有比重瓶和韦氏比重秤两种测定方法，其中最常用的为比重瓶法，如三乙醇胺项下所述：“本品的相对密度，在20℃时为1.120～1.130。”

2.熔点

熔点是多数固体有机药品的重要物理常数。《中国药典》2015年版二部附录收载有3种测定方法，其中最常用的为测定易粉碎固体药品的“第一法”，即“传温液加热法”。此外，还有少数品种采用第二法和第三法，一般未注明者均指“第一法”。要求报告初熔和终熔，如尼莫地平项下所述为“本品的熔点为124～128℃”，尼美舒利项下所述为“本品的熔点为148～151℃”。

3.比旋度

比旋度是反映手性物质特性及其纯度的主要指标，可用以区别或检查药品的纯度，也可用于测定含量，如《中国药典》2015年版二部尼尔雌醇项下所述：“取本品，精密称定，加无水乙醇溶解并定量稀释制成每1mL中约含10mg的溶液，依法测定，比旋度为+2°～+10°。”

4.吸收系数

系数指在规定的波长、溶剂和温度等条件下，吸光物质在单位浓度、单位液层厚度时的吸光度称为吸收系数。有两种表示方式：摩尔吸收系数和百分吸收系数。后者为《中国药典》2015年版二部收载的各有关品种检测时采用的方法。它是指在一定波长下，溶液浓度为1%（w/v），厚度为1cm时的吸光度，用吸收系数（*E*1%1*cm*）表示。它是吸光物质的重要物理常数，不仅用于考察原料药的质量，也可作为该药品应用分光光度法测定含量时的依据，如司莫司汀的吸收系数测定方法为：“避光操作，取本品，精密称定，加环己烷制成每1mL中约含20μg的溶液，按照紫可见分光光度法，在232mm的波长处测定吸光度，按$C_{10}H_{18}ClN_3O_2$的吸收系数（*E*1%1*cm*）为254计算，即得。”

5.黏度

黏度测定法用动力黏度、运动黏度或特性黏数3种方式来表示。测定供试品黏度可用于纯度检查等。《中国药典》2015年版四部附录收载了两种黏度计用于测定，即用平氏黏度计（毛细管式）测定运动黏度或动力黏度（第一法），用旋转式黏度计测定动力黏度（第二法），如轻质液状石蜡项下所述："本品的运动黏度[第一法，毛细管内径（1.0 ± 0.05）mm]在40℃时不得小于$12mm^2/s$。"

二、一般鉴别试验

一般鉴别试验是依据某一类药品的化学结构或理化性质的特征，通过化学反应来鉴别药品的真伪。对无机药品主要是做阴阳离子的鉴别，对有机药品主要是做其典型官能团的鉴别。因此，一般鉴别试验只能证实是某一类药品，而不能证实是哪一种药品。

通常一般鉴别试验仅供确认药品质量标准中单一的化学药物，若为数种化学药品的混合物或有干扰物质存在，除另有规定外，一般是不适用的。《中国药典》2015年版四部附录项下的一般鉴别试验所包括的项目有：水杨酸盐、丙二酰脲类、有机氟化物类、亚硫酸盐或亚硫酸氢盐、亚锡盐、托烷生物碱类、汞盐、芳香第一胺类、苯甲酸盐、乳酸盐、枸橼酸盐、钙盐、钠盐、钡盐、酒石酸盐、铋盐、钾盐、铁盐、铵盐、银盐、铜盐、锂盐、硫酸盐、硝酸盐、锌盐、锑盐、铝盐、氯化物、溴化物、碘化物、硼酸盐、碳酸盐与碳酸氢盐、镁盐、醋酸盐及磷酸盐。现举几个典型的无机离子及有机物官能团的鉴别试验例子。

（一）无机金属盐

1.钠盐、钾盐、钙盐、钡盐、锂盐的焰色反应

取铂丝，用盐酸湿润后，蘸取供试品，在无色火焰中燃烧，火焰即显各离子的特征颜色。钠离子火焰显黄色，钾离子火焰显紫色（如有少量钠盐混存时，需隔蓝色玻璃透视），钙离子火焰显砖红色，钡离子火焰显黄绿色，锂离子火焰显胭脂红色。

2.银盐的鉴别试验

（1）取供试品的中性溶液，滴加铬酸钾试液，即生成砖红色沉淀；分离，沉淀能在硝酸中溶解。

（2）取供试品溶液，加稀盐酸，即生成白色凝乳状沉淀；分离，沉淀能在氨试液中溶解，加稀硝酸酸化后，沉淀复生成。

3.铁盐的鉴别试验

（1）取供试品溶液，滴加亚铁氰化钾试液，即生成深蓝色沉淀；分离，沉淀在稀盐酸中不溶，但加氢氧化钠试液，即生成棕色沉淀。

（2）取供试品溶液，滴加硫氰酸铵试液，即显血红色。

4.铵盐鉴别试验

（1）取供试品，加过量的氢氧化钠试液后，加热，即分解，发生氨臭；遇用水湿润的红色石蕊试纸，能使之变蓝色，并能使硝酸亚汞试液湿润的滤纸显黑色。

（2）取供试品溶液，加碱性碘化汞钾试液1滴，即生成红棕色沉淀。

（二）无机酸根

1.氯化物鉴别试验

（1）取供试品溶液，加稀硝酸使成酸性后，滴加硝酸银试液，即生成白色凝乳状沉淀；分离，沉淀加氨试液即溶解，再加稀硝酸酸化后，沉淀复生成。如供试品为生物碱或其他有机碱的盐酸盐，须先加氨试液使成碱性，将析出的沉淀滤过除去，取滤液进行试验。

（2）取供试品少量，置于试管中，加等量的二氧化锰，混匀，加硫酸湿润，缓缓加热，即产生氯气，能使用水湿润的碘化钾淀粉试纸显蓝色。

2.硫酸盐鉴别试验

（1）取供试品溶液，滴加氯化钡试液，即生成白色沉淀；分离，沉淀在盐酸或硝酸中均不溶解。

（2）取供试品溶液，滴加醋酸铅试液，即生成白色沉淀；分离，沉淀在醋酸铵试液和氢氧化钠试液中溶解。

（3）取供试品溶液，加盐酸，不生成白色沉淀（与硫代硫酸盐区别）。

3.硝酸盐鉴别试验

（1）取供试品溶液，置于试管中，加等量的硫酸，小心混合，冷却后，沿管壁加硫酸亚铁试液，使其呈2液层，接界面显棕色。

（2）取供试品溶液，加硫酸与铜丝（或铜屑），加热，即发生红棕色的蒸气。

（3）取供试品溶液，滴加高锰酸钾试液，紫色不应褪去（与亚硝酸盐区别）。

4.醋酸盐鉴别实验

（1）取供试品，加硫酸和乙醇后，加热，即分解产生乙酸乙酯的香气。

（2）取供试品的中性溶液，加三氯化铁试液1滴，溶质呈深红色，加稀无机酸，红色即褪去。

5.磷酸盐鉴别试验

（1）取供试品的中性溶液，加硝酸银试液，即生成浅黄色沉淀；分离，沉淀在氨试液或稀硝酸中均易溶解。

（2）取供试品溶液，加氯化铵镁试液，即生成白色结晶性沉淀。

（3）取供试品溶液，加钼酸铵试液与硝酸后，加热即生成黄色沉淀；分离，沉淀能在氨试液中溶解。

（三）有机酸盐

1.水杨酸盐鉴别试验

（1）取供试品的中性或弱酸性稀溶液，加三氯化铁试液1滴，即显紫色。

（2）取供试品溶液，加稀盐酸，即析出白色水杨酸沉淀；分离，沉淀在醋酸铵试液中溶解。

2.酒石酸盐鉴别试验

（1）取供试品的中性溶液，置于洁净的试管中，加氨制硝酸银试液数滴，置于水浴中加热，银即游离并附在试管的内壁成银镜。

（2）取供试品溶液，加醋酸成酸性后，加硫酸亚铁试液1滴和过氧化氢试液1滴，等溶液褪色后，用氢氧化钠试液碱化，溶液即显紫色。

3.枸橼酸盐鉴别试验

（1）取供试品溶液2mL（约相当于枸橼酸10mg），加稀硫酸数滴，加热至沸，加高锰酸钾试液数滴，振摇，紫色即消失；溶液分成2份，一份中加入硫酸汞试液1滴，另一份中逐滴加入溴试液，均生成白色沉淀。

（2）取供试品约5mg，加吡啶–醋酐（3：1）约5mL，振摇，即生成黄色到红色或紫红色的溶液。

4.苯甲酸盐鉴别试验

（1）取供试品的中性溶液，滴加三氯化铁试液，即生成赭色沉淀；再加稀盐酸，变成白色沉淀。

（2）取供试品，置于干燥试管中，加硫酸后，加热，不炭化，但析出苯甲酸，并在试管壁凝结成白色升华物。

（四）托烷生物碱类鉴别试验

取供试品约10mg，加发烟硝酸5滴，置于水浴上蒸干，得黄色的残渣，放冷，加乙醇2～3滴湿润，加固体氢氧化钾一小粒，即显深紫色。

三、专属鉴别试验

药品的专属鉴别试验是证实某一种药物的依据，它是根据每一种药物化学结构的差异及其所引起的物理化学特性不同，选用某些特有的、灵敏的定性反应，来鉴别药物的真伪。

例如，巴比妥类药品含有丙二酰脲母核，主要的区别在于5，5-位取代基和2-位取代基的不同。苯巴比妥含有苯环，司可巴比妥钠含有双键，硫喷妥钠含有硫原子，可根据这些取代基的性质，采用各自的专属反应进行鉴别。苯巴比妥含有苯环，与甲醛-硫酸反应，生成玫瑰红色产物；司可巴比妥钠含有不饱和键，可与碘、溴或高锰酸钾作用，发生加成或氧化反应，而使碘、溴或高锰酸钾褪色；硫喷妥钠含有硫原子，在氢氧化钠试液中与铅离子反应生成白色沉淀，加热后，沉淀转变成黑色的硫化铅。此鉴别试验可用于硫代巴比妥类与其他巴比妥类药品的区别。

甾体激素类药品中含有环戊烷并多氢菲母核，主要的结构差别为A环和D环的取代基不同，可利用这些结构特征进行鉴别确认。黄体酮与亚硝基铁氰化钠试液在一定反应条件下显蓝紫色，其他常用甾体激素均不显蓝紫色，而呈现淡橙色或不显色。

第三节　鉴别方法

药物鉴别方法要求专属性强、耐用性好、灵敏度高、操作简便及快速。化学药物常用鉴别方法包括化学法、光谱法、色谱法、显微鉴别和生物学法。原料药的鉴别试验常用的方法有化学反应法、色谱法和光谱法。光学异构体药物的鉴别应具有专属性。对一些特殊品种，如可采用粉末X射线衍射方法鉴别晶型。制剂的鉴别试验，方法要求同原料药，但应排除制剂中辅料的干扰，有些制剂主药含量非常少，必须采用灵敏度高的方法，如色谱法等。

一、化学鉴别法

化学鉴别法必须具有反应迅速、现象明显的特点才有实用价值，至于反应是否完全则不是最重要的。在研究结构相似的系列药物时，应注意与可能存在的结构相似的化合物的区别，并要进行试验验证。其包括测定生成物的熔点，在适当条件下产生颜色、荧光或使试剂褪色，发生沉淀反应或产生气体。

（一）呈色反应鉴别法

指供试品溶液中加入适当的试剂溶液，在一定条件下进行反应，生成易于观测的有色产物。在鉴别试验中最为常用的反应类型如下。

1.三氯化铁呈色反应

具有此反应的药品，一般都含有酚羟基或水解后产生酚羟基。如阿司匹林溶液加三氯化铁试液，即显紫堇色；羟丁酸钠的水溶液，加三氯化铁试液3～5滴，即显红色。

2.异羟肟酸铁反应

具有此反应的药品，一般为芳酸及其酯类、酰胺类。如氯贝丁酯碱水解后与盐酸羟胺生成异羟肟酸盐，在弱酸性条件下加三氯化铁试液即呈紫色的异羟肟酸铁；联苯双酯碱水解后与盐酸羟胺生成异羟肟酸盐，在弱酸性条件下加三氯化铁试液即呈暗紫色的异羟肟酸铁。

3.茚三酮呈色反应

具有此反应的药品，一般在其化学结构中含有脂肪氨基。如硫酸庆大霉素溶液等0.1%茚三酮的水饱和正丁醇溶液与吡啶，在水浴中加热即呈紫蓝色；羧甲司坦水溶液，加茚三酮试液数滴，加热，溶液即显紫色。

4.重氮化偶合显色反应

具有此反应的药品，一般都有芳伯氨基或能产生芳伯氨基。如对乙酰氨基酚在稀盐酸溶液中，与亚硝酸钠试液进行重氮化反应，则生成的重氮盐与碱性β-萘酚试液即显红色。

5.其他呈色反应

如盐酸氯米帕明滴加硝酸数滴，即显深蓝色；硝西泮甲醇溶液加氢氧化钠试液2滴，溶液即显鲜黄色；桂利嗪加2%甲醛硫酸溶液数滴，即显红色；联苯双酯加变色酸试液数滴，置于水浴中加热片刻，即显紫色。

（二）沉淀生成反应鉴别法

指供试品溶液中加入适当的试剂溶液，在一定条件下进行反应，生成不同颜色的沉淀，有的具有特殊的沉淀性状。常用的沉淀反应如下。

1.与重金属离子的沉淀反应

在一定条件下，药品和重金属离子反应，生成不同形式的沉淀。如维生素C取适量置于试管中加水溶解，加硝酸银试液，即产生黑色银沉淀；磺胺醋酰钠取适量加水溶解，加硫酸铜试液，即生成蓝绿色的沉淀；葡萄糖水溶液，缓缓滴入微温的碱性酒石酸铜试液中，即生成氧化亚铜的红色沉淀；葡萄糖酸亚铁水溶液，加铁氰化钾试液，即生成暗蓝色沉淀。

2.与硫氰酸铬铵的沉淀反应

这类药品多为生物碱及其盐，具有芳香环的有机碱及其盐。如盐酸尼卡地平适量加甲醇溶解，加硫氰酸铬铵试液，即生成粉红色沉淀；氯化琥珀胆碱在酸性条件下，加硫氰酸铬铵试液，生成淡红色沉淀。

3.其他沉淀反应

如替硝唑在酸性条件下，与三硝基苯酚试液生成黄色沉淀；牛磺酸适量加水溶解后，加二氯化汞试液，逐滴加氢氧化钡试液，即产生白色沉淀，继续加氢氧化钡试液，沉淀变为黄色；盐酸金刚烷胺在盐酸条件下，滴加硅钨酸试液，即析出白色沉淀；盐酸美西律水溶液加碘试液数滴，即生成棕红色沉淀。

（三）荧光反应鉴别法

常用的荧光发射形式有以下几种类型：

（1）药品本身可在可见光下发射荧光。如马来酸麦角新碱的水溶液显蓝色荧光；维生素B_2水溶液在透射光下有强烈的黄绿色荧光。

（2）药品溶液加硫酸使呈酸性后，在可见光下发射荧光。如甲睾酮加硫酸-乙醇溶解，即显黄色并带有黄绿色荧光。

（3）药品和溴反应后，遇可见光可发射出荧光。

（4）药品和间苯二酚反应，经加热可发射出荧光。如糖精钠与间苯二酚反应，则显绿色荧光。

（四）气体生成反应鉴别法

（1）大多数的胺（铵）类药品、酰脲类药品以及某些酰胺类药品，可经强碱处理后，加热，产生氨气。如天冬酰胺加10%氢氧化钠溶液微热至沸，产生的蒸气能使湿润的红色石蕊试纸变蓝色，并有氨臭。

（2）化学结构中含硫的药品，可直接加热或经强酸处理后加热，产生硫化氢或二氧化硫气体。如升华硫经燃烧时火焰为蓝色，并有二氧化硫的刺激性臭气；盐酸吡硫醇经直火缓缓加热，即产生硫化氢的臭气。

（3）含碘有机药品，经直火加热，可生成紫色碘蒸气。如泛影酸小火加热，即分解产生紫色的碘蒸气；盐酸胺碘酮在硫酸条件下，微热，即产生碘的紫色蒸气。

（4）含乙酸酯和乙酰胺类药品，经硫酸水解后，加乙醇可产生乙酸乙酯的香味。如乙酰唑胺加乙醇与硫酸，经加热，即产生乙酸乙酯的香气。

（五）测定生成物的熔点

该方法操作烦琐、费时，应用较少。如苯巴比妥钠的鉴别：取本品约0.5g，加水5mL溶解后，加稍过量的稀盐酸，即析出白色结晶性沉淀，过滤；沉淀用水洗净，在105℃干燥后，依法测定，熔点为174～178℃。

二、光谱鉴别法

（一）紫外光谱鉴别法

多数有机药物分子中含有能吸收紫外可见光的基团而显示特征吸收光谱，可作为鉴别的依据。但吸收光谱较为简单，曲线形状变化不大，用作鉴别的专属性远不如红外光谱。具体方法如下：

（1）测定最大吸收波长，或同时测定最小吸收波长。

（2）规定一定浓度的供试液在最大吸收波长处的吸收度。

（3）规定吸收波长和吸收系数法。

（4）规定吸收波长和吸收度比值法。

（5）经化学处理后，测定其反应产物的吸收光谱特性。

以上方法可以单个应用，也可几个方法结合起来使用，以提高方法的专属性。如地蒽酚的紫外鉴别，取本品溶液，于200～400nm的波长范围内测定吸光度，在257nm、289nm和356nm的波长处有最大吸收。在257nm与289nm处的吸光度比值应为1.06～1.10，在356nm与289nm处的吸光度比值应为0.90～0.94。

（二）红外光谱鉴别法

红外光谱法是一种专属性很强、应用较广的鉴别方法。主要适用于组分单一、结构明确的原料药，特别适合于用其他方法不易区分的同类药物，如磺胺类、甾体激素类、半合成抗生素类药物。如阿莫西林红外鉴别：取本品，经干燥后用溴化钾压片法测定，所得图谱与阿莫西林对照品的图谱一致。

（三）近红外光谱法

通过测定被测物质在近红外谱区750～2500nm（12800～4000cm^{-1}）的特征光谱并利用适宜的化学计量学方法提取相关信息后，对被测物质进行定性、定量分析的一种分析技术。

（四）原子吸收法

利用原子蒸气可以吸收由该元素作为阴极的空心阴极灯发出的特征谱线特征，根据供试溶液在特征谱线处的最大吸收和特征谱线的强度减弱程度可以进行定性、定量分析。如氯化锌注射液的鉴别：按氯化锌注射液含量测定项下方法配制的对照液和供试液，以水为空白进行原子吸收测定，在锌的发射波长213.8nm处应有最大吸收。

（五）核磁共振法

核磁共振（NMR）法是利用原子核的物理性质，结合先进电子和计算机技术，用于各种分子物理和化学结构的研究。NMR可以检测的原子很多，最常用的是^{1}H-NMR，其光谱中的化学位移δ、偶合常数、弛豫时间均是检定化合物结构的重要参数，峰面积和峰高可直接用于被测组分定量。基于超导强磁场的多脉冲FT-NMR技术，尤其是二维NMR技术的开发应用，显著提高了检测灵敏度，使得^{1}H-NMR和^{13}C-NMR谱相互关联，可获得关于分子骨架、构型及构象等直接信息，如亚硝酸戊酯可采用NMR法鉴别，亚硝酸戊酯是3-甲基-1-丁醇和2-甲基-1-丁醇的亚硝酸酯混合物。

$H_3C—CH(CH_3)—CH_2—CH_2—OH$　　$HO—C(CH_3)(CH_2CH_3)—CH_3$

按照含量测定项下的NMR定量测定法记录NMR谱，以四甲基硅烷的单峰化学位移值（δ）为0×10^{-6}，在δ约为1×10^{-6}处应显示甲基质子的双重峰，在δ约为4.8×10^{-6}处应显示亚硝基α位的亚甲基质子的多重峰。

（六）质谱法

质谱法是将被测物质离子化后，在高真空状态下按离子的质荷比（m/e）大小分离，实现物质成分和结构分析的方法。质谱图通过离子谱峰及相互关系，提供与分子结构有关的信息。质谱信息是物质的固有特征之一，可以利用质谱进行定性分析。如果一个中性分子丢失或得到一个电子，则分子离子的质荷比与该分子的质量数相同，使用高分辨率质谱可以得到离子的精确质量数，后计算出该化合物的分子式。分子离子的各种化学键发生断裂后形成碎片离子，由此可推断其裂解方式，得到相应的结构信息。质谱可广泛用于药物的定性鉴别和定量测定。

质谱法常用的鉴别方式为用准分子离子峰确认化合物，进行二级质谱扫描，推断结构化合物断裂机制，确定碎片离子的合理性，并结合其他相关信息，推测化合物分子结构。如醋酸去氨加压素的质谱鉴别，醋酸去氨加压素是合成的八肽激素类抗尿剂，分子式为$C_{48}H_{68}N_{14}O_{14}S_2$（无水物）或$C_{48}H_{68}N_{14}O_{14}S_2\cdot3H_2O$，分子量分别为1129.27和1183.31。

1.稀释剂

（1）水-甲醇（1∶1）。

（2）标准溶液：精密称取醋酸去氨加压素对照品，用稀释剂溶解并稀释制成5μg/mL的溶液。

2.测定法

分别将标准溶液和供试液以5μL/min速度注入质谱仪（LC-MS/MS），获得质荷比为1069的离子的一级质谱和二级质谱图，在一级质谱图中应能观察到质荷比为1069的主峰，并且在二级质谱中应有其质荷比为641、742和995的碎片离子。

（七）X射线粉末衍射法

X射线是波长为0.01～1.00nm的电磁波。X射线可以产生衍射。一束准直的单色X射线照射旋转单晶或粉末晶体时，便发生衍射现象，发生衍射条件应符合布拉格方程：

$$2d_{hkl}\sin\theta = n\lambda\ (n=1,\ 2,\ 3,\ \cdots\cdots)\ ;\ d_{hkl}=n\lambda/\sin\theta$$

式中，d_{hkl}为面间距；hkl为晶面指数，即晶面与晶轴截距的倒数之比，也叫米勒指数（Miller indices）；θ为掠射角。

衍射极大点（或线）间的距离及其相对强度可用于结晶物质的定性或定量分析。其中X射线粉末衍射用于结晶物质鉴别和纯度检查，X射线单晶衍射主要用于分子量和晶体结构的测定。如硫酸氯吡格雷晶型的X射线衍射鉴别，不同厂家生产的硫酸氯吡格雷存在A、B两种晶型，需建立其晶型的鉴别方法。

三、色谱鉴别法

色谱鉴别法是利用不同物质在不同色谱条件下，产生的特征色谱行为（R_f值或保留时间）进行的鉴别试验。通常采用与对照品（或经确证的已知药品）在相同的条件下进行色谱分离，并进行比较，根据两者的保留行为和检测结果是否一致来验证药品的真伪。常用的方法有薄层色谱法、高效液相色谱法和气相色谱法。

（一）薄层色谱法

薄层色谱（TLC）鉴别法对斑点颜色、位置与大小方面做了明确规定，供试品与同浓度对照品溶液颜色（或荧光）与位置（R值）应一致，斑点大小应大致相同；供试品与对照品等体积混合，应显示单一，斑点紧密，或供试品溶液的主斑点与上述混合溶液的主斑点的颜色与位置一致，大小相似；选用与供试品化学结构相似药物对照品或杂质对照品，两者的比移值应不同；上述两种溶液等体积混合，应显示两个清晰分离的斑点。如硫酸阿米卡星的薄层色谱法鉴别试验：取本品与硫酸阿米卡星标准品适量，分别加水制成每1mL中约含5mg的溶液，吸取上述两种溶液各2μL，分别点于同一硅胶H薄层板上，以三氯甲烷-甲醇-浓氨溶液-水（1：4：2：1）为展开剂，展开、晾干，喷以0.2%茚三酮的水饱和正丁醇溶液，在100℃加热10min，供试品溶液所显主斑点的颜色与位置应与标准品溶液主斑点的颜色和位置相同。

（二）高效液相色谱法和气相色谱法

一般按供试品含量测定项下的色谱条件进行试验，要求供试品与对照品色谱峰的保留时间应一致。

四、显微鉴别法

显微鉴别法主要用于中药及其制剂的鉴别，通常采用显微镜对药材的（饮片）切片、粉末、解离组织或表面制片，以及含饮片粉末的制剂中饮片的组织、细胞或内含物等特征进行鉴别。鉴别时选择应有代表性的供试品，根据各品种鉴别项的规定制片，制剂根据不同剂型适当处理后制片。

五、生物学法

生物学法就是利用药效学和分子生物学等有关技术来鉴别药物品质的一种方法，主要用于抗生素、生化药物以及中药的鉴别。通常分为生物效应鉴别法和基因鉴别法两大类。生物学法在用于效价测定的同时亦可用于定性鉴别。如缩宫素的鉴别，可采用缩宫素生物检定法测定，应有子宫收缩反应。

第四节　鉴别试验的条件

鉴别试验的目的是判断药品的真伪，它是以所采用的化学反应或物理特性产生的明显的、易于觉察的特征变化为依据的。因此，鉴别试验必须在规定的条件下完成，否则将会影响试验结果的判断。影响鉴别反应的因素主要有被测药品浓度、溶液的温度、pH、反应时间、试剂的用量和共存的干扰物质等。

一、供试品的浓度和温度

在鉴别试验中加入的各种试剂一般是过量的，溶液的浓度主要是指被鉴别药品的浓度。鉴别试验一般采用观察化学反应现象，如产生沉淀颜色变化、产生特殊气味等，或测定各种光学参数（最大吸光度、最小吸光度、吸收系数）的变化来判定结果。药品的浓度将直接影响上述参数的变化，因此必须严格规定。

温度对化学反应的影响很大，一般温度每升高10℃，可使化学反应速度增加2～4倍。但温度的升高也可使某些生成物分解，导致颜色变浅，甚至观察不到阳性结果。

另外，试验时间也是影响结果判断的因素之一。有机化合物的化学反应与无机化合物不同，一般反应速度较慢，达到试验结果需要一定的时间。这主要是因为有机化合物是以共价键相结合，化学反应能否进行，依赖于共价键的断裂和新价键形成的难易程度并需要一定的反应时间和条件。同时在化学反应过程中，存在着许多中间阶段，有时甚至需要加入催化剂才能使反应进行。因此，要使鉴别反应完成，需要一定的时间。

二、供试品的酸碱度

许多鉴别反应都需要在一定酸碱度的条件下才能进行。溶液酸碱度的作用，在于能使各反应物有足够的浓度处于反应活化状态，使反应生成物处于稳定和易于观测的状态。如果供试品的酸碱度不能满足所选用的试验条件，应规定其调整酸碱度的方法，使之符合试验要求，以获得最佳的试验结果。

另外，在鉴别试验中如有药品结构中的其他部分或药品制剂中其他组分参与反应，则会干扰鉴别试验结果的现象观测，影响对试验结果做出正确的判断。为此，也可通过调节供试品溶液的酸碱度，去除干扰成分的影响，来保证试验结果的可信度。

第十章　滴定分析法在药品检验中的应用

第一节　滴定分析法概述

滴定分析法，又称为容量分析法，是化学分析中重要的分析方法之一。滴定过程中消耗滴定液的体积是定量计算的基础之一。

该方法是将一种已知准确浓度的标准溶液（称为滴定液），通过滴定管滴加到被测物质的溶液中，直到所加滴定液与待测物质按化学反应的计量关系恰好完全反应为止，然后根据加入滴定液的体积计算所消耗滴定剂的物质的量，再按照化学反应的计量关系求得被测物质的含量。滴加标准溶液的操作过程称为滴定。滴加的标准溶液与待测组分恰好反应完全的这一点，称为化学计量点。在化学计量点时，反应往往没有易被人察觉的任何外部特征，因此通常都是在待测溶液中加入指示剂，利用指示剂颜色的突变来判断，在指示剂变色时停止滴定，这一点称为滴定终点。实际分析操作中滴定终点与理论上的化学计量点往往不能恰好符合，它们之间往往存在很小的差别，由此而引起的误差称为终点误差。按照所利用的化学反应类型不同，滴定分析法一般可分酸碱滴定法、沉淀滴定法、配位滴定法和氧化还原滴定法。

一、直接滴定法

适用直接滴定分析法的化学反应必须具备下列条件：

（1）反应定量地完成：反应按一定的反应式进行，无副反应发生，而且进行得完全（≥99.9%），这是定量计算的基础。

（2）反应速度快：对于速度慢的反应，应采取适当措施提高其反应速度。

（3）能用比较简便的方法确定滴定的终点。

凡是能满足上述要求的反应，都可以应用于直接滴定法中，即用标准溶液直接滴定被测物质。直接滴定法是滴定分析方法中最常用、最基本的滴定方法。

如果反应不能完全符合上述要求，可以采用返滴定法、置换滴定法、间接滴定法。

二、返滴定法

当反应速度较慢或待测物是固体时，待测物中加入符合计量关系的标准溶液（滴定剂）后，反应常常不是立即完成的。此种情况下可于待测物中先加入一定量（过量）的试剂，待反应完成后，再用另一种标准溶液滴定剩余的前一种试剂。

三、置换滴定法

对于没有定量关系或伴有副反应的反应，可以先用适当的试剂与待测物进行反应，转换成一种能被定量滴定的物质，再用适当的标准溶液进行滴定。

四、间接滴定法

对于不能与滴定剂直接起反应的物质，有时可通过另一种化学反应，以滴定法间接进行测定。间接法的应用，大大地扩展了滴定分析的应用范围。

滴定分析法主要用于含量在1%以上组分的常量分析。该方法简便快捷，仪器简单，不需要对照品，准确度高，在药品的研究和生产等领域的应用十分广泛。

第二节 酸碱滴定法

酸碱滴定是以酸碱反应为基础的滴定分析方法，可用于测定酸、碱和两性物质，是一种利用酸碱反应进行容量分析的方法。用酸作滴定剂可以测定碱，用碱作滴定剂可以测定酸，这是一种用途极为广泛的分析方法。滴定剂通常为强酸或强碱，如盐酸、硫酸、氢氧化钠及氢氧化钾等。酸碱滴定一般在水溶液中进行，但有时在水溶液中的滴定会受到一定的限制，则采用非水溶剂作为滴定介质，如此可扩大酸碱滴定的应用范围。本节主要介绍在水溶液中进行的酸碱滴定，非水溶液中的酸碱滴定在后面章节另行介绍。

一、指示剂

酸碱滴定过程中，常用酸碱指示剂颜色的突变来指示终点。酸碱指示剂是一类有机弱碱或弱酸，其共轭酸碱对具有不同的结构，且呈现出各不相同的颜色。当溶液的pH发生变化时，指示剂得到或失去质子，结构发生变化，从而引起颜色的变化，达到指示反应终点的目的。在某些酸碱滴定中，pH突跃范围很窄，使用一般的指示剂难以判断终点，此时可采用混合指示剂，混合指示剂是利用颜色互补的原理使滴定终点颜色变化更敏锐。

影响指示剂变色范围的主要因素有温度、溶剂、指示剂的用量、盐类、滴定程序等。其中温度、溶剂和盐类主要影响指示剂的解离常数（K_{HIn}），从而改变指示剂的变色范围。

二、滴定液

酸碱滴定反应中，常用的滴定液有盐酸和氢氧化钠，也可以用硫酸和氢氧化钾等其他强酸、强碱。浓度一般0.01 ~ 1mol/L，最常用的浓度是0.1mol/L，通常采用间接法配制。常用于标定盐酸滴定液的基准物质是无水碳酸钠和硼砂。无水碳酸钠易制得纯品，价格便宜，但吸湿性强，用前应在270 ~ 300℃至恒重；硼砂有较大的摩尔质量，可降低称量误差，无吸湿性，但在空气中易失去结晶水，应保存在相对湿度为60%的密闭容器中。常用于标定氢氧化钠滴定液的基准物质是邻苯二甲酸氢钾。邻苯二甲酸氢钾易获得纯品，无吸湿性，且摩尔质量大，是比较理想的基准物质。

三、影响滴定突跃的因素

影响强酸或强碱滴定突跃范围的主要因素是酸和碱的浓度，溶液浓度越高，滴定突跃范围越宽，可供选择的指示剂也就越多，但溶液的浓度越高，消耗的试剂量也越大。实际工作中，应综合考虑对分析结果准确度的要求、可供选择的指示剂和试剂消耗量等因素确定滴定液的浓度，通常酸碱的浓度应相近。

除溶液的浓度外，弱酸、弱碱的强度也是影响滴定突跃范围的主要因素。一般认为，弱酸或弱碱的解离常数与其浓度的乘积大于10^{-8}时，该弱酸或弱碱才能被准确滴定。

第三节　沉淀滴定法

沉淀滴定（precipitation titration）是以沉淀反应为基础的滴定分析法。能生成沉淀的反应不少，但可用于滴定分析的并不多，应用较多的主要是以硝酸银与卤离子等为基础的银量法。根据指示终点方法的不同，一般将银量法分为莫尔法（Mohr method）、福尔哈德法（Volhard method）和法扬司法（Fajans method）。在药品检验中，银量法可用于卤化物、巴比妥类药品、含卤素药品和有机碱的氢卤酸盐的测定。汞离子与硫氰酸根的反应也用来测定含汞化合物。

一、莫尔法

莫尔法是以K_2CrO_4为指示剂的银量法，反应在中性或弱碱性溶液中进行，只适用于直接测定Cl^-或Br^-，不适于测定I^-或SCN^-，因为生成的AgI和AgSCN沉淀对I^-和SCN^-具有强烈的吸附作用，使终点变化不明显。因为NH_3可以与$AgNO_3$和AgSCN生成配合物而溶解，故溶液中含有氨时应预先用HNO_3中和，若有铵盐存在，溶液的pH应控制在6.5～7.2。凡在中性或弱碱性条件下与Ag^+生成沉淀的阴离子及有色离子都会对滴定产生干扰，需预先分离或掩蔽。

二、福尔哈德法

福尔哈德法是以铁铵矾[$NH_4Fe(SO_4)_2 \cdot 12H_2O$]为指示剂的银量法，分为直接滴定法和剩余滴定法两种。直接滴定法是在酸性溶液中，用硫氰酸钾或硫氰酸铵滴定液滴定Ag^+，溶液中首先析出白色AgSCN沉淀；当Ag^+定量沉淀后，稍过量的则SCN^-即与指示剂中的Fe_3^+生成红色配合物。剩余滴定法用于测定卤化物，先在待测液中加入过量的硝酸银滴定液，使卤离子定量生成银盐沉淀，然后以铁铵矾为指示剂，用硫氰酸铵滴定液滴定过量的Ag^+。反应在硝酸酸性溶液中进行，如此既可防止作为指示剂的Fe_3^+水解而生成沉淀，又可防止许多弱酸根离子与Ag^+生成沉淀而干扰滴定。用直接滴定法滴定Ag^+时，应充分振摇，便被吸附的Ag^+解析，防止终点提前。剩余滴定法测定Cl^-时，须先将已生成的AgCl沉淀过滤掉，再用硫氰酸铵滴定液返滴，防止AgCl沉淀的转化。测定I^-时，应先加入过量硝酸银滴定液后再加指示剂，以防止I^-被Fe_3^+氧化。

三、法扬司法

法扬司法是利用吸附指示剂指示终点的银量法。吸附指示剂是一类有机染料。其阴离子在溶液中被带异电荷的胶态沉淀吸附后，由于结构变形而引起颜色变化，从而指示终点。为使终点颜色变化明显，在滴定前先加入糊精或淀粉等保护胶体，可阻止卤化银沉淀聚集，使其保持胶体状态。保持溶液在一定的酸度范围内进行滴定，以使指示剂主要以阴离子的形式存在，不同的吸附剂对酸度的要求也不同。

胶体微粒对指示剂离子的吸附能力应略小于对被测离子的吸附能力，即滴定稍过化学计量点时，胶粒就立即吸附指示剂离子而变色。卤化银胶体对卤离子和几种常用吸附剂的吸附能力的大小顺序依次为：$I^- > SCN^- > Br^- >$ 曙红 $> Cl^- >$ 荧光黄。所以，测定Cl^-时应选用荧光黄作指示剂而不选用曙红，滴定Br^-时宜选用曙红。此外，卤化银沉淀对光敏感，易分解析出金属银使沉淀变为灰黑色，影响对终点的判断，故滴定过程中要避免强光照射。

四、滴定液

硝酸银滴定液可用基准试剂直接配制，也可间接配制。间接配制的硝酸银滴定液常用基准物质NaCl标定。由于NaCl易吸潮，应于110℃干燥至恒重后使用。配制硝酸银滴定液的蒸馏水应不含氯离子。由于硝酸银滴定液会自行分解，光对其分解有催化作用，配好的滴定液应保存在棕色瓶中置于暗处。长期储存的滴定液使用前应重新标定。

硫氰酸铵滴定液只能用间接法配制，先配制成近似浓度的溶液，然后用硝酸银滴定液以比较法进行标定。

第四节　配位滴定法

配位滴定是以配位反应为基础的滴定分析方法。配位反应种类繁多，但能适用于分析滴定的却有限，在药品检验中应用的配位滴定剂为乙二胺四乙酸二钠（EDTA-2Na），主要用于测定含金属离子的药物。

一、EDTA-2Na

乙二胺四乙酸（EDTA）是一种白色晶状固体，分子量为292.1。它是一个四元酸，可表示为H_4Y，第一步和第二步电离较强，微溶于水，难溶于酸及有机溶剂。其二钠盐$Na_2H_2Y \cdot 2H_2O$较易溶于水。因此，在分析中常用其二钠盐配制滴定液。EDTA与金属离子形成多基配位体的配合物，配合物的立体结构中具有多个五元环，稳定性高。一般情况下，形成1：1的配合物。

溶液的pH对EDTA形成配合物的影响主要有如下两个方面。

（1）当溶液的pH低时，配体Y^{4-}与氢离子结合成H_4Y而浓度降低，EDTA金属配合物解离度增大。例如，在pH为3.5时，铜离子可以完全与EDTA形成配合物，但在pH为1时，铜离子只有50%形成配合物。在强酸溶液中EDTA的配位能力会完全消失。

（2）在高pH溶液中，虽然配体Y^{4-}浓度增大，但较高浓度的OH^-会促使金属离子水解，甚至生成氢氧化物沉淀，不利于配合物的生成。选择适宜的pH范围是进行配位滴定时首先要考虑的问题。

在滴定过程中，随着配合物的生成，不断有H^+被释放出来，使溶液的酸度增大，造成突跃范围减小。同时，配位滴定所用的指示剂的变色点也随pH而变，导致较大的误差。为使溶液pH保持基本恒定，应加入缓冲溶液。

二、金属指示剂

金属指示剂是一种有机染料，对金属离子浓度的改变十分敏感。在一定的pH范围内，当金属离子浓度发生突跃时，指示剂颜色发生改变，用它可以确定滴定终点。作为指示剂应具备以下条件：显色配合物（MIn）与指示剂（In）的颜色应有显著的不同；显色反应灵敏、迅速，有良好的变色可逆性：显色配合物既要有足够的稳定性，又要比该金属离子与EDTA形成的配合物的稳定性小；金属离子指示剂应稳定，便于储藏和使用。此外，显色配合物应易溶于水，如果生成胶体溶液或沉淀，则在化学计量时置换速度减慢，使终点变色不明显。

三、滴定液

EDTA-2Na滴定液可用高纯度的EDTA-2Na盐直接配制，但通常采用间接法配制。标定EDTA-2Na滴定液常用ZnO或金属Zn为基准物质，用铬黑T或二甲酚橙为指示剂。精密称取用800℃灼烧至恒重的基准级ZnO约0.12g，先加稀HCl 3mL使溶解，加蒸馏水25mL，甲基红指示剂1滴，滴加氨试液至溶液呈微黄色后，再加水25mL，氨-氯化铵缓冲液（pH10.0）10mL，铬黑T指示剂少许，然后用EDTA-2Na滴定液滴定至溶液由红色转为蓝色。

在剩余滴定法中，还需用锌滴定液。锌滴定液既可用直接法配制，也可用间接法配制，采用EDTA-2Na滴定液通过比较法标定。

第五节　氧化还原滴定法

氧化还原滴定是以氧化还原反应为基础的滴定分析方法。该方法既能直接测定具有氧化性或还原性的物质，也可间接测定本身不具氧化还原性的物质。在药品检验中，常用的氧化还原滴定法包括碘量法、亚硝酸钠法、溴酸钾法、重铬酸钾法等。本节主要介绍碘量法。

碘量法是利用I_2的氧化性或I^-的还原性进行测定的氧化还原滴定法。

一、指示剂

碘量法的终点常用淀粉指示剂确定。淀粉溶液遇I_2生成深蓝色的吸附化合物，故可根据其蓝色的出现或消失指示终点。此反应不仅可逆而且极其灵敏，碘液浓度小至1×10^{-3} mol/L仍能被淀粉指示剂吸附而呈蓝色。淀粉指示剂应采用可溶性直链淀粉进行配制，最好新鲜配制，因淀粉溶液久置会变质，若加入少量氯化锌或甘油等作为防腐剂，可延长使用时间。淀粉指示剂在少量I^-存在的弱酸性溶液中显色最灵敏。若pH<2，则淀粉容易水解成糊精，遇I_2显红色；若pH>9，则I_2生成IO^-，遇淀粉不显蓝色。同时，还应该注意指示剂滴加的时机，直接碘量法中，淀粉可在滴定前加入，间接碘量法须在近终点时加入，以防大量I_2被淀粉吸附，使终点时的蓝色不易褪去而产生误差。

二、碘量法的分类

按照滴定方式，可分为直接碘量法、剩余碘量法和置换碘量法。

直接碘量法是用碘滴定液直接滴定被测物质，可用于测定具有较强还原性的物质，如维生素C、安乃近等。直接碘量法反应在酸性、中性或弱碱性溶液中进行。

剩余碘量法是先加入过量的碘滴定液与被测物质作用，待反应完全后，再用硫代硫酸钠滴定液返滴过量的碘滴定液。该方法可以测定安替比林、咖啡因和葡萄糖等物质。

置换碘量法可用于测定具有较强氧化性的物质。在一定条件下，先用过量的I^-与该氧化剂作用生成I_2，然后用硫代硫酸钠滴定置换出来的I_2。置换碘量法应在中性或弱酸性溶液中进行。其误差的主要来源是碘的挥发和I^-易被空气中的O_2氧化。防止碘挥发的办法主要有：加入比理论量大2～3倍的KI，使I_2形成I_3^-而增大I_2的溶解度；反应在室温下进行；在碘瓶中进行滴定，快滴慢摇。防止I^-被空气中的O_2氧化的方法主要有：酸度不宜过高；避免阳光直晒，因为光可加速I^-的氧化；置换反应完全后立即滴定，快滴慢摇，减少I^-与空气的接触。

三、滴定液

硫代硫酸钠不稳定，易分解，不宜用直接法配制。配制时用新煮沸并冷却的蒸馏水，可以除去水中残留的O_2和CO_2，杀死嗜硫细菌，加入少量的碳酸钠，以防止硫代硫酸钠分解。配好的硫代硫酸钠滴定液应储于棕色瓶中，放置暗处，7～10天后再标定。标定硫代硫酸钠滴定液的基准物质常用重铬酸钾。

I_2具有挥发性和腐蚀性，不宜在天平上称量，常采用间接法配置。通常将I_2溶于碘化钾溶液中，为了减少碘中碘酸钾杂质的影响并中和硫代硫酸钠滴定液中的碳酸钠，配制碘滴定液时常加少量盐酸。配好的碘滴定液应置于棕色瓶中，暗处保存，避免接触橡胶等有机物。

碘滴定液的浓度可与已知准确浓度的硫代硫酸钠滴定液比较求得，也可用基准物质As_2O_3标定。

第十一章　生物检测技术在药品检验中的应用

第一节　微生物限度检查法

微生物限度检查法是检查非规定灭菌制剂及其原料、辅料受微生物污染程度的方法。检查项目包括细菌数、霉菌数、酵母菌数及控制菌检查。微生物限度检查应在不低于GMP现行版要求的D级洁净环境、局部洁净度不低于B级的单向流空气区域内进行。检验全过程必须严格遵守无菌操作，以防止再污染。单向流空气区域、工作台面及环境应定期按《医药工业洁净室（区）悬浮粒子、浮游菌和沉降菌的测试方法》的现行国家标准进行洁净度验证。检验量是指一次试验所用的供试品量（g、mL或cm^2）。除另有规定外，一般供试品的检验量为10g或10mL，化学膜剂为100cm^2，贵重药品、微量包装药品的检验量可以酌减。要求检查沙门菌的供试品，其检验量应增加10g或10mL。

除另有规定外，本检查法中细菌培养温度为30～35℃，霉菌、酵母菌培养温度为23～28℃，控制菌培养温度为35～37℃。检验结果以1g、1mL、10g/10mL或10cm^2为单位报告。

一、供试液的制备

（一）稀释剂

各剂型及原辅料的供试样品，一般均需用稀释剂经稀释处理后才能作为供试液，对于限度规定1mL不得检出活菌的液体制剂，应不经稀释，直接取样品原液作为供试品。常用的稀释剂包括pH7.0无菌氯化钠-蛋白胨缓冲液、pH6.8无菌磷酸盐缓冲液、0.9%无菌氯化钠溶液。

（二）供试液的制备方法

根据供试品的理化特性与生物学特性，采取适宜的方法制备供试液。供试液制备若需用水浴加热时，温度不应超过45℃。供试液从制备至加入检验用培养基，一般不得超过

1h。对难溶的供试品可适当延长时间，但必须进行方法验证。常用的供试液制备方法取供试品10mL或10g，加pH7.0无菌氯化钠–蛋白胨缓冲液至100mL，混匀，作为1：10供试液。必要时可加入适量的无菌聚山梨酯80。水溶性液体制剂可用混合的供试品原液作为供试液。需用特殊供试液制备方法的供试品供检样品。

经处理制备为供试液一般采用以下方法。

1.机械分散法

适用于固体及油性基质的软膏供试品，常用方法有电动匀质装置、研磨法和振荡器法。

2.乳化法

适用于油脂性供试品的处理。在供试品中加入适宜的乳化剂及稀释剂，在保温情况下混匀使之成为均匀分散的乳浊液。

3.萃取法

适用于非水溶性供试品的处理。先取供试品10g，加至含20mL无菌十四烷酸异丙酯和无菌玻璃珠的适宜容器中，必要时可增加十四烷酸异丙酯的用量，使供试品溶解。然后加入45℃的pH7.0无菌氯化钠–蛋白胨缓冲液100mL，萃取，取其水层作为1：10供试液。

4.培养基稀释法

适用于抑菌作用不强的各类制剂。取规定量的供试液至较大量的培养基中，使单位体积内的供试品含量减少至不含抑菌作用。测定细菌、霉菌及酵母菌的菌数时，取同稀释级的供试品2mL，每1mL供试液可等量分注多个平皿，倾注琼脂培养基，培养、计数。每1mL供试液所注的平皿中生长的菌数之和即为1mL的菌落数，计算每1mL供试液的平均菌落数，按平皿法计数规则报告菌数；控制菌检查时，可加大增菌培养基的用量。

5.离心沉淀集菌法

适用于有抑菌作用的固体及液体制剂。取一定量的供试液，3000r/min离心20min（供试液如有沉淀，先以500r/min离心5min，取全部上清液再离心），弃去上清液，留底部集菌液约2mL，加稀释剂补至原量。

6.薄膜过滤法

适用于液体制剂及水溶性固体制剂。

7.中和法

凡含汞、砷或防腐剂等具有抑菌作用的供试品，可用适宜的中和剂或灭活剂消除其抑菌成分。中和剂或灭活剂可加在所用的稀释液或培养基中。

二、检查方法

（一）细菌、霉菌及酵母菌计数检查

计数方法包括平皿法和薄膜过滤法。

1.平皿法

（1）操作：取均匀供试液，用pH7.0氯化钠-蛋白胨缓冲液稀释成1：10、1：10^2、1：10^3等稀释级，取适宜的连续2～3个稀释级的供试液进行菌数测定。取供试液1mL，置直径90mm的无菌平皿中，注入15～20mL温度不超过45℃的融化的营养琼脂培养基或玫瑰红钠琼脂培养基或酵母浸出粉胨葡萄糖琼脂培养基，凝固、倒置培养。每稀释级每种培养基至少制备2个平板。同时进行阴性对照试验。

（2）培养和计数：除另有规定外，细菌培养48h；霉菌、酵母菌培养72h。必要时，可适当延长培养时间至5～7d进行菌落计数并报告。一般营养琼脂培养基用于细菌计数，玫瑰红钠琼脂培养基用于霉菌及酵母菌计数，酵母浸出粉胨葡萄糖琼脂培养基用于酵母菌计数。含蜂蜜、王浆的液体制剂，用玫瑰红钠琼脂培养基测定霉菌数，用酵母浸出粉胨葡萄糖琼脂培养基测定酵母菌数，合并计数。

（3）菌数报告规则：本书只介绍一般计数方法，计数宜选取细菌、酵母菌平均菌落数为30～300、霉菌平均菌落数为30～100的稀释级，作为菌数报告（取两位有效数字）的依据。当仅有1个稀释级的菌落数符合上述规定时，以该级的平均菌落数乘以稀释倍数的值报告菌数；当各稀释级的平均菌落数均小于30cfu/g（mL）时，以最低稀释级的平均菌落数乘以稀释倍数的值报告菌数；如各稀释级的平板均无菌落生长，或仅最低稀释级的平板有菌落生长，但平均菌落数小于1cfu/g（mL）时，以＜1cfu/g乘以最低稀释倍数的值报告菌数。

2.薄膜过滤法（滤膜的孔径应不大于0.45μm，直径一般为50mm）

（1）操作：取相当于每张滤膜含1g或1mL供试品的供试液，加至适量的稀释剂中，混匀，过滤。用pH7.0无菌氯化钠-蛋白胨缓冲液或其他适宜的冲洗液冲洗滤膜，一般冲洗3次，每次100mL。每张滤膜的总过滤量不宜过大，以避免滤膜上的微生物受损伤。冲洗后取出滤膜，菌面朝上贴于相应的培养基平板上培养。每种培养基至少制备一张滤膜，同时进行阴性对照试验。

（2）培养和计数：同平皿法，每张滤膜上的菌落数应不超过100个。

（3）菌数报告规则：若滤膜上无菌落生长，以＜1cfu/g（mL）报告菌数，或＜1cfu/g（mL）乘以稀释倍数的值报告菌数。

（二）控制菌检查

供试品进行控制菌检查时，应做阳性对照试验。阳性对照试验的加菌量为10～100cfu，方法同供试品的控制菌检查。阳性对照试验应检出相应的控制菌。同时进行阴性对照试验：取稀释液10mL加入相应控制菌检查用的增菌培养基中培养，应无菌生长。微生物限度检查法中控制菌检查包括大肠埃希菌、大肠菌群、沙门菌、铜绿假单胞菌、金黄色葡萄球菌和梭菌。本节仅介绍铜绿假单胞菌的检查方法。

1.操作

取胆盐乳糖培养基1份，每份100mL，1份加入1：10供试液10mL，相当于供试品1g、1mL/10cm²，于（36±1）℃培养18～24h。取上述培养物，划线接种于溴化十六烷基三甲铵琼脂培养基的平板上，培养18～24h。铜绿假单胞菌典型菌落呈扁平、无定形、周边扩散、表面湿润、灰白色，周围时有蓝绿色素扩散。如平板上无菌落生长或生长的菌落与上述菌落形态特征不符，判定供试品未检出铜绿假单胞菌。如平极生长的菌落与上述菌落形态特征相符或疑似，应挑选2～3个菌落，分别接种于营养琼脂培养基斜面上，培养18～24h。取斜面培养物进行革兰染色、镜检及氧化酶试验。

2.氧化酶试验

铜绿假单胞菌能够在氧气存在下生长的同时产生细胞内细胞色素氧化酶，它产生的氧离子能将氧化酶试剂（二盐酸二甲基对苯二胺）氧化成醌类化合物，出现颜色反应。取洁净滤纸片置于平皿内，用无菌玻璃棒取斜面培养物涂于滤纸片上，滴加新配制的1%二盐酸二甲基对苯二胺试液，在30s内若培养物呈粉红色并逐渐变为紫红色为氧化酶试验阳性，否则为阴性。若斜面培养物为非革兰阴性无芽孢杆菌或氧化酶试验阴性，均判定供试品未检出铜绿假单胞菌，否则，应进行绿脓菌素试验。

3.绿脓菌素（pyocyanin）试验

铜绿假单胞菌能够产生绿脓菌素，三氯甲烷能将之提取成蓝色，加入盐酸后呈粉红色。取斜面培养物接种于绿脓菌素测定用培养基（PDP）斜面上，培养24h，加三氯甲烷3～5mL至培养管中，搅碎培养基并充分振摇。静置片刻，将三氯甲烷相移至另一试管中，加入1mol/L盐酸试液约1mL，静置片刻，观察。若盐酸溶液呈粉红色，为绿脓菌素试验阳性，否则为阴性。同时用未接种的PDP琼脂培养基斜面，同法作阴性对照，阴性对照试验应呈阴性。若上述疑似菌为革兰阴性杆菌、氧化酶试验阳性及绿脓菌素试验阳性，判定供试品检出铜绿假单胞菌。若上述疑似菌为革兰阴性杆菌、氧化酶试验阳性及绿脓菌素试验阴性，应继续进行适宜的生化试验，确认是否为铜绿假单胞菌。

（三）结果判断

检验结果必须在此试验方法得到验证的前提下才有效，《中国药典》规定每一种药品只要涉及微生物限度检查项目，都必须进行方法学验证，具体验证方法本书不再介绍。

（1）若供试品的细菌数、霉菌和酵母菌数及控制菌三项检验结果均符合该品种项下的规定，判定供试品符合规定。若其中任何一项不符合该品种项下的规定，判定供试品不符合规定。

（2）供试品检出控制菌或其他致病菌时，按1次检出结果为准，不再复试。

（3）供试品未检出控制菌或其他致病菌时，若细菌数、霉菌和酵母菌数其中任何一项不符合该品种项下的规定，应从同一批样品中随机抽样，独立复试2次，以3次结果的平均值报告菌数。

（4）眼用制剂检出霉菌和酵母菌时，须以2次复试结果均不得长菌，方可判定供试品的霉菌和酵母菌数符合该品种项下的规定。

三、注意事项

（1）制备后的培养基应及时灭菌，不应放置时间过长，避免细菌繁殖。

（2）已融化的培养基应一次用完，一般开启后不宜再用。

（3）勿用电炉直接融化琼脂培养基，也不能用微波炉，以防营养成分过度受热而破坏，最好是放在沸水中融化。

（4）在净化工作台上操作时，应避免双手来回出入工作台；在无菌室操作时，应避免操作者来回出入无菌室。

（5）供试品稀释时，注意每个稀释级换1支吸管。

（6）检验过程中如出现菌落蔓延（连片）现象，可先在培养基内加入TTC（氯化三苯四氮唑），使其最终浓度为0.001%，混匀后再倾注平皿。

（7）霉菌菌落逐日计数时，平板不宜反复翻动，以防止霉菌孢子在翻动时散落并长成新的菌落而影响计数。

第二节 无菌检查法

无菌检查法是用于检查药典要求无菌的药品、生物制品、医疗器具、原料、辅料及其他品种是否无菌的一种方法。若供试品符合无菌检查法的规定，仅表明供试品在该检验条件下未发现微生物污染。

无菌检查应在无菌条件下进行。试验环境必须达到无菌检查的要求，检验全过程应严格遵守无菌操作，防止微生物污染，防止污染的措施不得影响供试品中微生物的检出。单向流空气区、工作台面及环境应定期按《医药工业洁净室（区）悬浮粒子、浮游菌和沉降菌的测试方法》的现行国家标准进行洁净度确认。隔离系统应定期按相关的要求进行验证，其内部环境的洁净度须符合无菌检查的要求。日常检验还需对试验环境进行监控。

无菌检查法包括薄膜过滤法和直接接种法。只要供试品性质允许，应采用薄膜过滤法。供试品无菌检查所采用的检查方法和检验条件应与方法适用性试验确认的方法相同。

一、薄膜过滤法

薄膜过滤法一般应采用封闭式薄膜过滤器。无菌检查用的滤膜孔径应不大于0.45μm，直径约为50mm。根据供试品及其溶剂的特性选择滤膜材质。使用时，应保证滤膜在过滤前后的完整性。

水溶性供试液过滤前应将少量的冲洗液过滤以润湿滤膜。油类供试品，其滤膜和过滤器在使用前应充分干燥。为发挥滤膜的最大过滤效率，应注意保持供试品溶液及冲洗液覆盖整个滤膜表面。供试液经薄膜过滤后，若需要用冲洗液冲洗滤膜，每张滤膜每次冲洗量一般为100mL，且总冲洗量不得超过1000mL，以避免滤膜上的微生物受损伤。

（1）水溶液供试品：取规定量，直接过滤，或混合至含不少于100mL适宜稀释液的无菌容器中，混匀，立即过滤。如供试品具有抑菌作用，须用冲洗液冲洗滤膜，冲洗次数一般不少于3次，所用的冲洗量、冲洗方法同方法适用性试验。除生物制品外，一般样品冲洗后，1份滤器中加入100mL硫乙醇酸盐流体培养基，1份滤器中加入100mL胰酪大豆胨液体培养基。生物制品样品冲洗后，2份滤器中加入100mL硫乙醇酸盐流体培养基，1份滤器中加入100mL胰酪大豆胨液体培养基。

（2）水溶性固体供试品：取规定量，先加适宜的稀释液溶解或按标签说明复溶，然后按照水溶液供试品项下的方法操作。

（3）非水溶性供试品：取规定量，直接过滤；或混合溶于适量含聚山梨酯80或其他适宜乳化剂的稀释液中，充分混合，立即过滤。用含0.1%～1%聚山梨酯80的冲洗液冲洗滤膜至少3次。加入含或不含聚山梨酯80的培养基。接种培养基按照水溶液供试品项下的方法操作。

（4）可溶于十四烷酸异丙酯的膏剂和黏性油剂供试品：取规定量，混合至适量的无菌十四烷酸异丙酯中，剧烈振摇，使供试品充分溶解，如果需要可适当加热，但温度不得超过44℃，趁热迅速过滤。对仍然无法过滤的供试品，于含有适量的无菌十四烷酸异丙酯中的供试液中加入不少于100mL的稀释液，充分振摇萃取，静置，取下层水相作为供试液过滤。过滤后滤膜冲洗及接种培养基按照非水溶性制剂供试品项下的方法操作。

（5）无菌气（喷）雾剂供试品：取规定量，将各容器置-20℃或其他适宜温度冷冻约1h取出，以无菌操作迅速在容器上端钻一小孔，释放抛射剂后再无菌开启容器，并将供试品转移至无菌容器中混合，供试品也可采用其他适宜的方法取出。后参按照水溶液或非水溶性制剂供试品项下的方法操作。

（6）装有药物的注射器供试品：取规定量，将注射器中的内容物（若需要可吸入稀释液或标签所示的溶剂溶解）直接过滤，或混合至含适宜稀释液的无菌容器中，然后按照水溶液或非水溶性供试品项下方法操作。同时应采用适宜的方法进行包装中所配带的无菌针头的无菌检查。

（7）具有导管的医疗器具（输血、输液袋等）供试品：取规定量，每个最小包装用50～100mL冲洗液分别冲洗内壁，收集冲洗液于无菌容器中，然后按照水溶液供试品项下的方法操作。同时应采用直接接种法进行包装中所配带的针头的无菌检查。

二、直接接种法

直接接种法适用于无法用薄膜过滤法进行无菌检查的供试品，即取规定量供试品分别等量接种至硫乙醇酸盐流体培养基和胰酪大豆胨液体培养基中。除生物制品外，一般样品无菌检查时两种培养基接种的瓶或支数相等；生物制品无菌检查时硫乙醇酸盐流体培养基和胰酪大豆胨液体培养基接种的瓶或支数为2∶1。除另有规定外，每个容器中培养基的用量应符合接种的供试品体积不得大于培养基体积的10%，同时，硫乙醇酸盐流体培养基每管装量不少于15mL，胰酪大豆胨液体培养基每管装量不少于10mL。供试品检查时，培养基的用量和高度同方法适用性试验。

（1）悬浮液等非澄清水溶液供试品：取规定量，等量接种至各管培养基中。

（2）固体供试品：取规定量，直接等量接种至各管培养基中，或加入适宜的溶剂溶解，或按标签说明复溶后，取规定量等量接种至各管培养基中。

（3）非水溶性供试品：取规定量，混合，加入适量的聚山梨酯80或其他适宜的乳化剂及稀释剂使其乳化，等量接种至各管培养基中。或直接等量接种至含聚山梨酯80或其他适宜乳化剂的各管培养基中。

（4）敷料供试品：取规定数量，以无菌操作拆开每个包装，于不同部位剪取约100mg或1cm×3cm的供试品，等量接种于各管足以浸没供试品的适量培养基中。

（5）肠线、缝合线等供试品：肠线、缝合线及其他一次性使用的医用材料按规定量取最小包装，无菌拆开包装，等量接种于各管足以浸没供试品的适量培养基中。

（6）灭菌医用器具供试品：取规定量，必要时应将其拆散或切成小碎段，等量接种于各管足以浸没供试品的适量培养基中。

（7）放射性药品：取供试品1瓶（支），等量接种于装量7.5mL的硫乙醇酸盐流体培养基和胰酪大豆胨液体培养基中。每管接种量0.2mL。

三、培养及观察

将上述接种供试品后的培养基容器分别按各培养基规定的温度培养14天；接种生物制品供试品的硫乙醇酸盐流体培养基的容器应分成两等份，一份置30～35℃培养，一份置20～25℃培养。培养期间应逐日观察并记录是否有菌生长。如在加入供试品后或在培养过程中，培养基出现浑浊，培养14天后，不能从外观上判断有无微生物生长，可取该培养液适量转种至同种新鲜培养基中，培养3天，观察接种的同种新鲜培养基是否再出现浑浊；或取培养液涂片、染色、镜检，判断是否有菌。

四、结果判断

阳性对照管应生长良好，阴性对照管不得有菌生长；否则，试验无效。

若供试品管均澄清，或虽显浑浊但经确证无菌生长，判定供试品符合规定；若供试品管中任何一管显浑浊并确证有菌生长，判定供试品不符合规定，除非能充分证明试验结果无效，即生长的微生物非供试品所含。当符合以至少一个条件时方可判定试验结果无效：

（1）无菌检查试验所用的设备及环境的微生物监控结果不符合无菌检查法的要求。

（2）回顾无菌试验过程，发现有可能引起微生物污染的因素。

（3）供试品管中生长的微生物经鉴定后，确证是因无菌试验中所使用的物品和（或）无菌操作技术不当引起的。

试验若经确认无效，应重试。重试时，重新取同量供试品，依法检查，若无菌生长，判定供试品符合规定；若有菌生长，判定供试品不符合规定。

第三节 热原检查法

热原是由微生物产生的对热稳定、能引起机体发热的一类物质。热原检查一般采用家兔升温法。家兔升温法是一种比较传统的热原检查法，将一定剂量的供试品，静脉注入家兔体内，在规定时间内，观察家兔体温升高的情况，以判定供试品中含热原的限度是否符合规定的方法。家兔注射一定量的热原后，一般15～30min后体温开始上升，70～120min达到最高峰。如果注射规定量的供试品后，家兔没有升温或升温不多，没有超出许可范围，说明供试品内热原含量极少；如果注射供试品后，家兔升温明显，超出了规定的范围，说明供试品内热原含量高，这样的药品是不能用于临床的，一旦流入市场，后果不堪设想。

一、准备工作

（一）用具的清洗及除热原

（1）玻璃器皿用自来水冲洗后放入洗液中浸泡30min以上，取出，先用自来水冲洗干净，再用蒸馏水冲洗至少3次。

（2）注射针头用自来水冲洗后，在2%碳酸氢钠溶液中煮沸15min，先用自来水冲洗干净，再用蒸馏水冲洗至少3次。

（3）除热原，将冲洗干净的玻璃器皿、注射针头等置于金属盒（或锡箔纸）内，将吸量管置于金属筒（或锡箔纸）内，放入电热干燥箱内升温至250℃，保温1h，放冷，密闭备用。应在1周内使用，过期重新处理。

（二）供试品溶液的制备

供试品溶液的制备，应在超净工作台内进行。除另有规定外，试验用水为灭菌注射用水或生理盐水。

（1）如供试品为原料药，则精密称定适量，根据其效价或含量计算加试验用水量，稀释至所需浓度。

（2）如供试品为制剂，按标示量计算加试验用水量，稀释至所需浓度。

二、检查方法

（一）操作

（1）将已称好体重的3只家兔装入固定器，休息1h后开始第1次测温。

（2）提起兔尾，将蘸有润滑剂（甘油或凡士林）的肛门温度计或探头缓缓插入肛门，测温时间每只兔至少2min，肛门温度计或探头插入深度约6cm。

（3）经测定体温符合要求的家兔15min内进行耳静脉注射。按规定量抽取温热至约38℃的供试品溶液，自家兔耳静脉缓缓注入。

（4）每隔30min按前法测量其体温1次，共测6次，以6次体温中最高的一次减去正常体温，即为该兔体温的升高温度。

（5）如3只家兔中有1只体温升高0.6℃或0.6℃以上，或3只家兔体温升高均低于0.6℃，但体温升高的总和达1.4℃或1.4℃以上，应另取5只家兔复试，检查方法同上。

（二）降温

6次体温中最低的一次，减去正常体温，为降温值。

当家兔降温≤0.45℃时，视为家兔体温的正常波动，以0℃计；降温≥0.6℃则应重试；降温在0.45～0.55℃时，若3只家兔中仅1只降温在此范围内，以0℃计，若有2只或2只以上降温在此范围内，应根据情况进行重试。

（三）结果判定

在初试的3只家兔中，体温升高均低于0.6℃，并且3只家兔体温升高总和低于1.4℃；或在复试的5只家兔中，体温升高0.6℃或0.6℃以上的家兔不超过8只，并且初试、复试合并8只家兔的体温升高总和为3.5℃或3.5℃以下，均判为供试品的热原检查符合规定。

在初试的3只家兔中体温升高0.6℃或0.6℃以上的家兔超过1只；或在复试的5只家兔中，体温升高0.6℃或0.6℃以上的家兔超过1只；或在初试、复试合并8只家兔中的体温升高总和超过3.5℃，均判为供试品的热原检查不符合规定。

三、注意事项

（1）热原试验室应保持安静，并避免强烈直射的日光或灯光及其他刺激。

（2）在试验全部过程中，避免家兔骚动，保持体温稳定。

（3）在做热原检查前1～2d，供试验用的家兔应尽可能处于同一温度环境中。试验室和饲养室的温度相差不得大于5℃。试验室温度应控制在17～28℃。在一次试验全过程中，室温变化不大于3℃，并注意相对湿度应保持稳定。

（4）捉拿家兔时，左手抓住家兔的双耳，右手托起尾部，避免家兔挣扎。

（5）试验过程中，家兔因肛门出血过多造成体温上升或体温下降超过规定时，可考虑重试。

（6）在试验全过程中，不得随意更换肛门温度计，以减少温度计之间差异。

（7）看温度计时眼睛要平视，看清刻度读出度数后，再用酒精棉擦拭水银球。

（8）注射时，每一批供试品溶液用一支注射器，不得混用，以防污染。

（9）供试品溶液应在注射前预热至约38℃，避免对家兔造成刺激，引起温度波动。

（10）稀释供试品前，应仔细检查外包装是否有破损或冷爆处，避免检测了被污染的样品。

第四节　细菌内毒素检查法

细菌内毒素检查法是判断供试品中细菌内毒素是否符合规定。内毒素即革兰阴性菌细胞壁的脂多糖，其毒性成分为类脂A，由菌体死亡崩解后释放出来。细菌内毒素检查包括两种方法，即凝胶法和光度测定法，光度测定法又包括浊度法和显色基质法。供试品检测时，可使用其中任何一种方法进行试验。当测定结果有争议时，除另有规定外，以凝胶法结果为准。因此，这里只介绍凝胶法。

本试验操作过程应防止内毒素的污染。细菌内毒素的量用内毒素单位（EU）表示，1EU与1个内毒素国际单位（IU）相当。细菌内毒素国家标准品系自大肠埃希菌提取精制而成，用于标定、复核、仲裁鲎试剂灵敏度和标定细菌内毒素工作标准品的效价。细菌内毒素工作标准品是以细菌内毒素国家标准品为基准标定其效价，用于试验中鲎试剂灵敏度复核、干扰试验及各种阳性对照。

在凝胶法中，细菌内毒素检查用水应符合灭菌注射用水标准，其内毒素含量小于0.015EU/mL，且对内毒素试验无干扰作用。试验所用的器皿需经处理，以去除可能存在的外源性内毒素。耐热器皿常用干热灭菌法（250℃、30min以上）去除，也可采用其他确证不干扰细菌内毒素检查的适宜方法。若使用塑料器具，如微孔板和与微量加样器配套的吸头等，应选用标明无内毒素并且对试验无干扰的器具。

一、准备工作

（一）用具的清洗及除热原

1.清洗

试验所用玻璃器皿先用自来水冲洗浮尘，铬酸洗液浸泡4h，用自来水冲洗干净，再用注射用水冲洗3遍；注射针头用自来水冲洗后，在2%碳酸氢钠溶液中煮沸15min后，用自来水冲洗干净再用注射用水冲洗3遍。

2.除热源

将清洗干净的玻璃器皿、注射针头等沥干后，置于金属盒（或锡箔纸）内，将吸量管置于金属筒（或锡箔纸）内，放入电热干燥箱内，250℃烘烤1h。也可用其他适宜的方法，并应确保不干扰细菌内毒素的检查。

（二）供试品溶液的制备

某些供试品需进行复溶、稀释或在水性溶液中浸提制成供试品溶液。一般要求供试品溶液的pH值在6.0～8.0的范围内。对于过酸、过碱或本身有缓冲能力的供试品，需调节被测溶液（或其稀释液）的pH值，可使用酸、碱溶液或鲎试剂生产厂家推荐的适宜的缓冲液调节pH值。酸或碱溶液须用细菌内毒素检查用水在已去除内毒素的容器中进行配制。缓冲液必须经过验证不含内毒素和干扰因子。

（三）内毒素限值的确定

药品、生物制品的细菌内毒素限值（L）一般按式（11–1）确定：

$$L=K/M \tag{11–1}$$

式中，L为供试品的细菌内毒素限值，以EU/mL、EU/mg或EU/U（活性单位）表示；K为人每1kg体重每1h最大可接受的内毒素剂量，以EU/（kg·h）表示，注射剂K=5EU/（kg·h），放射性药品注射剂K=2.5EU/（kg·h），鞘内用注射剂K=0.2EU/（kg·h）；M为人每1kg体重每1h的最大供试品剂量，以mL/（kg·h）、mg/（kg·h）或U/（kg·h）表示，人均体重按60kg计算，注射时间若不足1h，按1h计算。供试品每平方米体表面积剂量乘以0.027即可转换为每千克体重剂量（M）。

（四）确定最大有效稀释倍数

最大有效稀释倍数（maximum valid dilution，MVD）是指在试验中供试品溶液被允许稀释的最大倍数，在不超过此稀释倍数的浓度下进行内毒素限值的检测。用下式（11–2）

来确定*MVD*：

$$MVD = \frac{cL}{\lambda} \tag{11-2}$$

式中，L为供试品的细菌内毒素限值；c为供试品溶液的浓度，当L以EU/mg或EU/U表示时，c的单位需为mg/mL或U/mL，当L以EU/mL表示时，则c等于1.0mL/mL。如需计算在*MVD*时的供试品浓度，即最小有效稀释浓度，可使用公式$c=\lambda/L$；λ为在凝胶法中鲎试剂的标示灵敏度（EU/mL），或是在光度测定法中所使用的标准曲线上最低的内毒素浓度。

二、检查方法

凝胶法是通过鲎试剂与内毒素产生凝集反应的原理进行限度检测或半定量检测内毒素的方法。

（一）鲎试剂灵敏度复核试验

在凝胶检查法规定的条件下，鲎试剂产生凝集的内毒素的最低浓度即为鲎试剂的标示灵敏度，用EU/mL表示。当使用新批号的鲎试剂或试验条件发生了任何可能影响检验结果的改变时，应进行鲎试剂灵敏度复核试验。

（1）根据鲎试剂灵敏度的标示值（λ），先将细菌内毒素国家标准品或细菌内毒素工作标准品用细菌内毒素检查用水溶解，在涡旋混合器上混匀15min，然后制成2λ、λ、0.5λ和0.25λ等4个浓度的内毒素标准溶液，每稀释一步均应在涡旋混合器上混匀30s。取分装有0.1mL鲎试剂溶液的10mm×75mm试管或复溶后的0.1mL/支规格的鲎试剂原安瓿18支，其中16管分别加入0.1mL不同浓度的内毒素标准溶液，每一个内毒素浓度平行做4管；另外2管加入0.1mL细菌内毒素检查用水作为阴性对照。将试管中溶液轻轻混匀后，封闭管口，垂直放入（37±1）℃的恒温器中，保温（60±2）min。

（2）将试管从恒温器中轻轻取出，缓缓倒转180°，若管内形成凝胶，并且凝胶不变形、不从管壁滑脱者为阳性；未形成凝胶或形成的凝胶不坚实、变形并从管壁滑脱者为阴性。保温和拿取试管的过程应避免受到振动，造成假阴性结果。

（3）当最大浓度2λ管均为阳性，最低浓度0.25λ管均为阴性，阴性对照管为阴性，试验方为有效。按下式（11-3）计算反应终点浓度的几何平均值，即为鲎试剂灵敏度的测定值（λ_c）。

$$\lambda_c = antilg\left(\sum X/n\right) \tag{11-3}$$

式中，X为反应终点浓度的对数值（lg）。反应终点浓度是指系列递减的内毒素浓度中最后一个呈阳性结果的浓度；n为每个浓度的平行管数。

（4）当λ_c在0.5～2.0λ（包括0.5λ和2.0λ）时，方可用于细菌内毒素检查，并以标示灵敏度λ为该批鲎试剂的灵敏度。

（二）干扰试验

1.目的

有些药品在一定浓度时能够加强或抑制鲎试剂和细菌内毒素产生凝集反应，试验结果就会产生假阳性或假阴性结果，并对试验结果产生影响。供试品在多大的稀释倍数或浓度下对内毒素和鲎试剂的反应不存在影响或影响很小，就要进行干扰试验，确定这个浓度，以保证试验结果真实可靠。当供试品的配方和工艺有变化，鲎试剂来源改变或试验环境中发生了任何有可能影响试验结果的变化时，都要重新进行干扰试验。

2.操作

检验在某一浓度下的供试品对于鲎试剂与内毒素的反应有无干扰作用。按表11-1制备A、B、C、D溶液，使用的供试品溶液为未检出内毒素且不超过MVD的溶液，按鲎试剂灵敏度复核试验项下操作。

表11-1　凝胶法干扰试验溶液的制备

编号	内毒素浓度/被加入内毒素的溶液	稀释用液	稀释倍数	所含内毒素的浓度	平行管数
A	无/供试品溶液	—	—	—	2
		—	1	2λ	4
		—	2	1λ	4
B	2λ/供试品溶液	供试品溶液	4	0.5λ	4
			8	0.25λ	4
			1	2λ	2
C	2λ/检查用水	检查用水	2	1λ	2
			4	0.5λ	2
			8	0.25λ	2
D	无/检查用水	—	—	—	2

注：A为供试品溶液；B为干扰试验系列；C为鲎试剂标示灵敏度的对照系列；D为阴性对照。

只有当溶液A和阴性对照溶液D的所有平行管都为阴性，并且系列溶液C的结果在鲎试剂灵敏度复核范围内时，试验方为有效。当系列溶液B的结果符合鲎试剂灵敏度复核试验要求时，认为供试品在该浓度下无干扰作用。其他情况则认为供试品在该浓度下存在干扰作用。若供试品溶液在小于MVD的稀释倍数下对试验有干扰，应先将供试品溶液进行不超过MVD的进一步稀释，再重复干扰试验。可通过对供试品进行更大倍数的稀释或通过其他适宜的方法（如过滤、中和、透析或加热处理等）排除干扰。为确保所选择的处理方法能有效地排除干扰且不会使内毒素失去活性，要使用预先添加了标准内毒素再经过处理的供试品溶液进行干扰试验。

当进行新药的内毒素检查试验前，或无内毒素检查项的品种建立内毒素检查法时，须进行干扰试验；当鲎试剂、供试品的处方、生产工艺改变或试验环境中发生了任何有可能影响试验结果的变化时，须重新进行干扰试验。

（三）凝胶限量试验

按表11-2制备A、B、C、D溶液。使用稀释倍数不超过MVD并且已经排除干扰的供试品溶液来制备溶液A和B。按鲎试剂灵敏度复核试验项下操作。

表11-2　凝胶限量试验溶液的制备

编号	内毒素浓度/配制内毒素的溶液	平行管数
A	无/供试品溶液	2
B	2λ/供试品溶液	2
C	2λ/检查用水	2
D	无/检查用水	2

注：A为供试品溶液；B为供试品阳性对照；C为阳性对照；D为阴性对照。

结果判断：保温（60±2）min后观察结果。若阴性对照溶液D的平行管均为阴性，供试品阳性对照溶液B的平行管均为阳性，阳性对照溶液C的平行管均为阳性，试验有效。

若溶液A的两个平行管均为阴性，判定供试品符合规定；若溶液A的两个平行管均为阳性，判定供试品不符合规定。若溶液A的两个平行管中的一管为阳性，另一管为阴性，需进行复试。复试时，溶液A需做4支平行管，若所有平行管均为阴性，判定供试品符合规定；否则判定供试品不符合规定。若供试品的稀释倍数小于MVD而溶液A出现不符合规定时，需先将供试品稀释至MVD重新实验，再对结果进行判断。

三、注意事项

（1）试验前须用肥皂洗手，用75%乙醇棉球消毒。

（2）在使用洗耳球、移液管取样品时，应注意不要将洗耳球中的气体吹入溶液中，以防止污染供试液。

（3）溶解鲎试剂及混匀供试品和鲎试剂时，不要剧烈振荡避免产生气泡。

（4）由于凝集反应是不可逆的，所以在反应过程中及观察结果时应注意不要使试管受到振动，以免使凝胶破碎产生假阴性结果。

（5）进行干扰试验时，标准对照系列和含内毒素的供试品溶液系列应同时进行。

（6）在进行鲎试剂灵敏度复核、干扰试验和供试品细菌内毒素检查时，各个实验中要求的对照应同时进行，并在实验有效的情况下才能进行计算和判断。

（7）实验操作应在清洁环境中进行，过程中应防止微生物的污染。

（8）对细菌内毒素工作标准品进行稀释，到浓度1EU/mL之前的稀释倍数最好不要超过10倍，在浓度1EU/mL之后的稀释一定要对倍稀释。

第五节　抗生素微生物检定法

抗生素微生物检定法是国际上通用的、经典的抗生素效价测定方法。本方法是在适宜条件下，根据量反应平行线原理设计，通过检测抗生素对微生物的抑制作用，计算抗生素活性（效价）的方法。抗生素微生物检定包括两种方法，即管碟法和浊度法。测定结果经计算所得的效价，如低于估计效价的90%或高于估计效价的110%时，应调整其估计效价，重新试验。除另有规定外，本法的可信限率不得大于5%。

《中国药典》采用管碟法及浊度法检定抗生素微生物。管碟法是利用抗生素在琼脂培养基内的扩散作用，比较标准品与供试品两者对接种的试验菌产生抑菌圈的大小，以测定供试品效价的一种方法。管碟法又可分为一剂量法、二剂量法及三剂量法，抗生素的常规检验常用二剂量法，而抗生素药品的仲裁或标准品的标定常用三剂量法。这里只介绍管碟法中二剂量法的基本操作。

一、检定法

（一）培养基及其制备方法

抗生素微生物检定法中每一种抗生素效价的检验都有特定的培养基，要严格按照《中国药典》中培养基的配制方法进行配制。培养基可以采用相同成分的脱水培养基代替，临用时，按照使用说明配制和灭菌，备用。但一定要核对培养基的pH，必要时需调节pH，使其符合规定。

（二）灭菌缓冲液的制备

抗生素微生物检定法中所用的缓冲液也是特定的。每种抗生素对应不同的缓冲液，要严格按照《中国药典》中缓冲液的配制方法进行配制。配制缓冲液时，一定要调节pH，使其比最终的pH略高0.2～0.4。

（三）试验的准备

用具的洗涤及消毒包括以下几点。

（1）双碟使用后，放在盛有5%甲酚（来苏儿）溶液的桶内，次日取出后清除其碟内琼脂层，用纱布蘸去污粉，擦洗碟内外，用自来水冲洗干净后，再用纯化水冲洗一遍，与陶瓦盖合成一套，在干燥箱内160℃干烤2h。

（2）铜管使用后加纯化水煮沸，用纯化水冲洗3遍，干后用95%乙醇浸泡过夜。次日，再用纯化水冲洗3遍，放在干燥箱内160℃干烤2h。镊子同时放入杯内烤。每月擦洗铜管1次。

（3）吸上层培养基及菌液用的吸管，使用后放在5%甲酚溶液中浸泡过夜，用自来水冲洗干净，再用纯化水冲洗3遍，装入吸管筒内160℃干烤2h，备用。

（4）一般吸管使用后，放在洗液中浸泡2～3h，用自来水冲洗干净，再用纯化水冲洗3遍，干燥备用。

（5）量瓶用去污粉擦拭瓶壁标记后，先用自来水冲洗干净，再用纯化水冲洗3遍，干燥备用。不定期用洗液浸泡处理，以内壁不挂水珠为干净。

（四）检查方法

管碟法的特点是样品用量少、灵敏度高，但凡具有抗菌活性的物质都会干扰测定结果，所以也存在专属性差、操作烦琐及影响因素多的缺点。

常用菌悬液的制备包括枯草芽孢杆菌、短小芽孢杆菌、金黄色葡萄球菌、藤黄微球菌、大肠埃希菌悬液及啤酒酵母菌悬液等。

1.枯草芽孢杆菌悬液

取枯草芽孢杆菌[CMCC（B）63501]的营养琼脂斜面培养物，接种于盛有营养琼脂培养基的培养瓶中，在35～37℃培养7d，用革兰染色法涂片镜检，应有芽孢85%以上。用灭菌水将芽孢洗下，在65℃水浴中加热30min，备用。

2.短小芽孢杆菌悬液

取短小芽孢杆菌[CMCC（B）63202]的营养琼脂斜面培养物，按照上述方法制备。

3.金黄色葡萄球菌悬液

取金黄色葡萄球菌[CMCC（B）26003或ATCC29213]的营养琼脂斜面培养物，接种于营养琼脂斜面上，在35～37℃培养20～22h。临用时，用灭菌水或0.9%灭菌氯化钠溶液将菌苔洗下，备用。

4.藤黄微球菌悬液

取藤黄微球菌[CMCC（8）28001]的营养琼脂斜面培养物，接种于盛有营养琼脂培养基的培养瓶中，在26～27℃培养24h，或采用适当方法制备的菌斜面，用培养基Ⅲ（抗生素检定用培养基）或0.9%灭菌氯化钠溶液将菌苔洗下，备用。

5.大肠埃希菌悬液

取大肠埃希菌[CMCC（B）44103]的营养琼脂斜面培养物，接种于营养琼脂斜面上，在35～37℃培养20～22h。临用时，用灭菌水将菌苔洗下，备用。

6.啤酒酵母菌悬液

取啤酒酵母菌[ATCC9763]的Ⅴ号培养基琼脂斜面培养物，接种于Ⅳ号培养基琼脂斜面上。在35～37℃培养20～22h。用灭菌水将菌苔洗下置于含有灭菌玻璃珠的试管中，振摇均匀，备用。

（五）实验溶液及物品的制备

1.标准品溶液的制备

标准品的使用和保存，参照标准品说明书的规定执行。

2.供试液的制备

精密称（或量）取供试品适量，用各品种项下规定的溶剂溶解后，再按估计效价或标示量按《中国药典》2015年版二部附录的规定稀释至与标准品相当的浓度。

3.双碟的制备

取直径约90mm、高16～17mm的平底双碟。分别注入加热融化的特定培养基20mL，放置水平台上使其凝固，作为底层。另取培养基适量加热融化后，放冷至48～50℃（芽孢可至60℃），加入规定的试验菌悬液适量（能得清晰的抑菌圈为度；二剂量法标准品溶液的高浓度所致的抑菌圈直径在18～22mm，三剂量法标准品溶液的高浓度所致的抑菌圈直径在15～18mm），摇匀，在每1双碟中分别加入5mL，使其在底层上均匀摊布，作为菌层。放置水平台上冷却后，在每1双碟中以等距离均匀安置于不锈钢小管[内径（6.0±0.1）mm，高（10.0±0.1）mm，外径（7.8±0.1）mm] 4个（二剂量法）或者6个（三剂量法），用陶瓦盖覆盖备用。

4.二剂量法

按照上述方法制备的双碟不得少于4个，在每一双碟中对角的2个不锈钢小管中分别滴装高浓度及低浓度的标准品溶液，其余2个小管中分别滴装相应的高低两种浓度的供试品溶液；高、低浓度的剂距为2：1或4：1。在规定条件下培养后，测量各个抑菌圈的直径（或面积），按照《中国药典》2015年版生物检定统计法进行可靠性测验及效价计算。

二、注意事项

（1）在滴加样品时，抗生素溶液可从小管口或毛细滴管口溅出落在培养基上，液滴微小，往往不易觉察。

（2）在制备琼脂培养基菌层时，培养基温度过高或虽温度正常但受热时间太长，可能使试验菌部分或全部被杀死，使抑菌圈破裂，甚至无抑菌圈。

（3）双碟底不平或制备过程中工作台不够水平，可致使培养基层厚度不均匀。

（4）培养基融化不完全或融化后温度下降，培养基内会有小凝块。

（5）调节培养基的pH或适当的盐浓度，调节缓冲液的pH，可影响抗生素的溶解度，直接影响其抗菌效力；培养基pH的改变也可能影响细菌的生长，直接影响最低抑菌浓度、生长速度以及抗生素在琼脂培养基内的扩散速度。

（6）调整菌层培养基内试验菌的菌量在有些试验菌量过少时，抑菌圈边缘模糊不清，但试验菌量过多，也会使抑菌圈太小并且影响试验的灵敏度。因此，只能通过实验来适当调节。

（7）标准品与供试品所用的稀释缓冲液（pH、盐浓度）不同时，两者剂量反应直线也不平行。标准品与供试品稀释液的放置时间与条件也应相同或尽量相同。

第十二章　中药材及制剂中杂质和有害物质的检验

第一节　中药材及制剂中杂质和有害物质的来源及限量检查方法

一、杂质及有害物质的来源

（一）杂质

在药学中，杂质是指药物在生产或贮藏过程中引入的，无治疗作用或影响药物的稳定性和疗效，甚至对人体健康有害的物质。

中药中的杂质，按来源可分为以下三种。

（1）药材和饮片中引入的杂质：《中国药典》2015年版将药材中混存的杂质分为三类：一是来源与规定相同，但其性状或部位与规定不符的物质，如白果、白扁豆中的果皮和种皮，麻黄中的根，党参、桔梗中的芦头等；二是来源与规定不符的物质，药材品种复杂，正品药材或饮片中常有源于不同种，但外形相似的品种混入，如西洋参中掺有人参、党参中掺有防风、大黄中混有土大黄等；三是无机杂质，如砂石、泥块、尘土等。中药中的杂质可由生长、采收、加工、生产和贮藏的多途径引入。

（2）生产制备过程引入的杂质：药材使用污染的水清洗，会受到污染物的影响；药材炮制过程吸收的水分、炭化等也属于杂质；在中药制剂的生产制备过程中，常需使用溶剂、试剂等，若不能完全除去，它们的残留物就会引入产品；也可能因中药制剂制备中的组分变化引入新的杂质；由中药分离的单体成分制剂，因其多含有与药物组分化学结构、性质相似的组分，有可能因分离不完全而引入药品中成为杂质。此外，粉碎用的机器磨损，制备用的金属器皿、设备等也可能引入某些金属杂质等。

（3）贮运过程引入的杂质：中药因贮藏或运输过程保管不当，可能造成产品包装破损、分解、霉变、腐败，甚至鼠咬、虫蛀等现象，导致杂质引入。

根据杂质的属性，可分为一般杂质和特殊杂质。一般杂质是指在自然界中分布比较广泛，在多种药材的采收、加工及制剂的生产、贮运过程中容易引入的杂质，如水分、泥沙、酸、碱、铁盐、硫酸盐等；特殊杂质是指在该药物的采收、加工生产或贮运过程中引入或产生与该药物本身特性有关的特定杂质，如大黄流浸膏中检出的土大黄苷。按杂质的理化性质，可分为无机杂质和有机杂质。按杂质毒性，可分为普通杂质和毒性杂质。

（二）有害物质

中药的有害物质包括内源性有害物质和外源性有害物质。

中药中主要的内源性有害物质是指中药本身所含的具有毒副作用的化学成分。这些化学成分大多为生物的次生代谢产物，或为矿物类中药的有毒成分。例如，菊科、豆科和紫草科植物中含有的吡咯里西啶类生物碱，如千里光碱、野百合碱，其在体内的代谢产物吡咯具有很强的肝毒性作用。另外，马兜铃科植物含有的马兜铃酸，具有肾毒性。1988年，国务院公布了28种毒性中药材：植物药类有生马钱子、生川乌、生草乌、生白附子、生附子、生半夏、生南星、生甘遂、生狼毒、生藤黄、雪上一枝蒿、生巴豆、生千金子、生天仙子、闹羊花、洋金花；动物药类有斑蝥、蟾酥、青娘虫、红娘虫；矿物药类有砒石（红砒、白砒）、砒霜、雄黄、水银、红粉、轻粉、红升丹、白降丹。

中药中的外源性有害物质主要包括残留的农药、有机溶剂、大孔树脂、二氧化硫，以及污染的重金属及有害元素、微生物、黄曲霉毒素等。

二、限量检查方法

中药中杂质的含量应越少越好。中药中的杂质不但很难被完全除掉，而且会导致生产工艺更加繁复、成本增加。因此，对于中药中所存在的杂质，在保证药物的安全、稳定、质量可控的前提下，通常只进行限量检查。

中药中所含杂质（包括有害物质）的最大允许量，称为杂质（或有害物质）的限量。一般用百分之几或百万分之几（ppm）来表示。

$$\text{杂质(或有害物质)的限量} = \frac{\text{杂质(或有害物质)最大允许量}}{\text{供试品量}} \times 100\% \quad (12\text{–}1)$$

限量检查方法主要有对照法、灵敏度法、比较法和含量测定法。

（一）对照法

对照法是指取最大限度量的待检杂质或其他待检物对照品配成对照液，与一定量供试品配成的供试品溶液，在相同条件下试验，比较结果，以确定杂质含量是否超过限量。此时，供试品（S）中所含杂质（或有害物质）的最大允许量可以通过杂质对照溶液的浓度（C）和体积（V）的乘积表示，故杂质（或有害物质）限量（L）的计算公式为：

$$\text{杂质(或有害物质)限量\%} = \frac{\text{对照溶液体积}(V)\times\text{对照溶液溶度}(C)}{\text{供试品量}(S)}\times 100\% \qquad (12\text{–}2)$$

$$L\% = \frac{V\times C}{S}\times 100\% \qquad (12\text{–}3)$$

（二）灵敏度法

灵敏度法是指在供试品溶液中加入试剂，在一定条件下反应，观察有无阳性结果出现，以判断杂质是否超限。如2015年版《中国药典》中对肉桂油中重金属的检查：取本品10mL，加水10mL与盐酸1滴，振摇后，通硫化氢气体使饱和，水层与油层均不得变色。

（三）比较法

比较法是指取供试品一定量，依法检查，测定待检品的某些特征参数，与规定的限量比较，以判定其是否超限。如皂矾中铁盐的检查：取本品0.1g，精密称定，置于100mL量瓶中，加稀硫酸10mL及水适量使溶解，加水至刻度，摇匀，滤过，精密量取续滤液1mL，置25mL纳氏比色管中，加水稀释至约20mL，加30%硫氰酸铵溶液3mL，再加水稀释使成25mL，摇匀，立即与标准铁溶液5mL制成的对照溶液比较，不得更深（5%）。

（四）含量测定法

含量测定法是指用规定的方法测定杂质的含量，与规定的限量比较，以判断杂质是否超限。如丹参中的重金属及有害元素的测定：按照铅、镉、砷、汞、铜测定法（通则2321，原子吸收分光光度法或电感耦合等离子体质谱法）测定，铅不得过百万分之五；镉不得过千万分之三；砷不得过百万分之二；汞不得过千万分之二；铜不得过百万分之二十。

第二节 中药材及制剂中杂质与有害物质的分析方法

一、杂质及常规检查方法

（一）药材中混存杂质检查法

药材中混存的杂质，直接影响药材纯度、质量及后续产品的质量，影响用药安全，按《中国药典》2015年版要求，药材中混存的杂质需检查。

1.方法

（1）取规定量的供试品，摊开，用肉眼或放大镜（5～10倍）观察，将杂质拣出；如其中有可以筛分的杂质，则通过适当的筛分，将杂质分出。

（2）将各类杂质分别称重，计算其在供试品中的含量（%）。

2.注意事项

（1）药材中混存的杂质如与正品相似，难以从外观鉴别时，可称取适量，进行显微镜、化学或物理鉴别试验，证明其为杂质后，计入杂质重量中。

（2）杂质检查所用的供试品量，除另有规定外，按药材和饮片取样法称取。

（二）水分测定法

固体中成药多数要检查水分，因为水分含量过高，可引起成药结块、霉变或有效成分的分解。因此，水分是丸剂、散剂、颗粒剂、胶囊剂等固体制剂的常规检查项目。《中国药典》通则收载有水分测定法，共有以下四种方法。

1.烘干法

（1）原理：药品在100～105℃干燥后所减失的重量，即为水分。

（2）方法：取供试品2～5g，平铺于干燥至恒重的扁形称瓶中，厚度不超过5mm，疏松供试品不超过10mm，精密称定，打开瓶盖在100～105℃干燥5小时，将瓶盖盖好，移置干燥器中，冷却30分钟，精密称定重量，再在上述温度干燥1小时，冷却，称重，至连续两次称重的差异不超过5mg为止。根据减失的重量，计算供试品中的含水量（%）。

（3）注意事项

①本法适用于不含或少含挥发性成分的药品。《中国药典》中西洋参中的水分就是采

用此法测定的。规定水分不超过13.0%。

②测定用的供试品一般先破碎成直径不超过3mL的颗粒或碎片。直径和长度在3mm以下者可不破碎。

③采用本法时，若供试品含水量较多，又含有大量糖类，直接在105℃干燥时会发生熔化现象，使表面形成一层薄膜，阻碍水分的继续蒸发，所以应先在低温下烘去大部分水分，再在规定温度下干燥至恒重。

2.甲苯法

（1）原理：利用水与甲苯在69.3℃共沸蒸出，收集馏出液，待分层后由刻度管测定出所含水的量。

（2）方法：取供试品适量（相当于含水量1～4mL），精密称定，置瓶中，加甲苯200mL，必要时加入玻璃珠数粒，将仪器各部分连接，自冷凝管顶端加入甲苯，至充满管的狭细部分。将瓶置电热套中或用其他适宜方法缓缓加热，待甲苯开始微沸时，调节温度，使每秒钟馏出2滴。待水分完全馏出，即测定管刻度部分的水量不再增加时，将冷凝管内部先用甲苯冲洗，再用饱蘸甲苯的长刷或其他适宜的方法，将管壁上附着的甲苯推下，继续蒸馏5分钟，放冷至室温，拆卸装置，如有水黏附在管的管壁上，可用蘸甲苯的铜丝推下，放置，使水与甲苯完全分离（可加亚甲蓝粉末少量，使水染成蓝色，以便分离观察）。检读水量，并计算出供试品中的含水量（%）。

（3）注意事项

①本法适用于含挥发性成分的药品。本法不适用于微量水分的测定。《中国药典》中牡丹皮、郁金中水分就是采用此法测定的，分别规定水分不得过13.0%和15.0%。

②甲苯预处理时先加少量水，充分振摇后放置，然后将水分离弃去，甲苯经蒸馏后使用。因为每200mL甲苯可吸收水分0.1mL，若不经预处理，可能使测定结果偏低。

3.减压干燥法

（1）原理：在一定温度下，采用减压干燥器干燥，压力控制在2.67kPa（20mmHg）以下使干燥温度降低、时间缩短。

（2）方法：见《中国药典》通则0832。

（3）注意事项

①本法适用于含有挥发性成分或贵重的药品。如麝香保心丸中的水分可用此法测定，因处方中含有麝香等几味贵重药材，且该药为微丸、取样量小，不宜用常量水分测定法。

②测定用的供试品需先经2号筛。

③取直径12cm左右的培养皿，加入新鲜五氧化二磷干燥剂适量，使铺成0.5～1.0cm的厚度，放入直径30cm的减压干燥器中。

④进行减压干燥时，减压操作宜逐渐进行，不可骤然大幅度减压。

4.气相色谱法

（1）方法：色谱条件与系统适用性试验：用直径为0.25～0.18mm的二乙烯苯—乙基乙烯苯型高分子多孔小球作为载体，柱温为140～150℃，热导检测器检测。注入无水乙醇，按照气相色谱法测定，应符合以下要求。

①水峰计算的理论板数应大于3000；用乙醇峰计算的理论板数应大于200。

②水和乙醇两峰的分离度应大于2。将无水乙醇进样5次，水峰面积的相对标准偏差不得大于2.0%。

③标准溶液的制备：取纯化水约0.2g，置于25mL量瓶中，精密称定，加无水乙醇至刻度，摇匀，即得。

④供试品溶液的制备：取供试品适量（含水量约0.2g），粉碎或研细，精密称定，置于具塞锥形瓶中，精密加入无水乙醇50mL，混匀，超声处理20分钟，放置12小时，再超声处理20分钟，离心，取上清液，即得。

⑤测定法：无水乙醇、标准溶液及供试品溶液各5μL，注入气相色谱仪，计算，即得。

（2）注意事项

①本法适用于含挥发性成分或贵重药品。《中国药典》中辛夷中水分即采用此法，规定水分不得过18.0%。

②无水乙醇含水量约3%，标准溶液与供试品溶液的配制需用同一批号试剂。无水乙醇中的含水量需要扣除。含水量的计算采用外标法。但无水乙醇作为溶剂，其含水量扣除方法如下：

$$\text{标准溶液中水峰面积}=\text{标准溶液中总水峰面积}-K\times\text{标准溶液中乙醇峰面积}$$

$$\text{供试品溶液中水峰面积}=\text{供试品溶液中总水峰面积}-K\times\text{供试品溶液中乙醇峰面积}$$

$$K=\frac{\text{无水乙醇中水峰面积}}{\text{无水乙醇中乙醇峰面积}}\quad(12\text{–}4)$$

（三）灰分测定及炽灼残渣检查

1.灰分测定法

中药经粉碎后加热，高温炽灼至灰化所遗留的无机物为总灰分。同一种中药材，在无外来掺杂物（泥土、砂石等杂质）时，一般都有一定的总灰分含量范围。规定中药的总灰分限度，对保证中药的品质和洁净程度，有一定的意义。

中药经高温炽灼得到的总灰分加盐酸处理，得到不溶于盐酸的灰分，为酸不溶性灰分。由于在酸中钙盐等无机物可溶，而泥土、砂石等（主要含硅酸盐等成分）不溶解，因此酸不溶性灰分的测定对于那些生理灰分本身差异较大，特别是在组织中含有草酸钙较多的中药，能更准确表明其中泥土、砂石等杂质的掺杂含量。如大黄中含有大量草酸钙。在这种情况下，总灰分的测定就不能说明是否有外来无机杂质的存在，而需测定其酸不溶性灰分。

（1）检查方法

①总灰分测定法：测定用的供试品须粉碎，使其通过2号筛，混合均匀后，取供试品2～3g（如需测定酸不溶性灰分，可取供试品3～5g），置炽灼至恒重的坩埚中，称定重量（准确至0.01g），缓缓炽热，注意避免燃烧，至完全炭化时，逐渐升高温度至500～600℃，使完全灰化并至恒重。根据残渣重量，计算供试品中总灰分的含量（%）。

②酸不溶性灰分测定法：取总灰分，在坩埚中加入稀盐酸约10mL，用表面皿覆盖坩埚，置水浴上加热10分钟，表面皿用热水5mL冲洗，洗液并入坩埚中，用无灰滤纸滤过，坩埚内的残渣用水洗于滤纸上，并洗涤至洗液不显氯化物反应为止。将滤渣连同滤纸移至同一坩埚中，干燥，炽灼至恒重，根据残渣重量，计算供试品中酸不溶性灰分的含量（%）。

（2）注意事项

①测定前先将供试品称取适量，粉碎，然后使其能通过2号筛，将粉末混合均匀后再取样。

②如供试品不易灰化，可先将坩埚放冷，加热水或10%硝酸铵溶液2mL，使残渣湿润，然后置水浴上蒸干，得到的残渣再按前法炽灼至坩埚内。内容物完全灰化。

③《中国药典》中药材检查灰分的品种较多，而中成药以合格的药材为原料，原则上可以不再检查灰分，但对于某些以根、茎等原药材粉末为原料的制剂，为控制外来杂质的量，仍需检查。如该药典中规定九味羌活丸（羌活、防风、苍术、细辛、川芎、白芷、黄芩、甘草、地黄）总灰分要求不得过7.0%；酸不溶性灰分不得过2.0%。

2.炽灼残渣检查法

（1）原理：中药多由有机化合物组成，先经炽灼炭化，再加硫酸湿润，加热使硫酸蒸气除尽后，于高温（700～800℃）炽灼至完全灰化，使有机物破坏分解变为挥发性物质逸出，残留的非挥发性无机杂质（多为金属的氧化物或无机盐类）成为硫酸盐，称为炽灼残渣，《英国药典》（BP）中称之为硫酸灰分。

（2）方法：取供试品1.0～2.0g或各药品项下规定的重量，放置已炽灼至恒重的坩埚中，精密称定，缓缓炽灼至完全炭化，放冷至室温；除另有规定外，加硫酸0.5～1mL使其润湿，低温加热至硫酸蒸气除尽后，在700～800℃炽灼使完全灰化，移置干燥器内，放冷至室温，精密称定后，再在700～800℃炽热至恒重，即可。如需将残渣留作重金属检查，则炽热温度必须控制在500～600℃。

（3）注意事项

①取样量可根据炽灼残渣限量来决定。取样量过多，炭化及灰化时间长，取样量少，炽灼残渣少，称量误差大，所以一般如限量为0.1%者取样约1g，若为0.05%取样约为2g，在1%以上者取样可在1g以下，如遇贵重药品或供试品数量不足时，取样量也可酌情减少。由于炽灼残渣限量一般在0.1%～0.2%，所以取样量一般为1.0～2.0g。

②加热时，必须小心地先用小火加热，以免供试品溅出坩埚外，切不可直接大火加热坩埚底部，否则供试品全部受热引起暴沸或燃烧。

③如需将残渣留作重金属检查，则炽热温度必须控制在500～600℃。

④具有挥发性的无机成分的中药受热挥发或分解，残留非挥发性杂质，也可以用炽灼残渣法检查。如中药轻粉其来源主要为水银、胆矾、食盐升华而制成的氯化亚汞结晶，具有挥发性，所以《中国药典》规定用本法检查其炽灼残渣不得超过0.1%。

（四）干燥失重测定法

干燥失重测定法是指药品在规定的条件下，经干燥后所减失的重量，主要是指水分、结晶水，但也包括其他挥发性的物质如乙醇等。常用的测定方法有以下3种：

1.常压恒温干燥法

（1）方法：将供试品置于相同条件下已干燥至恒重的扁形称量瓶中，在烘箱内于规定温度下干燥至恒重，由减失的重量和取样量计算供试品的干燥失重。

（2）注意事项

①干燥温度一般为105℃，有些药物会有较多结晶水，105℃不易除去，可提高干燥温度。

②干燥时间除另有规定外，一般在达到指定温度±2℃干燥至恒重为止。

③为了使水分及挥发性物质易于挥散，供试品应平铺在扁形称量瓶中，厚度不可超过5mm，如为疏松物质，厚度不可超过10mm。

④放入烘箱或干燥器进行干燥时，应将瓶盖取下，置称量瓶旁，或将瓶盖半开进行干燥；取出时，须将称量瓶盖好。置于烘箱内干燥的供试品，应在干燥后取出置于干燥器中放冷至室温，然后称定重量。

⑤供试品如未达到规定的干燥温度即融化时，应先将供试品于较低的温度下干燥至大部分水分除去后，再按规定条件干燥。

⑥恒重是指供试品连续2次干燥后的重量差异在0.3mg以下，干燥至恒重的第2次及以

后各次的称重均应在规定条件下继续干燥1小时后进行。

2.干燥剂干燥法

（1）方法：将供试品置于干燥器中，利用干燥器中的干燥剂吸收水分，干燥至恒重。

（2）注意事项：《中国药典》中常用的干燥剂有硅胶、硫酸和五氧化二磷等。

①五氧化二磷的吸水效率、吸水容量和吸水速度均较好。使用时需将干燥剂铺于培养皿中，置于干燥器内。若发现干燥剂表层结块、出现液滴，应将表层刮去，另加新的五氧化二磷再使用；弃去的五氧化二磷不可倒入下水道，应埋入土中。五氧化二磷价格较贵，且不能反复使用。

②硫酸的吸水效率与吸水速度次于五氧化二磷，但吸水容量比五氧化二磷大，价格也较便宜；使用时，应将硫酸盛于培养皿或烧杯中，不能直接倒入干燥器；搬动干燥器时，应注意勿使硫酸溅出；用过的硫酸经加热除水后可再用。除水的方法是：将含水硫酸置于烧杯中加热至冒白烟、保持在110℃左右约30分钟，即可。

③硅胶的吸水效率仅次于五氧化二磷，大于硫酸。试验用硅胶为变色硅胶，其中加入氯化钴。无水氯化钴呈蓝色，吸水后含两分子结晶水时转变为淡红色，于105℃干燥后又可恢复为无水物。因此，变色硅胶具有使用方便、价廉、无腐蚀性且可重复使用的特点，为最常用的干燥剂。

3.减压干燥法

（1）方法：在一定温度下，采用减压干燥器干燥，压力应在2.67kPa（20mmHg以下）。

（2）注意事项：减压干燥器初次使用时，应用厚布包好再进行减压，以防炸裂伤人。开盖时，因器外压力大于内压，必须先将活塞缓缓旋开，使空气缓缓进入，勿使气流进入太快，将称重瓶中的供试品吹散；在供试品取出后应立即关闭活塞。

（五）铁盐检查法

1.硫氰酸盐法

检查药品中铁盐杂质，《中国药典》和《美国药典》均采用硫氰酸盐法。

（1）原理：本法是利用硫氰酸盐在酸性溶液中与三价铁盐生成红色可溶性硫氰酸盐的配位离子，与一定量标准铁溶液用同法处理后所显颜色进行比较，以判断药物中铁盐杂质的含量。

（2）方法：取各药品项下规定量的供试品，加水溶解使成25mL，移置50mL纳氏比色管中，加稀盐酸4mL与过硫酸铵50mg，用水稀释使成35mL后，加30%硫氰酸铵溶液3mL，再加水适量稀释成50mL，摇匀；如显色，立即与标准铁溶液一定量制成的对照溶液（取各药品项下规定量的标准铁溶液，置于50mL纳氏比色管中，加水使成25mL，加稀盐酸4mL与过硫酸铵50mg，用水稀释使成35mL，加30%硫氰酸铵溶液3mL，再加水稀释成50mL，摇匀）比较，即得。

（3）注意事项

①方法灵敏度：50mL溶液中含Fe^{3+}为20～50μg时，色泽梯度明显，易于区别。低于15μg或高于50μg时，色泽太深或太浅，均不利于比较。

②加入稀盐酸的目的和用量：在中性或碱性中，Fe^{3+}水解形成红棕色的氢氧化铁沉淀，故反应应在酸性溶液中进行，且酸性溶液可避免弱酸盐，如醋酸盐、磷酸盐、砷酸盐等的干扰。如加入硝酸，因硝酸有氧化性，可使SCN^-受到破坏。

$$3SCN^- + 13NO_3^- + 10H^+ \rightarrow 3SO_4^{2-} + 3CO_2\uparrow + 16NO\uparrow + 5H_2O \quad (12\text{-}5)$$

经实验，以50mL溶液中含盐酸4mL为宜。

③加入过硫酸铵的目的：加入氧化剂过硫酸铵可氧化供试品中的Fe^{2+}为Fe^{3+}，同时可防止由于光线使硫氰酸铁还原或分解褪色。

④某些中药制剂（如含葡萄糖、碳酸氢钠、糊精、重质碳酸镁等）在检查过程中加硝酸处理，则可不再加过硫酸铵，但必须加热煮沸除去氧化氮，否则亚硝酸与硫氰酸根作用生成红色亚硝酰硫氰化物（NO·SCN）而影响比色测定。温度越高，褪色越快，所以测定时应特别注意供试品溶液与标准溶液实验条件应一致，以免造成误差。

⑤其他离子的干扰：硫氰酸根能和其他许多金属离子发生反应，而干扰测定，如与高汞、锌、锑等金属离子形成配合物而减低硫氰酸铁配位离子颜色的深度。与银、亚汞、铜、钴、铋、铬等离子产生有色沉淀，而发生干扰。许多阴离子如氟化物、砷酸盐、枸橼酸盐、磷酸盐、酒石酸盐与高铁离子形成配合物，使红色消退。此外，硫离子、亚硫离子、碘离子、亚硝酸等对此法也有一定影响，加入稍过量的硫氰酸铵，可使干扰减少。硫酸盐对本法干扰较大，当溶液中含有硫酸盐（以SO_4^{2-}计）达400mg时，则结果偏低6.3%，含硫酸盐达800mg时，则结果偏低17.8%。

⑥硫酸铁铵的配制：为了防止硫酸铁铵的水解，故在配制标准铁储备液时加入硫酸2.5mL，使其易于保存。

⑦比色：若供试品管与标准品管色调不一致，所显颜色太浅，可分别用正丁醇提取后比色。因硫氰酸铁的配位离子在正丁醇等有机溶剂中溶解度大，遂能增加颜色深度，并能排除某些干扰物质的影响。

2.巯基醋酸法

BP采用巯基醋酸法检查药品中铁盐杂质。

（1）原理：巯基醋酸还原Fe^{3+}为Fe^{2+}，在氨碱性溶液中作用生成配位化合物，与一定量标准铁溶液经同法处理后产生的颜色进行比较。

（2）注意事项：检查时，在加巯基醋酸试液前应先加入20%的枸橼酸溶液使之与铁配位，以免在氨碱性溶液中产生氢氧化铁沉淀。本方法检出铁盐灵敏度高，但试剂较贵。

二、内源性有害物质分析

中药中主要的内源性有害物质是指中药本身所含的具有毒副作用的化学成分。对于内服中药，含有剧毒或大毒的药味时，其药材、饮片及制剂均应建立相应毒性成分的限量检查方法；对于既是毒性成分又是有效成分的，一般应控制其含量范围。下面介绍几类中药中常见毒性成分及其分析方法。

（一）有毒生物碱类成分分析

1.乌头碱类成分

毛茛科乌头属的附子、川乌、草乌等药材中含有二萜类双酯型生物碱，这种生物碱有麻辣味，亲脂性强、毒性大。例如，乌头碱、新乌头碱（或中乌头碱、美沙乌头碱），次乌头碱（或海帕乌头碱）等，其中乌头碱毒性最大。这类药材经炮制后毒性有所减弱，乌头碱水解为毒性小的乌头原碱，但炮制过程的工艺及工艺过程控制的差异对毒性成分的含量仍存在差异，故其炮制品仍需控制其毒性成分的含量。中药制剂中含有以上药材饮片的有大小活络丸、四逆汤、桂附地黄胶囊、复方夏天无片等，这些中药制剂同样需要检测其中双酯型生物碱的含量。

2.吡咯里西啶类生物碱

吡咯里西啶生物碱（PA）广泛分布于植物界，大多具有肝毒性，可导致肝中毒甚至死亡，并有潜在的致癌危险。吡咯里西啶类生物碱是由千里光碱和千里光酸形成的脂类，目前已发现400多个不同结构的PA，存在于世界各地的6000多种有花植物中。这些植物95%以上集中于以下4个科中，即菊科、紫草科、豆科、兰科。其他少量分布于厚壳科、玄参科、夹竹桃科、毛茛科、百合科等。

（二）马兜铃酸类成分分析

长期服用含马兜铃酸的中药可导致肾损害。马兜铃酸类化合物普遍存在于马兜铃科植物，主要成分有马兜铃酸Ⅰ、Ⅱ等。由于马兜铃酸的肾毒性，我国已取消含马兜铃酸类成分的中药关木通、广防己、青木香的药品标准；而细辛也由以全草入药，恢复到以根及根茎入药，以保障临床用药的安全。

（三）有机酸类成分分析

银杏叶提取物及其制剂中的银杏酸具有致敏性、细胞毒性和免疫毒性，因此其限量是评价相关制剂质量的关键指标。

1.色谱条件与系统适用性试验

以十八烷基硅烷键合硅胶为填充剂；以甲醇-1%冰醋酸溶液（90∶10）为流动相；检测波长为310nm。理论板数按白果新酸峰计算应不低于4000。

2.对照品溶液的制备

取白果新酸对照品适量，精密称定，加甲醇制成每1mL含5μg的溶液，作为对照品溶液。另取总银杏酸对照品适量，加甲醇制成每1mL含100μg的溶液，作为定位用对照溶液。

3.供试品溶液的制备

取本品粉末约10g，精密称定，置于具塞锥形瓶中，精密加入石油醚（60～90℃）50mL，密塞，称定重量，回流提取2小时，放冷，再称定重量，用石油醚（60～90℃）补足减失的重量，摇匀，滤过。精密量取续滤液25mL，减压回收溶剂至干，精密加入甲醇2mL，密塞，摇匀，即得。

4.测定法

精密吸取供试品溶液、对照品溶液及定位用对照溶液各10μL，注入液相色谱仪，计算供试品溶液中与总银杏酸对照品相应色谱峰的总峰面积，以白果新酸对照品外标法计算总银杏酸含量，即得。

本品含总银杏酸不得超过百万分之十。

（四）其他类毒性成分分析

中药马钱子含有士的宁和马钱子碱，其中士的宁毒性最大。治疗量的士的宁能增强大脑皮质的兴奋与抑制过程；中毒量则破坏反射活动的正常过程，使兴奋在整个脊髓中扩散而呈特有的强直性痉挛，严重者可因呼吸肌强直性收缩而引起窒息。因此，士的宁即马钱子的有效成分是有毒成分，所以应规定其含量限度的范围，《中国药典》规定马钱子中士的宁的含量限度范围是1.20%～2.20%。

除上述生物碱及马兜铃酸类物质以外，中药中还含有一些其他类型的内源性有害物质，如桑寄生中含有可致心脏传导阻滞、心动过缓、异位节律等的强心苷类成分，苦杏仁、桃仁等均含氰苷类成分，在体内水解出强烈的细胞毒物质氢氰酸产生毒性作用。可采用高效液相色谱法、顶空气相色谱法、气相色谱-质谱联用等方法检测。此外，巴豆油中含有毒性蛋白，雄黄、朱砂中含有可溶性砷、汞等。

三、外源性有害物质分析

（一）重金属及有害元素的测定

按照目前的国际标准，重金属及其他有害元素主要包括铅（Pb）、镉（Cd）、砷（As）、汞（Hg）、铜（Cu）等。重金属元素的毒性作用主要是由于它们进入体内并与体内酶蛋白上的—SH和—S—S—键牢固结合，从而使蛋白质变性，酶失去活性，组织细胞出现结构和功能上的损害。

《中国药典》2015年版一部规定，中药中重金属和有害元素的检测方法主要有：重金属总量用硫代乙酰胺或硫化钠显色反应比色法测定；砷盐的检测用古蔡氏法或二乙基二硫代氨基甲酸银法两种方法；对单个铅、镉、砷、汞、铜元素的测定则使用原子吸收分光光度法和电感耦合等离子体质谱法进行测定。

1.重金属总量的检查

重金属是指在实验条件下能与S_2^-作用显色的金属杂质，如银、铅、汞、铬、锡、锑等，在药品的生产过程中遇到铅的机会较多，铅在体内又易蓄积中毒，故检查时以铅为代表。

重金属检查法使用的显色剂有硫化氢试液、硫代乙酰胺试液和硫化钠试液等。目前，《中国药典》以及《英国药典》（BP）使用硫代乙酰胺试液显色。《美国药典》（USP）仍使用硫化氢试液，《日本药典》（JP）使用硫化钠试液，本方法对硫化钠的纯度要求很高，否则放置时易析出硫，影响比色。

（1）硫代乙酰胺法：用于在实验条件下供试液澄清、无色，对检查无干扰或经处理后检查无干扰的药物。

①原理：在弱酸（PH3.5醋酸盐缓冲液）条件下，硫代乙酰胺发生水解，产生硫化氢，可与微量重金属离子生成黄色至棕黑色的硫化物均匀混悬液，与一定量标准铅溶液经同法处理后所呈颜色比较，颜色不得更深。

②方法：除另有规定外，取25mL纳氏比色管两支，甲管中加标准铅溶液一定量与醋酸盐缓冲液（pH3.5）2mL后，加水或各药品项下规定的溶剂稀释成25mL，乙管中加入各药品项下规定的方法制成的供试品溶液25mL；再在甲乙两管中分别加入硫代乙酰胺试液各2mL，摇匀，放置2分钟，同置白纸上，自上向下透视，乙管中显出的颜色与甲管比较，不得更深。

③注意事项

本方法标准铅溶液为每1mL相当于10μg的Pb^{2+}，适宜目视比色范围为每27mL溶液中含10～20μg的Pb^{2+}，相当于标准铅溶液1～2mL。

溶液的pH对金属离子与硫化氢呈色影响较大。pH在3.0～3.5时，硫化铅的沉淀较完全。若酸度增大，金属离子与硫化氢显色变浅，酸度太大时甚至不显色。故供试品若用强酸溶解，或在处理中用强酸，在加硫代乙酰胺试液前应加氨水至对酚酞指示液显中性，再加醋酸盐缓冲液调节溶液的酸度。

供试品的处理：供试品如有色，应在加硫代乙酰胺试液以前在对照溶液管中滴加少量稀焦糖液（取蔗糖用小火加热后，再混悬于水中。随加热温度与时间的不同，其水溶液呈黄色、褐色或棕黑色。根据供试品溶液颜色，适当掌握蔗糖的加热程度），先使之与供试品溶液管的颜色一致，然后再加硫代乙酰胺试液比色。如仍不能使两管颜色一致时，可取两倍量供试品加水溶解后，分成两等份，先在一份中加入硫代乙酰胺试液，经滤膜（孔径3μm）滤过（除去金属硫化物沉淀），加入规定量的标准铅溶液作为对照溶液，再与另一份供试溶液按规定方法处理后比较。

供试品如含高铁盐影响重金属检查时，可先加抗坏血酸0.5～1.0g，并在对照液中加入相同量的抗坏血酸，再照上述方法检查。

供试品为铁盐，可在相对密度1.103～1.105的盐酸（盐酸9mL加水6mL）中，使大部分Fe^{3+}生成$HFeCl_6^{2-}$，用乙醚提取除去；再加氨试液使溶液呈碱性，用氰化钾掩蔽残留的微量铁盐后，加硫化钠试液检查铅盐。

药物本身也能生成不溶性硫化物、干扰重金属的检查时，应做特殊处理。

（2）炽灼后的硫代乙酰胺法：适用于在水、乙醇中难溶，或能与重金属离子形成配位化合物的药物。

①原理：将供试品炽灼破坏后，加硝酸加热处理，使有机物分解破坏完全后，再按一法进行检查。

②方法：取炽灼残渣项下遗留的残渣，加硝酸0.5mL，蒸干，至氧化氮蒸气除尽后（或取供试品一定量，缓缓炽灼至完全炭化，放冷，加硫酸0.5～1.0mL，使其湿润，用低温加热至硫酸除尽后，加硝酸0.5mL，蒸干，至氧化氮蒸气除尽后，放冷，在500～600℃炽灼使完全灰化），放冷，加盐酸2mL，置水浴上蒸干后加水15mL，滴加氨试液至对酚酞指示液显中性后，再加醋酸盐缓冲液（pH3.5）2mL，微热溶解后，移置纳氏比色管中，加水稀释成25mL；另取配制供试品溶液的试剂，置瓷皿中蒸干后，加醋酸盐缓冲液（pH3.5）2mL与水15mL，微热溶解后，移置纳氏比色管中，加标准铅溶液一定量，再用水稀释成25mL；按照硫代乙酰胺法检查，即得。

③注意事项：炽灼温度对重金属检查影响较大，温度越高，重金属损失越大，如铅在700℃经6小时炽灼，回收率仅为32%。应控制在500～600℃炽灼使其完全炭化。

炽灼残渣加硝酸加热处理，使有机物进一步分解破坏完全。必须蒸干除尽氧化氮，否则亚硝酸可氧化硫化氢析出硫，影响比色。蒸干后残渣加盐酸，使重金属成为氯化物。为了消除盐酸或其他试剂中可能夹杂重金属的影响，在配制供试品溶液时，如使用盐酸超过

1mL（或与盐酸1mL相当的稀盐酸），如使用氨试液超过2mL，以及用硫酸与硝酸进行有机破坏或其他试剂处理者，除另有规定外，对照品溶液应取同样量试剂在瓷皿中蒸干，依法检查。

含钠盐或有氟的有机药物在炽灼时能腐蚀瓷坩埚而引入重金属，应改用铂坩埚或硬质玻璃蒸发皿。

（3）硫化钠法：适用于难溶于稀酸但能溶解于碱性水溶液的药物。

①原理：在碱性介质中，以硫化钠为显色剂，使Pb^{2+}生成PbS微粒的混悬液，与一定量标准铅溶液经同法处理后所呈颜色比较，颜色不得更深。

②方法：除另有规定外，取供试品适量，加氢氧化钠试液5mL与水20mL溶解后，置于纳氏比色管中，加硫化钠试液5滴，摇匀，与一定量的标准铅溶液同样处理后的颜色比较，不得更深。

③注意事项：硫化钠试液对玻璃有一定的腐蚀性，且久置后会产生絮状物，应临用新制。

（4）微孔滤膜法：适用于重金属限量低的药物。

①原理：使重金属生成硫化物富集于微孔滤膜上，比较供试品和一定量标准铅溶液经同法处理后所产生的色斑深浅，确定重金属是否超过限量。

②方法

仪器装置：所用滤器具有螺纹丝扣并能密封的上、下两部分，以及垫圈、滤膜和尼龙垫网所组成。

标准铅斑的制备：精密量取标准铅溶液一定量，置于小烧杯中，用水或各药品项下规定的溶剂稀释成10mL，加入醋酸盐缓冲液（pH3.5）2mL与硫代乙酰胺试液1.0mL，摇匀，放置10分钟，用50mL注射器转移至上述滤器中进行压滤（滤速约为每1mL/min），滤毕，取下滤膜，放在滤纸上干燥，即得。

检查法：取按各药品项下规定方法制成的供试品溶液10mL，照标准铅斑的制备方法，自“加入醋酸盐缓冲液（pH3.5）2mL”起，依法操作，并照上述检查法中所述颜色比较，不得更深。

③注意事项

供试品溶液如有色或浑浊，应进行预滤。如滤膜上有污染，应更换滤膜再滤，直至滤膜无污染，再制备铅斑、检查。

因重金属限量低时，用纳氏比色管难以观察比较，改用微孔滤膜法，将重金属的硫化物富集于滤膜上，比较色斑颜色深浅，可以提高检查的灵敏度。

2.铅元素的测定方法

（1）二硫腙比色法：

①原理：样品经消化后，在pH8.5~9.0时，铅离子与二硫腙生成红色络合物，此络合物溶于氯仿，向反应液中加入柠檬酸铵、氰化钾和盐酸羟胺等，防止铁、铜、锌等离子干扰，与标准系列比较定量。

②方法：

供试品溶液的制备：精密称取样品粉末5.0g，置瓷坩埚中，加热至炭化，移入高温炉中，500℃灰化3小时，放冷，取出坩埚，加硝酸（1：1）1mL，润湿灰分，用小火蒸干，在500℃灼烧1小时，放冷，取出坩埚。加硝酸（1：1）1mL，加热，使灰分溶解，移至50mL量瓶中，用水洗涤坩埚，洗液并入量瓶中，加水至刻度，混匀，备用。

标准曲线的绘制：精密吸取铅标准工作液0.00、0.10、0.20、0.30、0.40、0.50mL（相当0、1、2、3、4、5μg铅）分别置于125mL分液漏斗中，各加1%硝酸溶液至20mL，加20%柠檬酸铵溶液2mL，20%盐酸羟胺溶液1mL和酚红指示液2滴，用氨水（1：1）调至红色，再加10%氰化钾溶液2mL，混匀，加二硫腙工作液5.0mL，剧烈振摇1分钟，静置分层，取氯仿层经脱脂棉滤入1cm比色杯中，以零管调节零点，在分光光度计中于510mn波长处测吸收度，绘制标准曲线。

测定法：吸取供试品溶液10.0mL和等量的试剂空白液，分别置于125mL分液漏斗中，各加水至20mL，照标准曲线绘制项下自“各加20%柠檬酸铵溶液”起依次操作。测定其吸收度并计算含量。

$$X=(A_1-A_2)\times V_1\times 1000\div(M\times V_2\times 1000) \quad (12\text{-}6)$$

式中，X为样品中铅的含量（mg/kg）；A_1为测定用样品消化液中铅的含量（μg）；A_2为试剂空白液中铅的含量（μg）；M为样品重量（g）；V_1为样品消化液的总体积（mL）；V_2为测定用样品消化液体积（mL）。

③注意事项：

20%柠檬酸铵溶液的配制：称取柠檬酸铵50g，溶于100mL水中，加酚红指示液2滴，加氨水（1：1），调pH至8.5~9.0，至氯仿层绿色不变为止，弃去氯仿层，再用氯仿洗2次，每次5mL，弃去氯仿层，加水稀释至250mL。

氯仿不应含氧化物检查方法：取氯仿10mL，加新煮沸过的水25mL，振摇3分钟，静置分层，取水层10mL，加1.5%碘化钾溶液和淀粉指示液数滴，振摇后应不显蓝色。

处理方法：于氯仿溶液中加入（1/10）~（1/20）体积的20%硫代硫酸钠溶液洗涤，再用水洗，加入少量无水氯化钙脱水，进行蒸馏，弃去最初及最后的1/10馏出液，收集中间馏出液，备用。

二硫腙溶液：含二硫腙0.05%的氯仿溶液，保存冰箱中，必要时用下述方法纯化。

称取研细的二硫腙0.5%溶于50mL氯仿中，如不全溶，可用滤纸滤过于250mL分液漏斗中，用氨水（1：99）提取3次，每次100mL，将提取液用棉花滤过至500mL分液漏斗中，用6mol/L盐酸调至酸性，将沉淀出的二硫腙用氯仿提取2～3次，每次20mL，合并氯仿层，用等量水洗涤2次，弃去洗涤液，在50℃水浴上蒸去氯仿。精制的二硫腙置硫酸干燥器中干燥备用；或将沉淀出的二硫腙用200mL、200mL、100mL氯仿提取3次，合并氯仿层，即得。

二硫腙工作液：吸取二硫腙溶液1.0mL，加氯仿至10mL，混匀。用1cm的比色杯，以氯仿调节零点，于510nm波长处测吸光度。用下式算出配制100mL二硫腙工作液（70%透光率）所需二硫腙溶液的毫升数（V）。

$$V=\frac{10\times\left(2-\lg 70\right)}{A}=\frac{1.55}{A} \tag{12-7}$$

铅标准溶液：精密称取硝酸铅0.1598g，加1%硝酸溶液10mL溶解，移至100mL量瓶中，加水稀释至刻度摇匀，即得（每1mL相当于1mg铅）。

标准铅工作液：精密吸取标准铅溶液1.0mL，置100mL量瓶中，加水稀释至刻度，摇匀，即得（每1mL相当于10μg的铅）。

（2）原子吸收分光光度法：

①原理：样品经消化后，导入原子吸收分光光度计中，原子化后，于波长283.3nm处测其吸收度。

②方法：

供试品溶液的制备：供试品溶液同二硫腙比色法制备。

过硫酸铵灰化法：精密称取研细样品1.0～5.0g，置石英或瓷坩埚中，加硝酸5mL，放置30分钟，小火蒸干，继续加热炭化、移入高温炉中，500℃灰化1小时，取出放冷，再加硝酸1mL浸湿灰分，小火蒸干，称取过硫酸铵2g，覆盖灰分，再移入高温炉中，先500℃恒温2小时，再800℃灰化20分钟，冷却后取出。以0.5%硝酸溶液少量多次洗入10mL量瓶中，并稀释至刻度，备用，同时做试剂空白试验。

测定条件火焰原子吸收光谱法：波长为283.3nm；狭缝1.3nm；灯电流7.5mA；乙炔-空气（燃气）。

石墨炉原子吸收光谱法：波长、狭缝、灯电流条件同火焰法，120℃干燥30秒；450℃灰化20秒；2000℃原子化5秒（也可根据仪器型号，调至最佳条件）。

③标准曲线的绘制：

火焰法：精密吸取标准铅工作液（1mL相当于10μg）0mL、5mL、10mL、15mL、

25mL分别置于50mL量瓶中，用2%盐酸稀释至刻度。按火焰原子吸收光度法绘制标准曲线。

火焰原子吸收光谱法：精密吸取铅标准液（每1mL相当于1μg的铅）0.0mL、0.5mL、1.0mL、2.0mL、3.0mL、4.0mL分别置于100mL量瓶中，加0.5%硝酸稀释至刻度，混匀。按石墨炉原子吸收光谱法测定条件绘制标准曲线，在0～40ng范围内呈线性关系。

④测定法：移取供试品溶液适量，可根据样品的含量高低，选择测定条件（1）或（2），按标准曲线项下方法测定并计算含量。

$$X=\left(A_1-A_2\right)\times V\times 1000\div\left(M\times 1000\right) \tag{12-8}$$

式中，X为样品中铅的含量（mg/kg）；A_1为测定用样品中铅的含量（μg）；A_2为试剂空白液中铅的含量（μg）；V为：样品处理后的总体积（mL）；M为样品重量（g）。

3.汞元素的测定方法

（1）测汞仪法：

①原理：样品经消化使汞转为离子状态。汞离子被氯化亚锡定量的还原为金属汞。利用汞蒸气对253.7nm波长的紫外线具有强烈的吸收作用，从而测定汞的含量。

②方法：

供试品溶液的制备：精密称取样品粉末0.2g，置于250mL磨口圆底烧瓶中，加去离子水130mL连接冷凝管，取吸收液50mL，置于200mL高形烧杯中，将冷凝管尖插入吸收液面以下，加热。在40～50分钟内蒸出100mL蒸馏液，移动烧杯，使冷凝管尖离开液面，停止蒸馏，防止倒吸。于吸收液中滴加10%盐酸羟胺溶液至高锰酸钾液颜色刚刚消退，摇匀，使附着在冷凝管尖上的二氧化锰溶解，再移入250mL量瓶中，加水稀释至刻度，摇匀，备用，同时做试剂空白试验。

标准曲线的绘制：

汞标准溶液的制备：精密称取氯化汞0.1354g，溶于0.5mol/L硫酸溶液中，转入100mL量瓶中，再用0.5mol/L硫酸液稀释至刻度，摇匀，备用（每1mL相当于1mg的汞）。

汞标准工作液的制备：精密吸取汞标准溶液1.0mL，置于100mL量瓶中，加0.5mol/L硫酸溶液稀释至刻度，摇匀。精密吸取该溶液1.0mL，置于100mL量瓶中，加0.5mol/L硫酸溶液稀释至刻度，摇匀（每1mL相当于0.1μg的汞）。

精密吸取汞标准工作液0.0mL、1.0mL、2.0mL、3.0mL、4.0mL、5.0mL、10.0mL，置于50mL量瓶中，加吸收液25mL，滴加10%盐酸羟胺溶液至高锰酸钾颜色刚刚消失，用水稀释至刻度，混匀，移至汞蒸气发生瓶中，加入10%氯化亚锡溶液2mL，立即按仪器设置条件测定吸收度值，绘制标准曲线。

测定法：精密吸取供试品溶液适量和等量试剂空白溶液，置于汞蒸气发生瓶中，加入

10%氯化亚锡溶液2mL，立即测定吸收度值，并计算含量。

$$X=\left(A_1-A_2\right)\times V_1\times 1000\div\left(M\times V_2\times 1000\right) \qquad (12\text{–}9)$$

式中，X为样品中汞的含量（mg/kg）；A_1为测定用样品消化液中汞的含量（μg）；A_2为试剂空白液中汞的含量（μg）；M为样品重量（g）；V_1为样品消化液的总体积（mL）；V_2为测定用样品消化液体积（mL）。

③注意事项：

吸收液A称取优级纯硫酸72mL溶于428mL水中。吸收液B称取优级纯高锰酸钾3g溶于500mL水中。临用前，将A、B两溶液等体积混匀。

10%盐酸羟胺溶液和10%氯化亚锡溶液分别放置几粒金属锡密塞保存；放置12小时，以去除微量汞和紫外光区产生吸收的挥发性物质。

（2）冷原子吸收分光光度法：

①原理：样品经消化使汞转化为无机离子状态。先用氯化亚锡将其还原为金属汞，通过氢化物发生器装置再转换为蒸气，载气将汞蒸气导入原子吸收分光光度计，进行高灵敏度的测定。

②方法：

供试液溶液的制备：精密称取研细样品0.4g，放入25mL聚四氟乙烯杯内，加混合酸4mL，加盖放置12小时，将聚四氟乙烯杯放入压力消解器中，拧紧螺帽，于烘箱内105～120℃加热2小时，取出放冷，置于电加热板上加热片刻，将消化液转入50mL量瓶中，用去离子水稀释至刻度，摇匀，备用。用同样方法制成空白溶液。

测定条件：检测波长253.7mn；进样量2mL；反应时间20秒。

标准曲线的绘制：精密吸取汞标准工作液（每1mL相当于5μg的汞）0.0mL、0.10mL、0.20mL、0.30mL、0.40mL、0.50mL，置于50mL量瓶中，加2%硝酸溶液稀释至刻度，摇匀，作为标准系列溶液。

分别吸取上述标准系列溶液2mL，加0.01%氯化亚锡溶液2mL，0.5%硫酸溶液2mL，反应时间20秒，同时通入载气100mL/min，将生成汞原子导入石英池测其峰面积积分值，绘制标准曲线，在0～50PPb范围内呈线性关系。

测定法：精密吸取供试品溶液2mL，以下按标准曲线制备自“加0.01%氯化亚锡2mL”起依次操作测定其峰面积积分值，并计算含量。

$$X=\left(A_1-A_2\right)\times V\times 1000\div\left(M\times 1000\right) \qquad (12\text{–}10)$$

式中，X为样品中汞的含量（mg/kg）；A_1为测定用样品消化液中汞的浓度（μg/mL）；A_2为试剂空白液汞的浓度（μg/mL）；M为样品重量（g）；V为样品消化液总体积（mL）。

4.砷盐检查法

砷盐为剧毒物质。中药材由于受除草剂、杀虫剂和化学肥料及地下水源的影响，容易引入砷元素。砷是原生质毒，能与细胞系统的巯基（—SH）相结合，从而抑制巯基酶的活性，影响细胞的正常代谢，导致细胞死亡，并引起一系列严重的中毒症，如血小板减少，诱发肝肿瘤等。因此控制砷盐的量是保证中药安全的一个很重要的方面。

《中国药典》一部收载的砷盐检查法有古蔡氏法和二乙基二硫代氨基甲酸银法。

（1）古蔡氏法（砷斑法）：

①原理：本方法系采用锌和酸作用所产生的初生态氢先与供试品中微量砷盐化合物反应生成挥发性砷化氢，再与溴化汞试纸作用生成黄色至棕色砷斑。比较供试品与标准砷溶液在同一条件下所显示的砷斑的颜色深浅，以测得供试品的含砷限度。

五价砷在酸性溶液中也能被金属锌还原为砷化氢，但生成砷化氢的速度比三价砷慢。三价砷生成砷化氢在2小时内已反应完全，而五价砷在同时间内仅十分之二起反应。为了防止五价砷存在，影响测定结果的准确性，故必须加入碘化钾、酸性氯化亚锡等还原剂，将五价砷还原为三价砷。碘化钾被氧化生成I_2，以氧化亚锡来还原，使反应液中维持有碘化钾的还原剂存在。

溶液中的碘离子，与反应中产生的锌离子能形成配合物，使生成砷化氢的反应不断进行。

氯化亚锡与碘化钾存在，还可抑制锑化氢生成，在实验条件下，100μg锑存在不至于干扰测定。同时氯化亚锡可在锌粒表面形成锌锡齐（锌锡的合金）起去极化作用，使锌粒与盐酸作用缓和，放出氢气均匀，使产生的砷化氢气体一致，有利于砷斑的形成，增加反应的灵敏度与准确度。

②检查方法：

仪器装置：A为100mL标准磨口锥形瓶；B为中空的标准磨口塞，上连导气管C（外径8.0mm，内径6.0mm），全长约180min；D为具孔有机玻璃塞，其上部为圆形平面，中央有一圆孔，孔径与导气管C的内径一致，其下部孔径与导气管C的外径相适应，将导气管C的顶端套入旋塞下部孔内，并使管壁与旋塞的圆孔相吻合，黏合固定；E为中央具有圆孔（孔径6.0mm）的有机玻璃旋塞盖，与D紧密吻合。

测试时，先于导气管C中装入醋酸铅棉花60mg（装管高度为60～80mm），再于旋塞D的顶端平面上放一片溴化汞试纸（试纸大小以能覆盖孔径而不露出平面外为宜），盖上旋塞盖E并旋紧，即得。

标准砷斑的制备：精密量取标准砷溶液2mL，置于A瓶中，先加盐酸5mL与水21mL，再加碘化钾试液5mL与酸性氯化亚锡试液5滴，室温放置10分钟后，加锌粒2g，立即将按照上法装妥的导气管C密塞于A瓶上，并将A瓶置25～40℃水浴中，反应45分钟，取出溴化汞试纸，即得。

若供试品需经有机破坏后再行检砷，则应取标准砷溶液代替供试品，按照各药品项下规定的方法同法处理后，依法制备标准砷斑。

检查法：称取按各药品项下规定方法制成的供试品溶液，置于A瓶中，按照标准砷斑的制备，自“再加碘化钾试液5mL”起，依法操作。将生成的砷斑与标准砷斑比较颜色，不得更深。

③注意事项：

方法灵敏度：本方法反应灵敏度约为0.75μg（以As计），砷斑色泽的深度随砷化氢的量而定，《中国药典》规定标准砷斑为2mL标准砷溶液（相当于2μgAs）所形成的色斑，此浓度得到的砷斑浓度适中，清晰，便于辨认。供试品含砷限量不同时，采用改变供试品取用量的方法来适应要求，而不采用改变标准砷溶液取量的办法。

反应液的酸度及各种试液用量：反应液的酸度相当于2mol/L的盐酸液。含KI浓度为2.5%，$SnCl_2$浓度为0.3%，加入锌粒以2g为宜。

反应温度和时间：反应温度一般控制在25～40℃，时间为45分钟。若气温低时可置于温水浴中进行反应。如反应太快，则宜适当降低反应温度，使砷化氢气体能被均匀吸收。

锌粒的影响：锌粒的大小影响反应速度，为使反应速度及产生砷化氢气体适宜，选2mm左右粒径（能通过一号筛）的锌粒，如使用的锌粒较大时，用量应酌情增加，反应时间应延长为1小时。

试纸的选择：溴化汞试纸的质量，对生成砷斑的色泽有影响，用定性滤纸制成的试纸所显砷斑色泽较暗，深浅梯度无规律；用定量滤纸制成的试纸所显砷斑色调鲜明，梯度规律。因此必须选用质量较好、组织疏松的中速定量滤纸；溴化汞试纸一般宜新鲜制备。

醋酸铅棉花的作用：供试品和锌粒中可能含有少量硫化物，在酸性溶液中产生H_2S气体，干扰实验，故须采用醋酸铅棉花吸收除去H_2S。着醋酸铅棉花用量过多或塞得太紧会影响砷化氢的通过；反之，又可能将H_2S去除不尽。经试验，称取醋酸铅棉花0.1g，装管高度为60～80mm，在1000μgS_2^-存在下也不干扰测定，考虑药物存在S_2^-的量不会太多，故《中国药典》规定称取60mg醋酸铅棉花，装管高度为60～80mm，这样既控制了醋酸铅棉花填充的松紧度，除去硫化物的干扰，又可使砷化氢以适宜速度通过导气管。

在管内置干燥醋酸铅棉花时，应先将棉花撕成疏松薄片状，每次少量以玻棒轻轻塞入测砷管，导气管中的醋酸铅棉花，要保持疏松、干燥，不要塞入近下端。

中药中砷盐检查前的处理：中药材、中药制剂和一些有机药物砷盐的检出通常应先行有机破坏，因砷在分子中可能以有机状态结合，如不经破坏，则砷不易析出。常用的破坏方法有酸破坏法（溴–稀硫酸破坏法、硫酸–过氧化氢破坏法）、碱破坏法（氢氧化钙破坏法、无水碳酸钠破坏法、硝酸钠–无水碳酸钠破坏法）及直接炭化法等，以氢氧化钙破坏法较为常用。

《中国药典》一部中阿胶中砷盐的检查即采用碱破坏法，取供试品2g，加氢氧化钙1g，混合，加少量水，搅匀，干燥后，先用小火炽灼使其炭化，再在500～600℃炽灼使其完全灰化，放冷，加盐酸3mL，加水适量使其溶解成30mL，分取溶液10mL，依法检查。加碱后炽灼破坏，砷形成砷酸盐，可避免砷的挥发损失。

干扰物质的处理：干扰本测定法的因素很多，如供试品中有磷、锑化合物或硫化物、亚硫酸盐、硫代硫酸盐等存在时，与氢作用产生H_3P、H_3Sb、SO_2等气体，使溴化汞试纸变色，必须先除去。硝酸能与盐酸作用产生Cl_2，并能与锌粒作用放出氮的氧化物，使新生态的氢被氧化，使砷不能成为砷化物而逸出。又如碘、氯、汞、银、镍、钴、铜、铁、铋等也能影响砷的检查，需要特殊处理后，才可进行检查。

（2）二乙基二硫代氨基甲酸银法（银盐法）

①原理：利用金属锌与酸作用产生新生态的氢，与药品中的微量亚砷酸盐反应生成具有挥发性的砷化氢，用二乙基二硫代氨基甲酸银溶液吸收，使之还原生成红色胶态银，与同条件下一定量标准砷溶液所产生的红色胶态银在510mn处测吸光度，进行比较，以判定砷盐的限量或含量。

②方法：

仪器装置：A为100mL标准磨口锥形瓶；B为中空的标准磨口塞，上连导气管C（一端的外径为8mm，内径为6mm；另一端长180mm，外径4mm，内径1.6mm，尖端内径为1mm）。D为平底玻璃管（长180mm，内径10mm，于5.0mm处有一刻度）。测试时，于导气管C中装入醋酸铅棉花60mg（装管高度80mm），并于D管中精密加入二乙基二硫代氨基甲酸银试液5mL。

标准砷对照液的制备：精密量取标准砷溶液5mL，置于A瓶中，加盐酸5mL与水21mL，再加碘化钾试液5mL与酸性氯化亚锡试液5滴，室温放置10分钟后，加锌粒2g，立即将导气管C与A瓶密塞，使生成的砷化氢气体导入D管中，并将A瓶置于25～40℃水浴中反应45分钟，取出D管，添加氯仿至刻度，混匀，即得。

若供试品需经有机破坏后再行检砷，则应取标准砷溶液代替供试品，按照各药品项下规定的方法同法处理后，依法制备标准砷对照液。

检查法：称取按照各药品项下规定方法制成的供试品溶液，置于A瓶中，按照标准砷对照液的制备方法，自“再加碘化钾试液5mL”起，依法操作。将所得溶液与标准砷对照液同置白色背景下，从D管上方向下观察、比较，所得溶液的颜色不得比标准砷对照液更深。必要时，可将所得溶液转移至1cm吸收池中，用适宜的分光光度计或比色计在510mn波长处以二乙基二硫代氨基甲酸银试液作空白，测定吸收度，与标准砷对照液按同法测得的吸收度比较，即得。

③注意事项：

有机碱液的选择：该方法需要加入一定量的有机碱以中和反应中的二乙基二硫代氨基甲酸，《美国药典》（23版）采用本方法检查砷盐，配制成0.5%Ag-DDC吡啶溶液，其检测灵敏度高达0.5μgAs/30mL，但缺点是吡啶有恶臭。现版《中国药典》采用含1.8%三乙胺的0.25%二乙基二硫代氨基甲酸银的氯仿溶液，呈色稳定性及试剂稳定性均好，低毒，无臭，与砷化氢产生的颜色在510mn处有最大吸收，当供试液中含砷（As）0.75～7.5μg时，显色反应的线性关系良好。

反应温度和时间：本方法在25～40℃水浴中反应45分钟为宜。在此温度下，有部分氯仿挥发损失，故在比色前应添加氯仿至5.0mL，摇匀后再进行比色测定。二乙基二硫代氨基甲酸银试液在配制后两周内稳定，因该试液呈浅黄绿色，应考虑背景补偿，测吸收度时要用此试液作空白。

（3）石墨炉原子吸收光谱法：

①原理：样品经消化后，待测元素砷被转化为无机离子状态。从光源辐射出待测元素特征光谱通过样品的蒸气时，被蒸气中砷元素的基态原子所吸收，由发射光谱被削弱的程度，进而求得样品中砷元素的含量。

②方法：

砷标准工作液的制备：精密量取砷标准液（1mg/mL）5mL置于100mL量瓶中，用2%硝酸溶液稀释至刻度，混匀（每1mL相当于50μg的砷）。

供试品溶液的制备：精密、称取粉碎细样品0.5000g，置于25mL聚四氟乙烯杯中，加硝酸-高氯酸（17∶3）5mL，加盖放置12小时。将聚四氟乙烯杯放水压力消解器内，拧紧螺帽，在烘箱内于105～120℃加热2小时，取出放冷，置于电热板上加热片刻，将消化液转入50mL量瓶中，用2%硝酸稀释至刻度，混匀，作为供试品溶液，同时做试液空白试验。

测定条件：检测波长193.7nm；石墨炉操作条件为120℃干燥30秒；600℃灰化30秒；2700℃原子化8秒（可根据仪器型号，调至最佳条件）。

标准曲线的绘制：精密称取砷标准工作液0.05mL、0.10mL、0.20mL，0.40mL，0.60mL，分别置于50mL量瓶内，各加入硝酸镍（100mg/mL）溶液25mL，用2%硝酸溶液稀释至刻度，摇匀。按砷测定条件操作绘制标准曲线。

测定法：取供试品溶液1mL，加硝酸镍溶液1mL，混匀，按标准曲线绘制项下方法测定并计算含量。

$$X=(A_1-A_2)\times 2\times 1000\div(M\times V\times 1000) \qquad (12-11)$$

式中，X为样品中砷的含量（mg/kg）；A_1为测定用样品消化液砷的含量（μg/mL）；A_2为试剂空白中砷的含量（μg/mL）；V为样品消化的总体积（mL）；M为样品重量（g）。

（4）氢化物原子吸收光谱法：

①原理：样品经消化后，加入硼氢化钠–酸体系还原剂，使砷元素产生氢化物，通过加热发生化学反应形成自由基态原子，用原子吸收分光光度法检测，测得的吸收度与处于给定的光轴上单位横截面内金属自由原子数成正比。

②方法：

供试品溶液的制备：取样品适量（片剂20片，蜜丸5丸，水丸适量），研细（掰碎）、混合均匀。精密称取0.5g，以下操作同石墨炉原子吸收分光光度法。

测定条件：

检测波长：193.7mn；反应时间：20秒；进样量：2mL/次；硼氢化钠溶液加入量视各种仪器设计规定，选择样品制备液和还原剂的加入量。

标准曲线的绘制：精密吸取标准砷工作液（同砷斑法标准工作液2μg/mL）0mL、0.25mL、0.5mL、0.75mL、1.25mL，置于50mL量瓶中，先用1.5mol/L硫酸稀释至40mL、加1mol/L碘化钾–10%抗坏血酸混合液5mL，放置30分钟，再用1.5mol/L硫酸稀释至刻度，摇匀。进样2mL，按测定条件操作，绘制标准曲线。

测定法：吸取供试品溶液适量，置于5mL量瓶中，用1.5mol/L硫酸稀释至40mL，按照标准曲线绘制自“加1mol/L碘化钾–10%抗坏血酸混合液5mL”起依次操作测定其吸收度，并计算含量。

$$X=\left(A_1-A_2\right)\times V_1\times 1000\div\left(M\times V_2\times 1000\right) \qquad (12\text{–}12)$$

式中，X为样品中砷的含量（mg/kg）；A_1为测定用样品消化液砷的含量（μg/mL）；A_2为试剂空白液中砷的含量（μg/mL）；V_1为样品处理后总体积（mL）；V_2为测定取样品制备液体积（mL）；M为样品重量（g）。

5.其他元素的测定法

（1）铜元素的测定方法：

①二乙胺基二硫代甲酸钠比色法：样品经消化后，在碱性溶液中铜离子与二乙胺基二硫代甲酸钠生成棕黄色络合物，溶于四氯化碳，与标准系列溶液比较定量。

②原子吸收分光光度法：样品经消化后，导入原子吸收分光光度计中，原子化后，于324.8nm波长处测吸收度，计算含量。

（2）镉的测定方法：

①比色法：样品经消化后，在碱性溶液中，镉离子与6–溴苯并噻唑偶氮萘酚形成红色络合物，溶于氯仿，与标准系列溶液比较定量。

②原子吸收分光光度法：

碘-4-甲基戊酮-2法：样品经消化后，在酸性溶液中镉离子与碘离子形成络合物，并经4-甲基戊酮-2萃取分离，导入原子吸收分光光度计中，原子化以后，吸收228.8mn共振线，其吸收量与镉含量成正比，与标准系列溶液比较定量。

二硫腙-乙酸丁酯法：样品经消化后，在pH6左右的溶液中，镉离子与二硫腙形成络合物，并经醋酸丁酯萃取分离，导入原子吸收分光光度计中，原子化以后，吸收228.8mn共振线，其吸收量与镉量成正比，与标准系列溶液比较定量。

（3）锡元素的测定方法：

①比色法：样品经消化后，在弱酸性溶液中，四价锡离子与苯芴酮形成微溶性橙红色络合物，在保护性胶体存在下与标准系列溶液比较定量。

②原子吸收分光光度法：样品经消化后，导入原子吸收分光光度计中，石墨炉内原子化后，于286.3nm处其吸收量与锡含量成正比，与标准系列溶液比较定量。

（4）锑的测定方法：

①比色法：样品经消化后，在盐酸介质中与玫瑰红B反应，生成能被有机溶剂萃取的络合物，与标准系列溶液比较定量。

②原子吸收分光光度法：样品经消化后，在酸性介质中用碘化钾-抗坏血酸还原为三价锑，以硼氢化钠为还原剂生成氢化物，导入原子吸收分光光度计，原子化后于217.6mn波长处测其吸收度，与标准溶液比较定量。

（5）铬元素的测定方法：

①比色法：样品经消化后，在酸性溶液中，六价铬将二苯替卡巴肼氧化成二苯基卡巴腙，二苯基卡巴腙和三价铬形成具有特异紫色的螯合物，与标准系列溶液比较定量。

②原子吸收分光光度法：样品经消化后，导入原子吸收分光光度计中，原子化后，于359.3nm波长处测其吸收度，与标准系列比较定量。

（二）黄曲霉毒素的测定

黄曲霉毒素是黄曲霉和寄生曲霉的代谢产物。国内外对黄曲霉毒素的研究已经证实其有较强毒性，并且能在各种实验动物体上诱发实验性肝癌，其中以黄曲霉毒素B_1的致癌性最强。

黄曲霉毒素是一类结构相似的化合物，其基本结构都有二呋喃和香豆素（氧杂萘邻酮）。在紫外线照射下都能发出荧光，根据荧光颜色、R_f值及结构等不同，分别命名为B_1、B_2、G_1、G_2、M_1、M_2、P_1、Q、GM等。目前，已明确结构的共有10多种，并认为其毒性、致癌性与结构有关。

黄曲霉毒素耐热，一般在制药加工的温度下很少破坏，在280℃时发生裂解。低浓度毒素B_1易受紫外线破坏。遇氧化性物质（如次氯酸钠、过氧化氢、高锰酸钾）、氢氧化钠和氨水等均可被破坏。

黄曲霉毒素在水中溶解度很低，如黄曲霉毒素B_1在水中最大溶解度只有10×10^{-6}mg。易溶于油及一些有机溶剂，如氯仿、丙酮、甲醇等，但不溶于乙醚、石油醚和已烷中。

黄曲霉毒素的测定方法，目前采用微柱色谱法、薄层色谱法和薄层色谱结合荧光分光光度法等，此外，还采用高效液相色谱法。一般多采用薄层色谱法和微柱色谱法。微柱色谱法主要用于大批样品的筛选。毒素含量不超过允许含量时可以不做确证实验和准确定量。先确证含有黄曲霉毒素B_1，再进行准确定量，这样可以节省时间和减少工作量。

1.微柱色谱法

本方法简便、快速，灵敏度为10μg/kg。主要做中成药中黄曲霉毒素筛选用，不能分辨黄曲霉毒素B_1、B_2、G_1、G_2等。测得结果为黄曲霉毒素的总量。

（1）原理：将样品提取液通过氧化铝-硅镁型吸附剂填充的微柱，样品中的杂质被氧化铝吸附，黄曲霉毒素则被硅镁型吸附剂吸附。在紫外光灯下观察荧光环与标准比较定量。

（2）方法：

①黄曲霉毒素标准液的制备：准确吸取标准贮备液适量于棕色具塞量筒中，用氯仿稀释至每1mL含毒素$B_1$0.2g。准确吸取上述溶液适量，用氯仿分别稀释至每1.0mL含黄曲霉毒素0.005、0.01、0.025、0.05μg等4种浓度的标准液。

②样品处理：先称取样品粉末20g（过20目筛），置于250mL具塞锥形瓶中，加水4mL润湿样品后，加入氯仿40mL（为加水量的10倍），振摇30分钟。然后加入10g无水硫酸钠脱水，并用放有折叠滤纸的漏斗滤过置入50mL具塞锥形瓶中作为供试品溶液。

③检查法：微柱的制备方法为在微管柱下端塞入棉花一小团，松紧适宜，作为支撑物。先依次从管的上口加入无水硫酸钠0.5cm、硅镁型吸附剂0.5cm、无水硫酸钠0.5cm、中性氧化铝2.5cm、无水硫酸钠1cm厚，再铺一层棉花。装管时，管要垂直放置在层析架上，每装一种试剂要轻轻敲击使之紧密。微管柱应在临用前装填或保存于干燥器中供用，以免降低活性，活化后可干燥保存3天。

④微柱色谱：取上述制备的微柱6支，垂直插入微柱架上。一支加入供试品溶液1.0mL（相当于样品0.5g），4支分别加入含黄曲霉毒素B_1，0.005、0.01、0.025、0.05μg的标准溶液各1.0mL（相当于样品管的浓度依次为10、20、50和100μg/kg），一支微管加入氯仿1.0mL作为空白管。当各管液面流至近上层棉花层时，立即加入1.0mL丙酮-氯仿（10：90）展开剂，加试剂及展开剂时，微管柱均要竖直，待展开剂流完后即可观察结果。最好在2小时内观察。

⑤观察结果与结论：将层析后的微柱置于365nm波长的紫外光灯下，观察样品柱的硅镁型吸附剂层是否有荧光，并与空白柱比较定性，与标准各柱比较蓝色荧光强度即测得黄

曲霉毒素含量。

例如：空白柱无蓝色荧光，1.0mL样品处理液（含样品0.5g）产生的荧光与标准柱0.005μg/mL产生的荧光相当（强度），则样品中黄曲霉毒素的含量为：

$$0.005 / 0.5 \times 1000 = 10 \text{（μg/kg）} \quad (12\text{–}13)$$

（3）注意事项：

①使用的试剂和棉花中不得含有荧光性物质，以免干扰测定。试剂中含有荧光性杂质时，应该用全玻璃蒸馏器重新蒸馏后使用。棉花中含有荧光性杂质时，可将棉花放入索氏提取器中，以氯仿提取2小时后，取出晾干使用。

②无水硫酸钠应为60～100目，使用前于500℃灼烧3小时，密塞放冷后备用。中性氧化铝应为60～120目，使用前于110～120℃活化2小时，备用。硅酸型吸附剂应为60～120目，使用前于110～120℃活化2小时，备用。

③安替福民溶液或5%氯酸钠溶液专供实验室中破坏黄曲霉毒素使用。使用后的玻璃器皿，接触过毒素的棉花和纸片等，都应及时消毒处理。

2.薄层色谱法

（1）单向展开法：本方法适用于中成药及食品的黄曲霉毒素B_1的测定，测定灵敏度达5μg/kg。

①原理：样品中的黄曲霉毒素B_1经提取、浓缩和用单向展开法在薄层上分离后，在365nm紫外光灯下产生蓝紫色荧光。根据在薄层上显示荧光的最低检出量定量。

②方法：黄曲霉毒素B_1标准溶液的制备。

标准稀释液Ⅰ：准确吸取浓度为10μg/mL的黄曲霉毒素B_1标准贮备液0.5mL，置棕色具塞量筒中，用苯–乙腈混合溶剂稀释至10mL（每1.0mL含黄曲霉毒素$B_1$0.5μg）。

标准稀释液Ⅱ：准确吸取标准稀释液Ⅰ2mL，置于棕色具塞量筒中，用苯–乙腈（98：2）混合溶剂稀释至5mL（每1.0mL含黄曲霉毒素$B_1$0.2μg）。

标准稀释液Ⅲ：准确吸取标准稀释液Ⅱ1.0mL，置于棕色具塞量筒中，用苯–乙腈（98：2）混合溶剂稀释至5mL（每1.0mL含黄曲霉毒素$B_1$0.04μg）。

上述标准液制备后，置于冰箱中备用。

供试品溶液的制备：称取经粉碎并过20目筛的样品20g，置250mL具塞锥形瓶中，加正己烷或石油醚30mL和甲醇–水（55：45）混合溶液100mL，在瓶塞上涂一层水，盖严防漏。震荡30分钟，静置片刻，以脱脂棉滤入分液漏斗中，待下层甲醇–水溶液澄清后，放出甲醇–水溶液于另一具塞锥形瓶内。吸取此甲醇–水溶液20mL（相当于样品4g）于另一125mL分液漏斗中，加氯仿20mL，振摇2分钟，静置分层后，如出现乳化现象，可滴加甲醇促使其分层。使氯仿层通过盛无水硫酸钠10g的定量慢速滤纸，滤入50mL蒸发皿中，无水硫酸钠先用氯仿润湿。分液漏斗中再加氯仿5mL重复振摇提取，氯仿层一并滤于蒸发皿中。将蒸发皿放在通风处，于65℃水浴上通风挥发干。置于冰盒上充分冷却后，准确加入苯–乙腈（98：2）混合溶液1.0mL。用带橡皮头滴管的管尖将残渣和溶剂充分混合，若有苯的结晶析出，将蒸发皿从冰盒上取下，继续溶解，混合，晶体即消失。再用此滴管吸取上清液转于2mL量瓶中，作为供试品溶液。

定性试验：吸取黄曲霉毒素B_1标准溶液Ⅲ10μL、供试品溶液20μL、供试品溶液20μL+标准稀释液Ⅲ10μL、供试品溶液20μL+标准稀释液Ⅱ10μL（共4点），分别点于同一硅胶G薄层板上，先以无水乙醚为展开剂，展开12cm时，取出，晾干，再以氯仿–丙酮（92：8）混合溶液展开10cm，取出，晾干。置于紫外光灯（365nm）下观察，确定供试品溶液中黄曲霉毒素B_1的位置与含量。

观察供试品溶液在与黄曲霉毒素B_1稀溶液m相应位置上有无荧光斑点，如有荧光斑点且小于标准稀释液Ⅲ的荧光斑点表示样品中黄曲霉毒素B_1的含量低于5μg/kg；如有蓝紫色荧光点且大于对照品，需要继续进行确证试验。

③注意事项：

黄曲霉毒素B_1最低检出量随实验条件而异，应先于薄层板上点不同量的标准溶液进行试验，一般条件下，本方法最低检出量为0.0004μg，灵敏度为5μg/kg。

薄层展开时，点供试品+标准溶液是为了确证薄层实验条件并对黄曲霉毒素B_1进行定位。

如样品中杂质很少或不干扰对黄曲霉毒素荧光点的观察，可以不进行预展。杂质干扰较重时，也可以采用双向展开法。

先向层析硅胶中加入热盐酸（1：4）浸泡搅拌15分钟，再用水洗至无氯离子，于100℃干燥，磨细过筛，可使斑点集中不拖尾，且黄曲霉毒素B_1荧光不易消失。

（2）双向展开法：用薄层色谱法单向展开后，由于黄曲霉毒素B_1含量低，受到杂质干扰，无法观察黄曲霉毒素B_1的荧光时，需要改用双向展开法进行分离。双向展开法由于可比较有效地消除杂质干扰，因而能提高检出灵敏度。

方法：先用无水乙醚对薄层做横向展开，将干扰的杂质推到样品点的一侧而黄曲霉毒素B_1留在原点处。再用氯仿–丙酮（98：2）混合液做纵向展开，黄曲霉毒素B_1所在位置的杂质底色大大减少，因而有利于观察。

注意事项：

①无水乙醚中不得含水或乙醇，否则横向展开后，黄曲霉毒素B_1会移动位置。

②其他说明事项，见单向展开法。

（3）高效液相色谱法：

①原理：黄曲霉毒素都具有紫外吸收，如黄曲霉毒素B_1在苯–乙腈溶剂中的λ_{max}为

346nm，ε为19800，在紫外线照射下能产生荧光，但荧光较弱，常通过衍生使荧光增强。可用柱前三氟乙酸衍生、柱后碘衍生和柱后过溴化吡啶（PBP_2）衍生，用荧光检测器进行检测，最小检出量为0.2μg/kg。

HPLC具有灵敏度高、特异性好、分离能力强等优点。

②方法：

标准溶液的配制：称取黄曲霉毒素B_1、B_2、G_1、G_2标准品，加甲醇制成50mg/L、5mg/L的混合标准溶液（以B_1计，B_2、G_2的浓度均是B_1的2倍）。

黄曲霉毒素衍生标样的配制：吸取5mg/L的混合标准溶液200μl于具塞小试管中，以氮气吹干，加入1mL衍生溶液（三氟乙酸10mL，冰乙酸5mL，蒸馏水35mL，充分摇匀），加塞后在65℃水浴中反应8分钟，作为1mg/L衍生标样（B_1、G_1被转化成B_{2a}和G_{2a}），使用前根据需要稀释。

样品提取：称取样品粉末10g，加到250mL具塞锥形瓶中，加石油醚（或正己烷）20mL、甲醇-水（55：45）50mL，在振荡器上振荡提取30分钟以上，然后以铺有0.5cm厚的助滤剂（Celite545）的布氏漏斗抽滤，用甲醇-水溶剂15mL洗两次锥形瓶滤渣，滤液一并转入125mL分液漏斗中，待分层后分出甲醇-水层，取其一半体积（40mL），以20mL氯仿萃取2次，氯仿层经装有无水硫酸的小漏斗滤去水分。

样品净化：用1cm内径的玻璃色谱柱，下塞脱脂棉，关闭活塞，加入氯仿10mL，依次加入无水硫酸钠5g，弗罗里硅土0.7g，无水硫酸钠1g，打开活塞，使液面降至界面，注入氯仿萃取液，控制每分钟60滴左右，待液面降至界面，依次加入氯仿-己烷（1：1）30mL，氯仿-甲醇（9：1）20mL冲洗，最后加丙酮-水（99：1）30mL淋洗，收集淋洗液于旋转蒸发瓶中，控制水浴温度为40℃、真空度400mmHg，用旋转蒸发器将淋洗液蒸发至近干，以2mL氯仿将残渣转移入具塞小试管内，用氮气吹干。

制备衍生物：在净化后的样品试管中加入1mL衍生溶液，加塞封好，在65℃水浴中反应8分钟，取出冷却至室温，作为供试品溶液。

色谱条件：流动相为甲醇-0.01mol/LKH_2PO_4（4：8），流速为0.4mL/min，荧光检测器，激发波长为360nm，发射波长为425nm。

分析测定：按以上条件进行测定，进样量为5~10μl。本方法的最低检出浓度黄曲霉毒素B_1为0.2μg/kg，B_2为1.2μg/kg，G_1为0.8μg/kg，G_2为0.8μg/kg。回收率大于77.0%。

（4）荧光分析法：根据黄曲霉毒素B_1有荧光的性质，可利用柱色谱将样品分离后，用荧光法测定；也可利用碱能使黄曲霉毒素分子中内酯键解离的原理，无须进行层析分离而测定其荧光值。

本品测定步骤是将样品经提取、净化后加入提取液体积1/5的3mol/L NaOH氯仿溶液，1分钟后即可进行荧光值的测定。激发波长为360nm，发射波长为450nm。

（5）免疫化学分析法：该方法分为放射免疫法、酶联免疫法和亲和层析法。本部分将对放射免疫法、酶联免疫法进行阐述，亲和层析法不在此论述。放射免疫法特异性强、灵敏度高，比较准确迅速，操作简单，易于标准化，但因需要特殊的设备和安全保护，妨碍其更广泛的应用。亲和层析液相色谱法用黄曲霉毒素B_1（AFB_1）单克隆抗体填充柱，用少量甲醇洗脱与黄曲霉毒素B_1、B_2、G_1、G_2结合的抗体，在紫外辐射下检测其含量。酶联免疫吸附法（ELISA）的原理是抗原（或抗体）吸附于载体上的免疫吸附剂和酶标记的抗体（或抗原）与标本中的待测物（抗原或抗体）起特异的免疫学反应，用测定酶活力的方法来增加测定的灵敏度。为了得到特异性更强的ELISA法，发展了AFB_1单克隆抗体的酶标记免疫吸附测定法，将样品中的黄曲霉毒素B_1经提取、脱脂、浓缩后与定量特异性抗体反应，多余的游离抗体则与酶标板内的包被抗原结合，加入酶标记物和底物后显色与标准比较测定含量。为了使用方便，目前国内外已研制了酶标记免疫吸附测定药盒及配套仪器供检测使用。

（三）残留农药的分析

1.农药的分类

农药种类众多，通常可以按照防治对象、作用或效用、化学成分等三种方式进行分类。

（1）按防治对象分类：农药可分成杀虫剂、杀菌剂、除草剂、杀鼠剂、杀线虫剂、杀螨剂等。

（2）按作用或效用分类：杀虫剂又可分成胃毒剂、触杀剂、熏蒸剂、驱避剂、拒食剂、昆虫生长调节剂、不育剂等；杀菌剂又可分成保护剂和治疗剂等。

（3）按化学成分分类：杀虫剂又可分成有机氯化合物、有机磷化合物、氨基甲酸酯、有机氮化合物、拟除虫菊酯、有机氟化合物、有机锡化合物、特异性杀虫剂等；杀菌剂又可分成有机氯杀菌剂、有机磷杀菌剂、有机硫杀菌剂、有机汞杀菌剂、无机杀菌剂、抗生素等。其中，有机氯类农药易产生慢性中毒；有机磷及氨基甲酸酯类农药对乙酰胆碱酯酶有抑制作用，它们易产生急性中毒，严重时危及生命。从化学分析的角度，一般按照化学成分进行分类。

2.农药的危害

大气、水及土壤中残留的农药可以通过直接和间接的方式进入人体，对人体健康造成危害。对不同农药作用于人体的方式和特点进行以下几个方面简单介绍。

（1）有机氯类农药：有机氯类农药包括六六六、双对氯苯基三氯乙烷、五氯硝基苯、艾氏剂等。该类农药化学性质稳定、脂溶性好、残效期长，易在脂肪中蓄积，造成慢性中毒，严重危害人体健康。我国已在1983年禁止使用有机氯农药，但由于其半衰期长，至今在土壤、地下水等环境中仍有残存，且由于中药材的种植期较长，尤其是多年生的根类药材，易吸收环境中有机氯农药造成污染。

（2）有机磷类农药：有机磷类农药是一些含有C—P键或C—O—P、C—S—P、C—N—P键的有机化合物。目前，正式商品有几十种，可分为磷酸酯类（敌敌畏、敌百虫）、硫代磷酸酯类（对硫磷、马拉硫磷）、磷酰胺及硫代磷酰胺（甲胺磷）。有机磷类农药的毒性主要是通过抑制生物体内的胆碱酯酶的酶活性，导致传导介质代谢紊乱，产生迟发性神经毒性，引起运动失调、昏迷、呼吸中枢麻痹、瘫痪甚至死亡。此类农药可以通过消化道、皮肤、黏膜、呼吸道等途径进入体内而引发中毒。

（3）氨基甲酸酯类农药：20世纪70年代以来，由于有机氯类农药受到禁用或限用，以及耐有机磷杀虫剂的昆虫品种日益增多，使氨基甲酸酯类农药被广泛用于农作物的保护，其用量也逐年增加，此类农药的残留情况也引起广泛关注。大多数的氨基甲酸酯类农药在施用后很短的时间内就可被降解成相应的代谢产物，这些降解产物通常与母体化合物具有相同或更强的活性。例如，涕灭威亚砜比涕灭威本身具有更有效的抗胆碱酯酶作用，必须考虑此类氨基甲酸酯农药代谢产物的作用。氨基甲酸酯类农药的毒性部位的立体结构与乙酰胆碱相似，进入体内后与胆碱酯酶活性中心的阴离子部位和酶解部位的丝氨酸羟基结合，进而生成氨基甲酰化酶，使胆碱酯酶丧失对乙酰胆碱的水解能力，造成乙酰胆碱蓄积而引起一系列中毒症状。

（4）拟除虫菊酯类农药：拟除虫菊酯类农药是一类由人工合成的模拟天然除虫菊素的广谱杀虫剂，常用的有丙烯菊酯、氯菊酯、氯戊菊酯、氯氰菊酯、溴氰菊酯、氟氯氰菊酯、氟氰戊菊酯、氟氯菊酯等。拟除虫菊酯类杀虫剂具有用量低、药效好、杀虫谱广、毒性小等优点，目前广泛用于防治农业及卫生害虫。拟除虫菊酯在化学结构上具有共同的特点是其分子结构中含有数个不对称碳原子，由多个光学和立体异构体组成。这些异构体具有不同的生物活性，杀虫效果也大不相同。因此在拟除虫菊酯农药的生产、质量控制、药效检验以及施药后的生物代谢农药残留调查中，都要求提供准确、快速地测定样品中的总酯和最具生物活性的异构体含量的方法。拟除虫菊酯类农药能影响细胞色素C和电子传递系统，使感觉神经不断传入向心性冲动，导致肌肉持续性收缩，引起震颤与抽搐；还可直接作用于神经末梢和肾上腺髓质，使血糖、乳酸和肾上腺素水平升高。

3.农药的污染途径及污染特点

（1）农药的污染途径：农药的污染主要有以下三种途径。

①环境对药材的农药污染：药材生长环境中接触的土壤、水源、大气等是一些高残留性农药污染的主要途径，如六六六、双对氯苯基三氯乙烷早在20世纪70年代就被禁用并停止生产，但现在从许多样品中都有检出这些化合物的存在，这都是药材植株从环境中摄取的。事实表明，中药药材受环境中农药的污染较为普遍。

②中药栽培中的农药污染：在中药的生长过程中为了杀虫、杀菌、除草和调节植物生长而直接喷洒到植株上的农药或残存土壤中的农药，通过根、叶等器官吸收进入药用植物体内。其产生原因主要是农药使用时间不合理、不科学和大量滥用造成。

③采收、加工、贮存、运输过程中的农药污染：中药在后期加工过程中如用农药、化肥的包装袋包装药材；使用未彻底清洁的农药化肥运输车辆运输药材；为防止生虫变质用农药对库存药材进行熏蒸；药材炮制过程中辅料引入的农药污染；在中成药生产过程中由环境污染造成的农药残留等均会对中药造成农药污染。

（2）农药的污染特点：近年来，人们生活水平逐步提高，绿色食品、绿色中药材的生产已成共识。随着我国加入WTO以及中药现代化项目的不断实施，中药材农药残留污染问题得到普遍关注，相关研究也日益增多。中药材及其制剂的农药污染具有以下几方面特点。

①中药材农药残留污染具有普遍性，几乎在所有样品中都有检出：六六六和双对氯苯基三氯乙烷在刚刚被投放市场的时候，只注重杀虫效果，未充分了解负面影响，其半衰期长达60年，不易降解，且可以通过食物链在动物体内蓄积，在土壤、水源、空气，甚至人体内都可检出其残留，这种大量滥用造成全世界范围内六六六和双对氯苯基三氯乙烷的残留。

②种植药材中农药残留量较高，而野生药材中仅有痕量检出：这与耕作区土壤中农药残留本底较高或药材种植时施入农药有关。

③中成药农药残留量一般较低：中成药在生产过程中一般是用水提取药材，农药大多留在药渣里，所以中成药的农药残留就很少。

④农药在药用植物中的分布随产地、药用部位及农药种类的不同而异：就有机氯农药而言，不同部位残留量也有差异，如人参须根高于主根；薄荷叶高于茎和根茎；动物类中药普遍高于植物类中药。同一地区的同种药材、同一药材的不同部位农药残留量也有较大的差异。在鲜人参样品的芦头、皮、干中的六六六相对含量分别是1.0、1.5、0.02 μg/g；板蓝根中百菌清农药在植株各部位中的残留量依次为叶＞花＞果＞根（根茎）。六六六易溶于水，在根中被吸收富集并易转移至茎或叶部；双对氯苯基三氯乙烷则被植物组织吸收较少，且不易向茎叶转移。

⑤不易发生急性中毒事件：中药材的相对摄入量少于粮食和蔬菜，且从收获到服用需经过的环节和时间较多，易引起急性中毒的有机磷农药多被降解，残留量不足以引起急性中毒，但慢性蓄积中毒却不可忽视。

⑥有机磷和氨基甲酸酯类农药检出率较低，残留量也低：按照日本现行的残留农药分析法采用13种有机磷农药标准品为对照，检测金银花、摩罗丹等中药材及中成药，结果显示所测中药均未检出13种有机磷农药残留。另测定西洋参、三七、白芍中氯氰菊酯、氰戊

菊酯、溴氰菊酯的残留量，结果也只有微量检出。

⑦药材炮制前后农药残留量无显著差异：对山药、白芍、半夏、柴胡、当归等10余种药材炮制前后的有机氯农药残留进行测定，结果显示炮制前后农药残留量无显著差异。这可能是由于有机氯农药稳定，在炮制过程中不宜降解；而在炮制过程中采用的酒、醋、米糠等辅料的农药残留引入，反而使部分样品炮制后农药残留升高。

4.中药中残留农药的提取与纯化

（1）中药中残留农药的提取方法：中药中残留农药提取的目的是将样品中的痕量农药从其他干扰物质中分离提取。常用的方法有漂洗法、振荡法、组织捣碎法、冷浸法、索氏提取法、超声法、固相萃取法、超临界萃取法等。针对农药的理化性质的不同，提取残留农药的方法也不同。目前最为常见的是振荡法和超声法，而固相萃取法和超临界萃取法因快速、简便，所需样品量少等特点也得到日趋广泛的应用。

残留农药提取溶剂的选择主要考虑以下几点。

①提取溶剂的纯度，农药残留分析中应用的提取溶剂必须保证在色谱条件下检验不含杂质峰，通常采用重蒸法提高溶剂的纯度。

②提取溶剂的极性，采用相似相溶原理来选择溶剂。通常情况下，极性小的农药应选择低极性提取溶剂，如六六六、双对氯苯基三氯乙烷等应选用石油醚、正己烷等；极性较强的农药如有机磷、拟除虫菊酯类农药应选择二氯甲烷、乙酸乙酯、丙酮等极性较大的溶剂，可以采用单一或混合溶剂进行残留农药提取。

索氏提取法：采用连续回流装置索氏提取器，将适量的中药粉装入滤纸筒，选择合适的溶剂，水浴加热回流提取。该方法提取效率较高，但提取液受热时间长，热不稳定的化合物不适合采用。

固相萃取法：固相萃取技术与液液萃取相比可以节约提取时间和溶剂，减少杂质的引入，避免乳化现象的产生。固相萃取根据柱填料可分3种类型：吸附型（如硅胶、大孔吸附树脂等）、分配型（C_8、C_{18}、苯基柱等）和离子交换型。根据待测农药性质、种类等选用合适的萃取柱、洗脱剂及优化条件，可使萃取、富集、纯化一步完成。固相萃取技术的另一优点是容易实现自动化，通过柱切换技术与高效液相色谱联用可实现多种农药的在线分析。

固相微萃取是固相萃取技术中的新方法，是将细石英纤维（170μm）上涂布一层固定相（吸附剂），将纤维插入样品水溶液内，水中分析物被分配到固定相上，取出纤维插入气相色谱仪即可进行分析。固相微萃取的机制是吸附和热解吸，取样、提取、浓缩、进样等全过程无须溶剂，具有简单、高效、快捷的特点。进样不用溶剂，改善了色谱分离效率，纤维可重复使用，十分经济。常用的固定相为聚二甲基硅氧烷，涂布厚度100μm，用于提取非极性有机物；聚丙烯酸酯，涂布厚度85μm，用于提取极性有机物。目前，固相微萃取已有现成的商品化装置供应。

微波辅助提取法：微波能是一种非离子辐射，能使分子中的离子发生位移和偶极矩的变化。有机物受微波辐射，分子先排列成行，又迅速恢复到无序状态，这种反复进行的分子运动，使样品迅速加热。微波穿透力强，能深入基体内部，辐射能迅速传遍整个样品，使样品受热均匀。内部的分子运动使溶剂与分析物充分接触作用，可以加速提取过程。自1986年首次报道用微波能提取被污染土壤中的有机物以来，微波加热提取法就受到广泛的注意。MSP-100型微波提取器（CEM公司）可同时容纳12个样品，样品提取仓内衬聚四氟乙烯，容量100mL，样品和溶剂置于此密封加压仓内，用微波加热，一般用30～40mL溶剂提取5～10分钟，加压时提取温度会高于溶剂的沸点，提取完成后，冷却至室温（约30分钟），提取液需纯化后分析。微波提取法的准确性取决于待测农药、提取温度和溶剂。与其他溶剂提取法相比，减少取样量并不降低方法的精密度，并且在相同条件下可提取多个样品，从而增加样品的流通量。在微波提取法的提取条件下，磷胺、敌百虫、二溴磷、久效磷、内吸磷等农药可能被分解。因此，选择微波辅助提取法时应予以注意。

吹扫捕集法：吹扫捕集法实际上是一种动态顶空技术。在较高温度下，利用惰性气体（如N_2）进行吹扫捕集，使农药或其他有机物质挥发，将动物油脂或植物提取物保留在分馏管的玻璃珠上，从而达到分离纯化。挥发的农药可被收集管中的弗罗里硅土吸附，用溶剂洗脱下来，经浓缩后可用于测定。

超临界流体提取技术：超临界流体提取技术是利用处于临界温度以上的高密度气体，既具有气体黏度小、扩散速度快、渗透力强的特点，又具有液体对样品溶解性能好，可在较高温度下操作的特点。

有文献报道超临界流体萃取结合气相色谱-电子捕获检测器和质谱定性定量分析中草药中13种有机氯类农药的方法。样品与硅酸镁吸附剂混合后用超临界CO_2提取，最优化的萃取条件为：纯净CO_2、25MPa、50℃、5分钟静态萃取、20分钟动态萃取。样品平均回收率为78%～120%，重现性RSD为5%。本方法简便、快速，可用于中草药中有机氯类农药残留的常规分析。

（2）中药中残留农药的纯化方法：中药中残留农药纯化的目的是样品提取富集后除去干扰物质。纯化方法通常有化学方法（如磺化法）、液液萃取法、固相萃取法、薄层色谱法、低温冷冻法等。

Stienwandter方法：称取生药样品（已干燥，过5号筛）2.0g置于100mL具塞锥形瓶中，加入20mL蒸馏水浸泡过夜。精密加入40mL丙酮，称重，超声30分钟，补足重量；再加6g氯化钠及精密加入30mL石油醚，称重，超声15分钟，补足重量；静置使水相与有机相完全分离，将有机相移入装有适量无水硫酸钠的100mL具塞锥形瓶中，脱水4小时。精密吸取35mL上述有机相于旋转蒸发瓶中，40℃水浴减压浓缩近干，加少量石油醚反复除尽丙酮等溶剂残留，再用石油醚溶解残渣转移到10mL具塞刻度试管中，精密稀释至5mL，向试管中小心加入1mL硫酸，振摇1分钟，离心（3000r/min）10分钟；精密吸取2.0mL上清液至K-D瓶中，40℃或氮气下将溶液浓缩定容至1.0mL，即得供试品溶液。

①磺化法：磺化法是在Stienwandter方法的基础上，采用60%丙酮水溶液超声提取，加入氯化钠和石油醚（或二氯甲烷），利用盐析原理使有机相和水层分层，农药进入有机相，取部分有机相净化，简化提取和净化操作。本操作基本能适用于耐硫酸处理的有机氯类农药等进行样品检测前的纯化预处理。

②Florisil小柱法

预装Florisil小柱：长20cm、内径1cm的玻璃小柱，柱底垫少量玻璃棉，将含水3%的Florisil硅土5.0g干法装柱。柱床高10cm，硅土上下各有1～1.5cm高的无水硫酸钠层，用20mL石油醚预洗。

称量20g样品按上述合适萃取法操作，直至有机相浓缩蒸干。残渣用少量石油醚溶解并转移至Florisil小柱上，以二氯甲烷-石油醚（3∶7）洗脱，收集40mL流出液，于40℃下旋转蒸发瓶中浓缩，用少量石油醚三次替换，再用色谱纯石油醚溶解并转移至K-D瓶中，调整液体体积为1.0mL，即为供试液。

Florisil小柱法由于色谱柱净化条件温和，可以处理对硫酸敏感的农药。但对不同药材，由于干扰物不同，需调整洗脱溶剂配比，有时需几次过柱或在柱上加少量活性炭才能除去色素及其他干扰物。

5.残留农药的分析方法

农药的残留性是指随着农药的使用，其中的物质及其转化产物残留于农作物和土壤中的情况。药材中农药的残留对药材的应用和产品的开发造成较大的影响。因此，当检测药材中农药的残留量时，不仅要考虑农药的相关成分，而且要考虑农药成分在植物体内经转化生成的所有相关物质。多数农药的残留期短，但有机氯类及少量有机磷能长期残留，需要严格控制。对于农药残留不明的中药样品，一般可采用测定总有机氯量和总有机磷量的方法；使用过已知农药的中药样品，农药的残留量的测定主要依赖于色谱法。前者简便易行，适用于基层；后者灵敏度高，专属性强。

（1）总氯量的测定：取供试品细粉适量，加约10倍量的乙腈-水（65∶35），高速搅拌后过滤，取滤液用石油醚（30～60℃）萃取出农药，浓缩萃取液后滴加于不含氯元素的滤纸上，待溶剂挥发干，按照氧瓶燃烧法燃烧破坏。取吸收液，先加入硫氰酸汞试液，再加入硫酸铁铵溶液，于460mn波长处测吸收度，计算总氯量。

从总有机氯量测定法操作步骤来看，供试品用乙腈-水提取，目的是使植物药中的纤维、蛋白质、糖、淀粉、脂肪等不能被提出；农药多为脂溶性，可用石油醚萃取出农药，极性和中等极性的有机杂质等可进一步除去；氧瓶燃烧破坏后有机氯可转化为无机氯，并吸收入水中；吸收液先加硫氰酸汞试液，定量生成难解离的氯化汞，并置换出相当量的硫氰酸根离子，再加入硫酸铁铵溶液，生成红色硫氰酸铁配位离子，于460nm波长处有最大吸收，吸收度与氯离子量呈线性关系，可用硫氰酸汞比色法测定总氯量。

（2）薄层色谱法：中药样品经适当前处理后点样于薄层板上，薄层展开依据R_f值定性分析；也可在薄层扫描仪上进行定量检测。薄层色谱法具有操作简便、分析快速的特点，但灵敏度较低，一般用于现场筛查。

（3）气相色谱法：气相色谱法分离效能好，有灵敏度高、专属性强的特点，是对残留农药进行定性和定量分析的最常用的方法。气相色谱柱多以硅氧烷类为固定液，如OV-17、OV-21、SE-30、OV-1701、SE-54、PB-701等，毛细管柱长度25～30m，口径0.25～0.32mm，氮气为载气。气相色谱法测定有机氯农药时，使用电子捕获检测器（EC_4）；测定有机磷农药时，使用火焰光度检测器（FP_4）。

电子捕获检测器是一种专属型检测器，它是目前分析痕量电负性有机化合物最有效的检测器，对含卤素、硫、氧、硝基、羰基、氰基、共轭双键体系、有机金属化合物等均有很高的检测响应值，但对烷烃、烯烃和炔烃等的响应值很低。火焰光度检测器是测定硫、磷化合物的专用检测器，当含磷化合物在富氢火焰中燃烧时，产生的HPO将发射526nm的特征光，可专属性地检测磷。

《中国药典》2015年版四部中收载有机氯类农药残留量测定法：

色谱条件与系统适用性试验：SE-54（30m×0.32mm×0.25μgm）或DB-1701，^{63}Ni-ECD电子捕获检测器。进样口温度：230℃；检测器温度：300℃；不分流进样；程序升温：初始100℃，每分钟10℃升至220℃，每分钟8℃升至250℃，保持10分钟。理论塔板数按α-BHC峰计算，不低于10^6，分离度应大于1.5。

混合对照品溶液：BHC，（α、β、γ、δ-BHC），双对氯苯基三氯乙烷（PP·-DDE、PP·-DDD、OP·-双对氯苯基三氯乙烷、PF-双对氯苯基三氯乙烷），五氯硝基苯（PCNB），溶剂为石油醚（60～90℃）。

供试品溶液制备：药材、中药制剂按要求用非极性有机溶剂萃取出残留农药，并选择合适方法进一步纯化，制备气相色谱分离分析供试品溶液。

分析操作：供试品溶液进样量1μL，按外标法计算9种农药残留量。

分析实例：

①西洋参中有机氯农药残留量的气相色谱分析方法：样品以丙酮提取，在NaCl存在下，以二氯甲烷进行液液分配，提取液以浓H_2SO_4净化，采用SE-54弹性石英毛细管柱、GC-ECD检测有机氯农药的残留量，最低检测浓度为3.2×10^{-2}ng/g、4ng/g，添加回收率为80%～133.18%。采用建立的气相色谱分析法对北京及东北产西洋参药材进行实际残留量测定，发现六六六、双对氯苯基三氯乙烷在不同产地的药材中均有检出，其中东北产西洋

参中六六六残留总量为1969.35ng/g，双对氯苯基三氯乙烷残留总量为170.54ng/g，远远高于国家有关人参中六六六及双对氯苯基三氯乙烷的残留限量，如六六六<0.1μg/g、双对氯苯基三氯乙烷≤0.07μg/g。

②采用气相色谱-电子捕获检测（$GC-EC_4$）法对红花、延胡索、大青叶、板蓝根、桔梗五种中药材中农药（六六六、双对氯苯基三氯乙烷）进行分析，发现均含有微量六六六、双对氯苯基三氯乙烷。虽然栽培过程中并未施加这类农药，但植物体对土壤中原有的残留量具有一定的吸收能力，红花对六六六、双对氯苯基三氯乙烷较敏感，其残留量显著高于其他品种。为提高药材质量，建议大面积栽培时先测定土壤中的农药残留量。

（4）高效液相色谱法：高效液相色谱法常用于分析高沸点和热不稳定的农残分析，一般采用C_{18}或C_8的填充柱，以甲醇、乙腈等水溶性溶剂作流动相，采用的紫外检测器可对多种农药残留量进行定量分析。

农药残留问题是影响中药现代化和中药出口的重要问题，建立灵敏、可靠、规范的检测标准已势在必行。

①《中国药典》已对一些药物规定了检查有机氯农药的残量，而其他种类的农药在中药中残留检测方法还有待于进一步研究。

②中药材的种植基地应选择农药污染少的地带；种植期间应合理施用农药；药材炮制、贮存过程也应规范管理，防止农药进一步污染。选择高效、低毒、低残留的农药品种，合理使用农药，把农药使用量压到最低水平，使中药材及其加工品中的农药残留量低于FAO、WHO或我国规定的允许标准。开展中药材无污染新技术的研究，加速绿色中药材（无污染、安全、优质的中药材）的生产，是提高中药质量的重要环节。

③农药残留检测标准应早日科学化、仪器化，与国际接轨，为中药及其制剂的出口创造方便条件。

（四）有机溶剂残留物测定法

为了保证临床用药及其生产、实验的安全，《中国药典》自1995年版开始增设对残留溶剂检查内容，后来又进行了较多的修订。《中国药典》2010年版规定：制备工艺使用有机溶剂的均检查有机溶剂残留，并全面禁用苯作为溶剂。

常见残留溶剂的控制种类和限度，按毒性程度分为三类：第一类溶剂，毒性较大，具有致癌性并对环境有害，应该避免使用；第二类溶剂，对人体有一定毒性，应该限制使用；第三类溶剂，对人体的健康危害性较小，故推荐使用，但药品生产质量管理规范（GMP）或其他质量要求限制使用。其所控制的第一、第二、第三类溶剂的种类与残留限度见表12-1。对于其他溶剂，应根据生产工艺的特点，制定相应的限度，使其符合GMP或其他基本的质量要求。

表12-1　药品中常见的残留溶剂及限度

溶剂种类	溶剂名称及限度
第一类溶剂	苯（0.0002%）；四氯化碳（0.0004%）；1，2-二氯乙烷（0.0005%）；1，1-二氯乙烷（0.0008%）；1，1，1-三氯乙烷（0.15%）
第二类溶剂	乙腈（0.041%）；氯苯（0.036%）；三氯甲烷（0.006%）；环己烷（0.388%）1，2-二氯乙烯（0.187%）；二氯甲烷（0.06%）；1，2-二甲氧基乙烷（0.01%）；N，N-二甲基乙酰胺（0.109%）；N，N-二甲基甲酰胺（0.088%）；二氧六环（0.038%）；2-乙氧基乙醇（0.016%）；乙二醇（0.062%）；甲酰胺（0.022%）；正己烷（0.029%）；甲醇（0.3%）；2-甲氧基乙醇（0.005%）；甲基丁基酮（0.005%）；甲基环己烷（0.118%）；甲基吡咯烷酮（0.053%）；硝基甲烷（0.005%）；吡啶（0.02%）；四氢噻吩（0.016%）；四氢化萘（0.01%）；四氢呋喃（0.072%）
第三类溶剂	甲苯（0.089%）；1，1，2-三氯乙烯（0.008%）；二甲苯（0.217%）；醋酸（0.5%）；丙酮（0.5%）；甲氧基苯（0.5%）；正丁醇（0.5%）；仲丁醇（0.5%）；乙酸丁酯（0.5%）；叔丁基甲基醚（0.5%）；异丙基苯（0.5%）；二甲亚砜（0.5%）；乙醇（0.5%）；乙酸乙酯（0.5%）；乙醚（0.5%）；甲酸乙酯（0.5%）；甲酸（0.5%）；正庚烷（0.5%）；乙酸异丁酯（0.5%）；乙酸异丙酯（0.5%）；乙酸甲酯（0.5%）；3-甲基-1-丁醇（0.5%）；丁酮（0.5%）；甲基异丁基酮（0.5%）；异丁醇（0.5%）；正戊烷（0.5%）；正戊醇（0.5%）；正丙醇（0.5%）；异丙醇（0.5%）；乙酸丙酯（0.5%）
第四类溶剂*	1，1-二乙氧基丙烷；1，1-二甲氧基甲烷；2，2-二甲氧基丙烷；异辛烷；异丙醚；甲基异丙基酮；甲基四氢呋喃；石油醚；三氯醋酸；三氟醋酸

注：*表示此类溶剂限度待测。

有机溶剂残留量的检查采用气相色谱法。一般填充柱采用溶液直接进样法测定，毛细管柱采用顶空进样法测定。《中国药典》2015年版收载有三种方法。

1.毛细管柱顶空进样等温法

本方法适用于被检查的有机溶剂数量不多，且极性差异较小的情况。

（1）色谱条件：柱温一般为40～100℃；常以氮气为载气，流速为每分钟1.0～2.0mL；以水为溶剂时顶空瓶平衡温度为70～85℃，顶空瓶平衡时间为30～60分钟；进样口温度如采用FID检测器，温度为250℃。

（2）测定：取对照品溶液和供试品溶液，分别连续进样不少于2次，测定待测峰的峰面积。

气相色谱静态顶空进样法是先将样品溶液密封在一个样品不充满的容器中，在一定温度下加热一段时间，使气液两相达到平衡，然后取气相部分进入气相色谱系统进行分析，以测定样品蒸气中的组分在原样品中的含量。一般由气相色谱仪加顶空进样装置组成，进样方式有手动进样和自动进样两种。

2.毛细管柱顶空进样系统程序升温法

本方法适用于被检查的有机溶剂数量较多，且极性差异较大的情况。

（1）色谱条件：柱温一般先在40℃维持8分钟，再以8℃/min的升温速率升至120℃，维持10分钟；以氮气为载气，流速为2.0mL/min；以水为溶剂时顶空瓶平衡温度70～85℃，顶空瓶平衡时间30～60分钟；进样口温度为200℃，如采用FID检测器，进样口温度为25℃。具体到某个品种的残留溶剂检查时，可根据该品种项下的残留溶剂组成，调整升温程序。

（2）测定：取对照品溶液和供试品溶液，分别连续进样不少于2次，测定待测峰的峰面积。

3.溶液直接进样法

采用填充柱，也可采用适宜极性的毛细管柱。取对照品溶液和供试品溶液，分别连续进样2～3次，测定待测峰的峰面积。

第十三章　中药指纹图谱分析

中药材品种繁多，来源复杂，各地用药习惯不尽相同，同名异物、同物异名等品种混乱现象极其普遍。中药的质量还受产地、采收、加工、炮制及贮藏等诸多因素的影响。中药所含有的化学物质非常复杂，一种中药至少含有数个化合物，多的则百余个。更不要说，由几味乃至十余味中药组成的方剂与复方中药制剂。中药的另一个特点是“君臣佐使”配伍应用，中药的临床疗效是多种成分综合作用的结果。因此，目前采用测定其中一个或几个成分的含量方法，很难保证中药的疗效及产品的质量，也不符合中医的整体观理论。中药及其制剂目前仍然存在的“三不”（发挥治疗作用的化学物质和药理作用不清楚、质量和疗效不稳定、产品质量不可控）问题亟待解决。

在大多数中药的化学成分与有效成分仍不清楚的今天，如何保证中药质量和疗效的稳定呢？如何去控制其质量呢？德国和法国联合开发的银杏叶提取物EGb751的质量控制模式给了我们有益的启发：应用色谱指纹图谱技术于原料药材的种植、采收、加工以及制剂的生产和成品的质量控制，有效地保证了产品的质量及临床疗效。中药和中药制剂在成分的复杂性和不稳定性方面与其有极其相似的地方，从中找到现阶段解决中药“三不”问题的有效手段。2000年国家药品监督管理局制定了《中药注射剂指纹图谱研究技术要求（暂行）》的通知，2001年在广州召开了“国际色谱指纹图谱评价中药质量学术研讨会”。从理论上和实践中论证了应用色谱指纹图谱评价中药质量的可行性，并取得了许多重要成果。

将色谱指纹图谱技术作为中药质量标准的法定方法尚存在一些理论与技术问题。从现有研究成果看，绝大多数只能用作中药的品种以及产地（道地与非道地性）鉴定、中药制剂中主要药味的鉴定、产品的均一性与稳定性以及工艺过程中成分是否变化的一种监测手段。因为即使采用相对峰面积比值作为鉴别参数，也只能用于控制各组分（色谱峰）之间含量的比例关系，而这种比例关系是与样品的浓度不相关联的。因此，色谱指纹图谱中必须有一个已知结构与含量的色谱峰作为参比峰，只有这样，上述各色谱峰峰面积的比例关系才具有控制质量的意义。所以，色谱指纹图谱技术必须与中药化学成分研究工作以及有效成分或主要成分含量测定方法相结合，才能真正达到控制中药质量的目的。此外，阐明色谱指纹图谱与药效之间的相关性（谱-效关系），也是解决指纹图谱能否应用于控制中药质量的关键问题。

第一节 中药指纹图谱的定义与特性

一、中药指纹图谱分析的由来

每个人的指纹在微细结构方面各不相同，根据人与人之间指纹的差异，就可以用来鉴定每一个人，这被称为“指纹鉴定”，它最早被应用于法医学。每个人都有指纹，如何在基本指纹模式（共性）中确认犯罪嫌疑人的特征指纹（唯一的个性）是法医学的要求；因此，指纹分析强调的是个体的“绝对唯一性”或“个性”。随着生物技术的发展，继而提出“DNA指纹图谱分析”，它是通过DNA指纹图谱对人、动物或植物等生命体进行鉴定的一种生物技术，后来又被应用于亲子鉴定等，进一步扩大了指纹分析的含义。指纹分析的含义主要表现在：一是成为指纹图谱。指纹是以图像形式表现的，而DNA指纹图谱则是一些DNA片段构成的条带图谱；二是其分析目的，指纹既可以作为一个物种中每一个个体“唯一性”的鉴定，又可以确定整个物种的“唯一性”，即多个个体之间的共性的鉴定，还可以用作亲子鉴定，即判断个体之间的亲缘关系等。

中药指纹图谱是参照DNA指纹图谱发展而来的。DNA指纹图谱是应用DNA分子标记技术，通过比较植（动）物来源的中药材不同种间、不同居群间DNA图谱的共性与差异，用于中药材的品种、种下分类、亲缘关系以及道地性的鉴定。目前，应用最多的则是中药化学指纹图谱，它是利用中药中次生代谢产物（化学物质，或称为化学成分）的多样性，应用色谱与光谱技术可以得到一组反映其次生代谢产物的图像，通过比较不同样品之间这些图像的共性与差异，用于中药的品种鉴定与品质评价。其中应用最广泛的是高效液相色谱（HPLC）指纹图谱。高效液相色谱具有很好的分离性能，可以将复杂的化学成分分离并形成一组高低宽窄不同、错落有序的峰群，组成一张色谱图。这些色谱峰的高度或峰面积分别代表各种不同化学成分及其含量，整个色谱图表达该样品所含化学组分（或成分）的种类、数目及含量。例如，银杏叶提取物的HPLC指纹图谱中共有33个峰，这些峰代表其中所含有的化学物质的种类（黄酮类、内酯类及银杏酸）、数目和相对位置（保留时间），而峰高或峰面积的大小则代表各个化学物质的含量。因此，中药化学指纹图谱比DNA指纹图谱有更深刻的含义：它不但有特征的体现，即各种化学成分的数目和相对位置，可用于定性鉴别；同时体现了量的概念，即峰的高度或峰面积，它表达了各个化学物质的含量，而各峰之间峰高（或峰面积）的比值则体现了各种化学物质之间的相对含量关系。量的概念的引入以及定性和定量的结合，赋予了中药指纹图谱更大的应用潜力。中药指纹图谱不仅可以进行某物种“唯一性”的鉴定，还可以将其“指纹与量”的特征与其他评价体系相结合，如指纹图谱与药效相关性研究、指纹图谱生物等效性研究。德国经过30多年的化学成分和药效相关性研究发现，银杏黄酮约24%和银杏内酯约6%组成的银杏提取物，具有最好的疗效，并应用指纹图谱控制其成分组成与相对含量，用来保证产品的均一与稳定。因此，中药指纹图谱不仅是一种中药质量控制模式和技术，还可被应用于中药理论（复杂混合体系）和新药开发研究中。

二、中药色谱指纹图谱的定义

应用现代色谱技术、结合化学计量学和计算机方法，对中药所含化学物质的整体特性进行科学的表达与描述，可用于中药及其制剂的真伪鉴定与质量均一性和稳定性评价的一种技术。

这里的“表达”是指一张图谱（图像）的整体轮廓，包括峰数、峰形及峰位，它体现了中药所含化学物质的整体面貌，符合中医药的整体理论；“描述”则是应用一些数学参数对图像特性进行定量描述，包括保留时间、相对保留时间、峰面积、相对峰面积以及各色谱峰的紫外光谱或质谱特征等。以上特征，综合表达了该中药所含化学物质的整体特性。同一品种应有相同的或相似的指纹图谱，而不同品种之间又存在着差异性；因此，可用来鉴定中药的真伪以及评价原药材、饮片与制剂质量的均一性和稳定性。

三、中药色谱指纹图谱的特性

中药指纹图谱是一种综合的、可量化的鉴定手段，其基本特性是“整体性”和“模糊性”。

准确地说，中药指纹图谱不同于一般含义的“指纹”。后者强调的是绝对的“个体特异性”，据此可对任何犯罪嫌疑人指证和控罪，其指纹分析的依据主要来源于先天的遗传。恰恰相反，中药指纹图谱赖以鉴别中药真伪和品质优劣所要强调的是作为药用植（动）物物种个体间的“共有特征性”。中药化学指纹图谱分析的依据主要来源于该物种后天的次生代谢产物，而这些次生代谢产物对后天生长环境的依赖性又很强，也就是说中药中所含化学成分易受气候、土壤、海拔高度等自然环境及采收时间等的影响而发生变化，故有“道地药材”及“最佳采收期”之说，这也是造成中药质量不稳定的主要原因。当然，植（动）物的生物代谢过程主要还是受其物种先天遗传的影响，所以，同一品种的不同个体间具有相似的化学成分及相似的色谱指纹图谱。

（1）整体性：中药色谱指纹图谱的“整体性”表现为中药整体化学成分的综合表达，不能孤立地看待其中某一色谱峰，或把该色谱峰从图谱中分割出来，图谱中的任何一个色谱峰均不能代表该中药的全部特性。正如，小檗碱不能代表黄连或黄柏，人参皂苷Rb_1、Rg_1不能代表人参、西洋参或三七，银杏黄酮或银杏内酯不能体现银杏叶提取物的临床疗效。只有完整的一张或几张图谱才能表达该中药所含化学物质的全部特性，反映该中药治病的全部物质基础。

（2）模糊性：中药色谱指纹图谱的“模糊性”，就如同辨认一个人的面貌不需要准确地测量和详尽的比较，只需根据照片从人群中快速搜寻其面貌特征就可找到其人。这是日常最常见的模糊常识和模糊应用，用准确的测量和详尽的比较反而可能造成混乱和错误。中药色谱指纹图谱也同样具有模糊性，它具有两层含义：其一，色谱中的大多数峰所含有的化学物质的种类、数目和结构都是不清楚的；其二，不需要精确的数学测量也可以用于中药的品种鉴别与均一性和稳定性评价。通过对样品与对照品的色谱指纹图谱的直观比较，一般就能准确地鉴别待测样品的真实性，比较指纹图谱的整体特征的相似程度可以判断不同批间样品的一致性，这个相似程度是一个模糊范围，有一个难以精确计算但可以辨认的宽容度。所以，整体性和模糊性是中药色谱指纹图谱的基本特性。模糊性强调的是对照样品与待测样品间指纹图谱的相似性，而不是完全相同；整体性是强调完整地表达和比较色谱的特征“面貌”，而不是将其肢解。但是，对近缘品种或不同产地（道地与非道地）的样品间的鉴定，则可能需要借助模糊数学和化学计量学以及计算机技术，以提高效率和减少直观鉴别产生的人为误差。必须指出，指纹图谱的模糊性中还应该引入相对精确的量化指标。因为即使采用相对峰面积比值作为鉴别参数，也只能用以控制各组分（色谱峰）之间含量的比例关系，而这种比例关系是与样品的浓度不相关联的。因此，色谱指纹图谱中必须有一个已知结构与含量的色谱峰作为参比峰；上述各色谱峰峰面积的比例关系才具有控制质量的意义，或者是将色谱指纹图谱技术与有效成分或主成分含量测定方法相结合，尤其是对原料药材的质量评价。只有这样，才能真正控制中药及其制剂的质量。

第二节　中药指纹图谱的分类

一、分类

广义的中药指纹图谱可按应用对象及测定手段进行不同的分类。狭义的中药指纹图谱是指中药化学指纹图谱。

（一）按应用对象分类

中药材指纹图谱按应用对象分类中药材指纹图谱按应用对象分类可分为中药材（原料药材）指纹图谱、中成药原料药（包括饮片、配伍颗粒）指纹图谱和中药制剂指纹图谱。中药制剂指纹图谱还包括用于中药制剂研究以及生产过程中间产物的指纹图谱。

（二）按测定手段分类

中药材指纹图谱按测定手段又可分为中药材生物指纹图谱和中药材化学指纹图谱。中药材生物指纹图谱又包括中药材DNA指纹图谱以及正在研究中的中药基因组学指纹图谱和中药蛋白组学指纹图谱。中药材DNA指纹图谱主要是测定各种中药材的DNA图谱。由于每个物种基因的唯一性和遗传性，故中药材DNA指纹图谱可用于中药材的品种鉴定、植物分类及栽培研究。它对在中药材GAP基地建设与中药材种植规范（SOP）实施中选择优良种质资源以及药材道地性研究极为有用。中药基因组学图谱和中药蛋白组学指纹图谱是指用中药或中药制剂作用于某特定细胞或动物后，引起的基因和蛋白的复杂变化情况，这两种指纹图谱也可被称为生物效应指纹图谱。

二、中药化学指纹图谱

中药化学指纹图谱是采用光谱、色谱和其他分析方法建立、用于表达中药化学成分特征的指纹图谱。虽然化学成分主要是次生代谢产物，易受生长环境、生长年限、采收加工等因素的影响而产生个体间的一些差异；但植物的代谢过程具有遗传性，是受基因控制的。作为同一物种的个体在化学成分上主要表现为相似性；因此，可用化学成分的谱图来建立指纹图谱。中药材化学指纹图谱对控制中药材质量具有更重要的意义。光谱中最常用的是红外光谱（IR）。色谱中常用的有薄层色谱（TLC）、气相色谱（GC）、高效液相色谱（HPLC）和高效毛细管电泳（HPCE）。其他方法还有波谱[如质谱（MS）和核磁共振谱（NMR）]和联用技术（如GC-MS、HPLC-MS、HPLC-MS/MS）等。中药化学指纹图谱首推色谱方法和联用技术。目前使用最多的中药化学指纹图谱是采用HPLC方法构建的。

（一）薄层色谱指纹图谱

薄层色谱指纹图谱是指将中药材或中药制剂的样品溶液点于特制的薄层板（硅胶、聚酰胺、氧化铝等）上，以适当的展开剂展开取出晾干后经适当的显色后建立的指纹图谱。然后比较图谱的相似性及差异；或先应用薄层扫描仪扫描、记录图谱及斑点的面积积分值，再进行比较。该方法简便、快速、灵敏、经济。但该方法分离效能有限，很难反映几十个乃至百余个化学成分组成的复杂体系；同时，影响分离效果的因素较多，重现性较差。

（二）高效液相色谱指纹图谱

高效液相色谱指纹图谱是利用高效液相色谱仪分离、测定中药材及其制剂的样品溶液而建立的指纹图谱以及一些鉴别参数。可根据被测样品中所含化学成分的性质，选择合适的分离条件、检测器或采用联用技术，是目前应用最多的一种方法。中药及其制剂的高效液相色谱分离，通常采用梯度洗脱程序，以便获得最佳分离效果，得到尽可能多的指纹信息。采用光电二极管阵列检测器（DAD）可以检测峰的纯度、获得多波长色谱图、各色谱峰的在线紫外光谱及三维色谱图。对于无紫外吸收的样品可选用蒸发光散射检测器（ELSD）。LC-MS、LC-MS/MS联用技术可以初步确定色谱峰的归属，即该色谱峰是什么化合物及其结构。高效液相色谱指纹图谱常使用的一些鉴别术语与参数有共有峰、非共有峰（逸出峰）、特征峰、参比峰、保留时间、相对保留时间、峰面积、相对峰面积等。

（1）共有峰：不同样品的色谱图中，各自在相同保留时间位置出现峰形相似的色谱峰。这些样品通常是指同一品种的不同个体（或批次）。对于中药材，可以是不同产地、不同采收期、不同加工及不同炮制方法、不同贮藏时间以及近缘品种的不同样品；对于中药制剂，则是不同批次的成品或中间产品。共有峰最好用适当方法（如多维色谱或液-质联用技术）检查峰的纯度以及组成的成分是否一致。只有两者基本一致时，才可被确定为共有峰。共有峰可能有几个至十几个或更多。

（2）非共有峰：同一品种的不同个体（或批次）的色谱图中，除共有峰以外的其他色谱峰，称为非共有峰，又可称作逸出峰。非共有峰也可能有数个或十几个。

（3）特征峰：两个不同品种的色谱图中，能用于鉴别各自身份的色谱峰。如人参的人参皂苷R_f峰、西洋参的伪人参皂苷F_{11}峰以及三七的三七皂苷R_1、三七素等峰。

（4）特征指纹区：由数个色谱峰组成的、具有指纹鉴别意义的特征区域，称为特征指纹区。特征指纹区内的色谱峰可以是相邻的，也可以是相互间隔的；可以是专属性成分，也可以是指标性成分，还可以是未知成分。一个指纹图谱可以包含一个至多个特征指纹区。当从指纹图谱中无法确定特征峰时，特征指纹区对鉴别的意义就显得尤其重要。例如，淫羊藿的来源包括淫羊藿Maxim等同属五个品种，在淫羊藿HPLC指纹图谱中，淫羊藿苷色谱峰前有四个连续的色谱峰，此五个色谱峰组成了一个特征指纹区。根据此“五指峰”的峰形变化可区别不同品种的淫羊藿。

（5）参比峰：色谱图中，选择保留时间适中、比较稳定、峰面积值适中，用来作为计算相对保留时间、相对峰面积的峰，称为参比峰（参照峰）。在计算相对保留时间、相对峰面积时，通常将参比峰设定为1。参比峰可以是样品中本来含有的已知或未知成分，也可以是加入样品中的内标物。内标物必须是与样品所含成分结构相似的同系物，并对检测器有相似的响应，在色谱图中还应能排除其他成分的干扰。参比峰应采用适当的方法确定其组成与结构，应该是单一化合物的峰。

（三）气相色谱指纹图谱

气相色谱指纹图谱是指利用气相色谱仪分离、测定中药材及其制剂的样品溶液而得到的图谱。主要适用于含挥发性成分的中药材及其制剂的分析。一般使用质量型检测器——氢火焰离子化检测器（FID）。样品可以采用水蒸气蒸馏法或用己烷（或石油醚）萃取获得挥发性成分。气相色谱指纹图谱常与GC-MS分析相结合，以解决图谱中多数色谱峰的归属。

（四）高效毛细管电泳指纹图谱

高效毛细管电泳指纹图谱的分析对象几乎涉及分析化学中的所有分析对象，从无机离子到高分子聚合物，从带电粒子到中性分子都能够进行分析。其中以毛细管区带电泳（CZE）和胶束电动毛细管电泳（MEKC）在中药分析中应用较多，具有高分离效能、快速、进样体积小、抗污染能力强、样品前处理简单等特点，已被广泛应用于天然药物中生物碱、黄酮、酚酸、香豆素、醌类及强心苷等类型化合物的分析，特别适用于水溶性样品如注射剂、汤剂的指纹图谱分析。

（五）红外光谱指纹图谱

红外光谱指纹图谱是指利用红外光谱仪分析、测定中药材及其制剂而得到的光谱图。通过比较光谱中各吸收峰的位置及强度，来鉴定中药材及其制剂的真伪。红外光谱是由分子的振动—转动跃迁产生的，反映不同化合物的不同基团（功能团）的吸收特性，多用于纯化合物的结构鉴定。中药材或中成药提取物的红外光谱应该是其中多种化合物的红外光谱的叠加；但只要组成的化合物及其含量相对恒定，则此混合物的红外光谱也应该一致。据此，可用于中药材及其制剂的真伪及均一性鉴定。应用较多的是中红外光谱（$4000 \sim 400cm^{-1}$）。两个样品的中红外光谱，经选点、拟合（归一化）、放大后，结合计算机软件进行分析比较，可找出两者之间的细微差别。红外光谱必须排除仪器噪声、水分及CO_2的干扰。由于红外光谱所能提供的指纹信息比较有限，故多应用于中药材及其制剂的真伪鉴定。

（六）紫外光谱指纹图谱

紫外光谱指纹图谱是将中药材及其制剂的样品溶液进行紫外扫描而得到的光谱图。紫外光谱是价电子跃迁产生的，反映不同物质的电子共轭体系。通过分析紫外光谱指纹图谱的峰位、峰形及强度，可以得到该样品的一些化学信息。但该方法能提供的指纹信息有限，专属性较差，仅适用于中药材的真伪鉴别，较少用于中药制剂的质量控制。

（七）核磁共振谱指纹图谱

核磁共振谱指纹图谱是指应用核磁共振光谱仪测定中药材及其制剂样品所得到的图谱。又可以分氢谱（^{1}H-NMR）和碳谱（^{13}C-NMR）。核磁共振谱主要用于纯化合物的结构鉴定。可以反映出有机分子中氢或碳的类型。同样，中药材及其制剂的核磁共振谱也是多种化合物核磁共振谱的叠加。与红外光谱和紫外光谱相比较，其信息量较大，重现性较好，但也不能反映该样品中组成物质的数量。因此，其仅被应用于中药材及其制剂的真伪鉴定。

（八）质谱指纹图谱

质谱指纹图谱是指将中药材或中药制剂的样品溶液置于质谱仪中进行电离和裂解分析，所获得供试液中化学成分的分子和碎片离子图谱。不同中药材或制剂中所含成分不同，其图谱中的分子离子峰及碎片也不同，可以作为鉴别中药材及其制剂真伪的依据。可以应用多级质谱技术得到多个主要成分的分子离子峰（一级质谱），并分别得到各个成分的碎片峰（二级质谱）。因此，可以借助该中药已有的化学成分研究资料，确定该中药的主要成分。

（九）X射线衍射指纹图谱

X射线衍射指纹图谱是指利用X射线衍射法测定中药材及其制剂而得到的衍射图谱。X射线衍射谱所反映的主要是该样品中晶体的衍射信息，因此，主要用于中药材及其制剂的真伪鉴定。该方法具有快速、简便、图谱稳定、指纹性强等特点。

（十）DNA-指纹图谱

中药DNA-指纹图谱是运用DNA分子标记技术及测序技术对中药材与其原植物以及含原生药的中药制剂进行真伪鉴定。常用于珍贵品种、动物药材、破碎药材、陈旧药材、腐烂药材及样品量极为有限的植物模式标本、中药出土标本、古化石标本等珍贵样品的鉴定。DNA分子遗传标记技术能从分子水平反映植（动）物的遗传特征及差异，可用于品种鉴定、药材道地性、亲缘关系以及种质资源研究。

常用的标记方法有随机扩增多态性DNA（RAPD）及限制性内切酶片段长度多态性（RFLP），其主要优点是适用于未知序列的基因组DNA的检测。该方法比形态学、组织学以及化学的检测更具有特征性和专属性。

第三节　中药指纹图谱建立的方法

一、中药指纹图谱的基本要求

建立中药指纹图谱，必须遵循科学性、专属性、重现性和实用性原则。

（一）科学性

科学性是指指纹图谱中所反映的化学成分群体应包括该中药的大部分药效物质，并与临床疗效相关联，能真正起到控制质量的目的。例如，人参的主要有效成分是人参皂苷类，则其指纹图谱应尽可能多地反映其皂苷类成分；中药两头尖中抗肿瘤的有效成分为皂苷类化合物，则其指纹图谱应尽可能地反映其中的皂苷类成分；银杏叶的有效成分是黄酮类和银杏内酯类，则其指纹图谱可采用适当的方法，针对这两类成分分别分析，以体现该指纹图谱的科学性。对有效成分不清楚的中药，指纹图谱必须能反映其大部分成分。可采用将样品极性分级的方法，将样品水溶性总提取物依次以石油醚（或己烷）、氯仿（或二氯乙烷）、乙酸乙酯及正丁醇萃取。指纹图谱应主要反映乙酸乙酯和正丁醇萃取物中所含的化学物质。也可通过化学成分预试验方法，初步了解该中药所含主要化学成分的类型，然后有针对性地设计样品制备方法，再进行指纹图谱研究。

认为一张指纹图谱就能反映该中药化学物质的整体面貌、能够控制中药质量的想法是不科学的，也是对中药内涵缺乏深刻认识的表现。对组成药物多的中成药来说，更是如此。

（二）专属性

中药指纹图谱，无论是中药材还是中成药或中药制剂，都必须能体现该中药（中药材或复方制剂）的特征，这被称为专属性或唯一性，即能用来区别不同来源的中药材，包括同属不同种，乃至同种不同产地、不同采收期的样品，以及不符合药用要求及变质的样品。例如，人参的HPLC指纹图谱，应反映其30多种皂苷的大部分，特别是人参皂苷Rf；三七的HPLC指纹图谱，应能反映包括人参皂苷与三七皂苷在内的大部分皂苷类成分；北五味子的HPLC指纹图谱和TLC指纹图谱，不仅应反映多种已知的五味子木脂素类成分，而且应包括那些未知的成分，这些成分的峰位、峰形、比值在一定范围内应该是恒定的，并且随五味子的品种不同而产生差异，因此，可以很好地区别其来源、产地，鉴别其真伪及品质优劣。

中药制剂也应能鉴定处方中各药味的存在及其质量，有的还应能反映工艺过程的某些改变，能鉴别同一品种不同生产厂家的产品。如前所述，只用一张指纹图谱是不足以表现其全部特征；常常要采用几张指纹图谱来表现某种中药的各个不同侧面的特征，从而构成其全貌，但其中的每一张图谱均应符合专属性的要求。

（三）重现性

指纹图谱主要是用来表现、控制中药化学成分的整体，故要有较好的重现性，即同一样品，在相同操作条件下，结果的重现性要好。因此，应根据不同的要求，考虑选用适当的分析方法，建立指纹图谱。

同时，还要求在样品制备、分析方法、实验过程、数据采集、处理、分析等全过程中都要规范化操作。

（四）实用性

指纹图谱的实用性（可操作性）是指要针对不同用途，选用不同分析方法来达到鉴别和控制质量的目的。如用于质量控制，则应考虑工厂和药检所常规配备的仪器设备来建立相应的方法，一般以薄层扫描法、气相色谱、高效液相色谱为首选。另外，建立的方法在不同实验室、不同操作者、不同型号的仪器以及同一类型而不同厂家、不同批号的试剂与材料（如硅胶、色谱柱）之间，都应该能够重复和验证。同时，还应建立相应的评价机构，对其方法与结果进行客观评价。

对于用指纹图谱来进行配伍理论或新药开发研究，特别是化学成分和药理、药效相关性研究，就应考虑采用联用技术如GC-MS、HPLC-DAD-MS/MS等方法，获取大量信息，以便得到较明确的结果。如用于中间产品的质量控制，则指纹图谱的要求，特别是相似度的判断，就可比最终产品的要求低一些。

二、中药色谱指纹图谱的建立

中药色谱指纹图谱的建立主要包括样品收集、制备、分析方法的建立以及结果的处理等步骤。

（一）样品的收集

样品的收集是保证指纹图谱科学性的前提，样品必须具有科学性、代表性与广泛性。所谓科学性是指样品的来源、产地必须正确，采收、加工、炮制方法必须符合科学规范。中药材的质量是中药制剂质量的基本保证。由于中药来源复杂，同名异物、同物异名的品种混乱现象极其普遍，中药材所含化学成分的种类及数量还受产地、采收、加工等因素的影响，因此，即使是正品，甚至是道地产地的中药材，也同样存在质量问题。为了确保指纹图谱的科学性，在进行指纹图谱研究、制定之前，就必须明确中药材品种以及中药制剂处方中实际使用的品种，然后深入该品种的道地产地收集符合药用标准的样品作为标准样品；可能的话，还必须结合有效成分或主要成分含量测定及传统经验鉴别方法对标准样品的质量进行评价。与此同时，还要进行具有广泛性与代表性的相当数量的样品收集，包括不同产地、不同采收、不同加工方法、不同规格的样品以及不合格样品（包括伪品与不符合药用要求的样品）的收集，只有保证样品的广泛性与代表性，才能保证建立的指纹图谱的科学、客观、实用。一般要求收集不少于10批样品的数量，而且要有翔实记录。通过对上述具有科学性、广泛性、代表性的大量样品的分析，才有可能从中提取出稳定的共有信息。

目前，多数情况下只是收集不同销售地点的样品，虽然也能反映一定的信息，但由于商品市场的开放与流通速度的加快，常常使样品的分布缺乏代表性，造成指纹信息的偏差。生产企业到中药材的道地产地建立原料药材的GAP生产基地并实施规范化种植，是保证原料药材科学性及产品质量的明智之举。

（二）样品的制备

采用适宜的制备方法，尽可能将样品中的化学成分最大限度地提取、富集与纯化，是保证指纹图谱分析的基础。样品的取样也必须有代表性，称取数量一般是：供试品与总样品的比例为1∶10，即称取1g供试品，则应在混合均匀的10g总样品中称取。称取供试品的精度要求取3位有效数字。

（1）供试品溶液的制备包括三方面的工作：提取溶剂的选择、提取方法的选择及提取液的纯化。对于化学成分不清楚的中药材的提取，可选先用水煎煮，再用有机溶剂进行极性分级的方法，或选用适当浓度的乙醇或甲醇提取。

（2）提取的原则：尽量将其中的化学物质，特别是水溶性成分提取出来。对于挥发性成分，可采用水蒸气蒸馏法；制剂中所含挥发性成分，则可用己烷或石油醚萃取，或采用专门的气相色谱固相微萃取头（100μm聚二甲基硅氧烷，PDMS）萃取。对于有效成分或主要成分清楚的中药，则可根据所含化学成分的性质，选用适当的溶剂去提取。

（3）最常用的提取方法：超声波提取、加热回流提取，也有用微波提取的。盲目夸大、滥用CO_2超临界萃取技术是不恰当的。其一，中药治病的化学物质绝大多数是水溶性物质，大多数需经过100℃加热处理；其二，CO_2超临界萃取法对低极性物质的提取效率较高，而对水溶性物质的提取能力则较差，可加入适量的改性剂如乙醇或甲醇改善其萃取能力。其三，CO_2超临界萃取将给样品带入大量的脂溶性杂质，如树脂、色素、蜡等，这些杂质将严重污染色谱柱。与水蒸气蒸馏法相比较，CO_2超临界萃取物仅仅多了一些沸点较高的脂肪酸及其酯类等，反而少了一些含氧萜类与倍半萜类物质。因此其特别不适用于全草类中药材的提取。杂质的存在，不仅影响分离效果，而且会污染色谱柱及仪器。因此，必须采用适当的方法将提取液纯化。最常用的方法是固液萃取与液液萃取。例如，将样品甲醇溶液通过C_{18}小柱，以除去脂溶性杂质；将样品水溶液通过大孔树脂小柱或聚酰胺小柱（黄酮类），先用水洗涤以除去水溶性杂质，继用适当浓度的甲醇或乙醇将欲测定成分洗脱下来。

（三）试验方法与条件选择

中药指纹图谱的建立与应用，技术关键在于分析方法，包括测定方法、仪器、试剂、测定条件等，应根据待分析样品中所含化学成分的理化性质，选择适宜的测定方法。

对于成分复杂的样品，尤其是中药制剂，有必要考虑采用多种测定方法，建立多个指纹图谱。例如，同时含有挥发性成分的样品，可以考虑建立GC指纹图谱与HPLC指纹图谱；对同时含有皂苷类与黄酮类成分的中药材（如甘草）或中药制剂，可以考虑建立总皂苷HPLC指纹图谱与总黄酮的HPLC指纹图谱。以色谱方法制定指纹图谱所采用的色谱柱、薄层板、试剂、测定条件等均必须固定，如色谱柱的型号、内径、长度、粒径及柱效、分离度；以光谱法制定指纹图谱时，相应的测定条件也必须固定。

试验条件应能满足指纹图谱的上述要求，故应进行试验条件的优选，目的是通过比较试验，从中选取相对简单、灵敏、准确、可靠的方法和条件，从而获取足以代表样品特征的指纹图谱。在优选HPLC指纹图谱分析条件时，常采用梯度洗脱方法，以便使复杂的成分得到最好的分离；但组成不宜太复杂，以二元梯度较好；检测器以DAD为佳，在方法确定后，可改用紫外检测器进行常规分析。同时，对建立的方法和条件还需经过严格的方法学验证，例如，精密度试验、稳定性试验、重现性试验。

（四）指纹图谱的建立和评价

按照上述建立的分析方法，选取10批品种明确、同一产地的样品（最好是道地药材产地的、不同规格的样品；可能的话，采收期和加工方法也必须一致）进行分析，得到10个样品的指纹图谱（同一规格样品的主要色谱峰峰面积的RSD值不得大于5%）。然后确定共有峰、特征峰、特征峰区、参比峰，计算相对保留时间和相对峰面积。据此，建立该种中药的标准指纹图谱。再将不同产地、不同采收期的其他样品所得到的指纹图谱与标准指纹图谱相比较、分析，看是否存在特征峰、特征峰区、非共有峰，并利用计算机指纹图谱相似度评判软件，计算相似度。一般要求，同一品种的不同样品之间，其相似度应大于90%。在没有药效学实验佐证的情况下，可将中药材指纹图谱的峰特征进行数学分类处理，如聚类分析等，并与传统经验及生药学鉴定结果相比较，可以对其质量进行分类。根据未知样品所在组别，也可对其质量做出初步评判。

对于中药制剂，应比较原药材与提取物及其制剂的指纹图谱之间的相关性，即提取物指纹图谱特征应在药材的指纹图谱中体现。在不影响疗效的前提下，原药材的某些特征在提取物指纹图谱中允许因生产工艺原因而有规律地丢失，但提取物与制剂的指纹图谱则应有高度的相关性。

指纹图谱的评价还应注意指纹特征的整体性。一个品种的指纹图谱是由各个具有指纹意义的峰组成的完整图谱构成。各有指纹意义的峰（或TLC斑点）位置（保留时间或比移值）、大小或高低（积分面积或峰高）、各峰之间相对比例是指纹图谱的评价参数，辨认比较时应从整体的角度综合考虑，注意各有指纹意义的峰的相互的依存关系。有的品种，特别是中药复方制剂，由于组成药物多、成分极其复杂，可能需要两张以上的指纹图谱才能体现其整体药效物质的全貌。指纹图谱的相似性从两个方面考虑：一是色谱的整体“面貌”，即有指纹意义的峰的数目、峰的位置和顺序、各峰之间的大致比例等是否相似，以判断样品的真实性；二是样品图谱与“标准图谱”之间或不同批次样品指纹图谱之间的总积分值做量化比较，应符合有关规定。

（五）指纹图谱的校验与复核

对所建立的指纹图谱应按有关规定进行实验条件、方法及结果的校验与复核。

第四节　中药注射剂指纹图谱的技术要求

为了加强中药注射剂的质量管理，国家药品监督管理局（现国家市场监督管理总局）发布了《中药注射剂指纹图谱研究的技术要求》通知，以确保中药注射剂的质量稳定、可控，中药注射剂在固定中药材品种、产地和采收期的前提下，需制定中药材、有效部位或中间体、注射剂的指纹图谱。

一、注射剂用中药材指纹图谱研究的技术要求

中药材指纹图谱是指中药材经适当处理后，采用一定的分析手段，得到的能够标示该中药材特性的共有峰的图谱。如原药材需经过特殊炮制（如醋制、酒制、炒炭等），则应

制定原药材和炮制品指纹图谱的检测标准。

（一）指纹图谱的检测标准

指纹图谱的检测标准包括名称、汉语拼音、拉丁名、来源、供试品和参照物的制备、检测方法、指纹图谱及技术参数。有关项目的技术要求有以下几方面。

（1）名称、汉语拼音：按中药命名原则制定。

（2）来源：包括原植、动物的科名、种的中文名与学名、药用部位、产地、采收季节、产地加工、炮制方法等，矿物药包括矿物的类、族、矿石名或岩石名、主要成分、产地、产地加工、炮制方法等。动、植物药材均应固定品种、药用部位、产地、采收期、产地加工和炮制方法，矿物药应固定产地和炮制、加工方法。供试品的取样参照《中国药典》2015年版中规定的中药材的取样方法，以保证供试品的代表性和均一性。

（3）供试品的制备：应根据中药材中所含化学成分的理化性质和检测方法的需要，选择适宜的方法进行制备。制备方法必须确保该中药材的主要化学成分在指纹图谱中的体现。对于仅提取其中某类或数类成分的中药材，除按化学成分的性质提取各类成分制定指纹图谱外，还需按注射剂制备工艺制备供试品、制定指纹图谱，用以分析中药材与注射剂指纹图谱的相关性。

（4）参照物的制备：制定指纹图谱必须设立参照物，应根据供试品中所含成分的性质，选择适宜的对照品作为参照物。如果没有适宜的对照品，可选择适宜的内标物作为参照物。参照物的制备应根据检测方法的需要，选择适宜的方法进行。

（5）测定方法：包括测定方法、仪器、试剂、测定条件等。应根据中药材所含化学成分的理化性质，选择适宜的测定方法。建议优先考虑色谱方法。对于成分复杂的中药材，必要时可以考虑采用多种测定方法，建立多张指纹图谱。以色谱方法制定指纹图谱所采用的色谱柱、薄层板、试剂、测定条件等必须固定；以光谱方法制定指纹图谱，相应的测定条件也必须固定。

（6）指纹图谱及技术参数

①指纹图谱：根据供试品的检测结果，建立指纹图谱。采用高效液相色谱法和气相色谱法制定指纹图谱，其指纹图谱的记录时间一般为1小时；采用薄层扫描法制定指纹图谱，必须提供从原点至溶剂前沿的图谱；采用光谱方法制定指纹图谱，必须按各种光谱的相应规定提供全谱。对于化学成分类型复杂的品种，必要时可建立多张指纹图谱。

②指纹图谱的建立：根据10批次以上供试品的检测结果所给出的相关参数，制定指纹图谱。

③共有指纹峰的标定：采用色谱方法制定指纹图谱，必须根据参照物的保留时间，计算指纹峰的相对保留时间。根据10批次以上供试品的检测结果，标定中药材的共有指纹

峰。色谱法采用相对保留时间标定指纹峰，光谱法采用波长或波数标定指纹峰。

④共有指纹峰面积的比值：以对照品作为参照物的指纹图谱，以参照物峰面积作为1，计算各共有指纹峰面积与参照物峰面积的比值；以内标物作为参照物的指纹图谱，则以共有指纹峰中其中一个峰（要求峰面积相对较大、较稳定的共有峰）的峰面积作为1，计算其他各共有指纹峰面积的比值。各共有指纹峰的面积比值必须相对固定。中药材的供试品图谱中各共有峰面积的比值与指纹图谱各共有峰面积的比值比较，单峰面积占总峰面积大于或等于20%的共有峰，其差值不得超出±20%；单峰面积占总峰面积大于或等于10%而小于20%的共有峰，其差值不得超出±25%；单峰面积占总峰面积小于10%的共有峰，峰面积比值不做要求，但必须标定相对保留时间。未达基线分离的共有峰，应计算该组峰的总峰面积作为峰面积，同时标定该组各峰的相对保留时间。

⑤非共有峰面积：中药材供试品的图谱与指纹图谱比较，非共有峰总面积不得大于总峰面积的10%。

（二）起草说明

目的在于说明制定指纹图谱检测标准中各个项目的理由，规定各项目指标的依据、技术条件和注意事项等。既要有理论解释，又要有实践工作的总结及试验数据。具体要求如下：

（1）名称、汉语拼音：阐明确定该名称的理由与依据。

（2）来源：

①对于多来源的中药材，必须固定单一品种。对于多药用部位的中药材，必须固定单一药用部位。已有国家标准的中药材，应引用国家标准；已有地方标准的中药材，除引用地方标准外，必须附标准的复印件。

②注射剂用中药材一般固定一个产地，如固定多个产地，需制定各产地中药材的指纹图谱。

③注射剂用中药材一般固定一个采收期，如固定多个采收期，需制定各采收期中药材的指纹图谱。

④在注射剂申报中，鼓励建立中药材规范化栽培基地或用已有的规范化栽培基地生产的中药材。

⑤中药材的炮制必须固定一种方法，并制定严格的炮制技术标准操作规范。应根据《中药材炮制加工规范》进行详细叙述。

（3）供试品的制备：应说明选用制备方法的依据。如供试品需要提取、纯化，应考察提取溶剂、提取方法、纯化方法等，提取、纯化方法应力求最大限度地保留供试品中的化学成分；如供试品需要粉碎检测，应考察粉碎方法、粒度等。

（4）参照物的制备：应说明参照物的选择和试验样品制备的依据。应根据供试品中所含成分的性质，选择适宜的对照品或内标物作为参照物。参照物的制备应根据检测方法的需要，选择适宜的方法进行，并说明制备理由。

（5）检测方法：根据供试品的特点和所含化学成分的理化性质选择相应的检测方法。应说明选择检测方法的依据和该检测方法的原理，确定该检测方法的方法学考察资料和相关图谱（包括稳定性、精密度和重现性）。对于所含成分类型较多的中药材，如一种检测方法或一张图谱不能反映该中药材的固有特性，可以考虑采用多种检测方法或一种检测方法的多种测定条件，建立多张指纹图谱。建立指纹图谱所采用的色谱柱、薄层板等必须固定厂家和型号、规格，试剂、测定条件等也必须相应固定。采用光谱法建立指纹图谱，其相应的检测条件也必须固定。

①稳定性试验：主要考察供试品的稳定性。取同一供试品，分别在不同时间检测，考察色谱峰的相对保留时间、峰面积比值的一致性，确定检测时间。采用光谱方法检测的供试品，参照色谱方法进行相应考察。

②精密度试验：主要考察仪器的精密度。取同一供试品，连续进样5次以上，考察色谱峰的相对保留时间、峰面积比值的一致性。采用高效液相色谱和气相色谱制定指纹图谱，在指纹图谱中规定共有峰面积比值的各色谱峰，其峰面积比值的相对标准偏差不得大于3%，其他方法不得大于5%。采用光谱方法检测的供试品，参照色谱方法进行相应考察，相对标准偏差不得大于3%。

③重现性试验：主要考察实验方法的重现性。取同一批号的供试品5份以上，按照供试品的制备和检测方法制备供试品并进行检测，考察色谱峰的相对保留时间、峰面积比值的一致性。采用高效液相色谱和气相色谱制定指纹图谱，在指纹图谱中规定共有峰面积比值的各色谱峰，其峰面积比值的相对标准偏差不得大于3%，其他方法不得大于5%。采用光谱方法检测的供试品，参照色谱方法进行相应考察，相对标准偏差不得大于3%。

（6）指纹图谱及技术参数：

①指纹图谱：根据供试品的检测结果制定指纹图谱，采用阿拉伯数字标示共有峰，用“S”标示参照物的峰。采用高效液相色谱法和气相色谱法制定指纹图谱，应提供2小时的记录图，以考察1小时以后的色谱峰情况。提供建立指纹图谱的有关数据，包括各共有峰的相对保留时间、各共有峰面积的比值。采用光谱方法建立的指纹图谱，也必须提供相应的数据。

②共有指纹峰的标定：应根据10批次以上供试品的检测结果，标定中药材的共有指纹峰。说明标定共有指纹峰的理由，并附各批次供试品的图谱。

③共有指纹峰面积的比值：应根据10批次以上供试品图谱中各共有指纹峰面积的比值，计算平均比值，列出各批次供试品的检测数据。

④非共有峰面积：计算10批次以上供试品图谱中非共有峰总面积及占总峰面积的百分比，列出各批供试品的检测数据。

二、中药注射剂及其有效部位或中间体指纹图谱的检测标准

中药注射剂指纹图谱是指中药注射剂经适当处理后，采用一定的分析手段，得到能够表示该注射剂特性的共有峰的图谱。从有效部位或中间体投料的中药注射剂，还需制定有效部位或中间体的指纹图谱。

（一）指纹图谱的检测标准

包括供试品和参照物的制备，检测方法、指纹图谱及技术参数。有关项目的技术要求有以下几方面。

（1）供试品的制备：应根据注射剂、有效部位或中间体所含化学成分的理化性质和检测方法的需要，选择适宜的方法进行制备。制备方法必须确保该注射剂、有效部位或中间体主要化学成分在指纹图谱中能再现。

（2）参照物的制备：制定指纹图谱必须设立参照物。应根据供试品中所含化学成分的性质，选择适宜的对照品作为参照物；如果没有适宜的对照品，可选择适宜的内标物作为参照物。参照物的制备应根据检测方法的需要，选择适宜的方法。

（3）测定方法：包括仪器、试剂、测定条件等。应根据注射剂、有效部位和中间体所含化学成分的理化性质，选择适宜的检测方法。建议优先考虑色谱方法。对于成分复杂的注射剂、有效部位和中间体，特别是复方中药注射剂，必要时可以考虑采用多种检测方法，建立多张指纹图谱。制定指纹图谱所采用的色谱柱、薄层板、试剂、测定条件等也必须固定，采用光谱法时，相应的条件也必须固定。

（二）指纹图谱及技术参数

（1）指纹图谱：根据供试品的检测结果，建立指纹图谱。采用HPLC和GC制定指纹图谱，其记录时间一般为1小时；采用TLC，必须提供从原点至溶剂前沿的图谱；采用光谱法，必须按照相应的规定提供全谱，对于化学成分复杂的中药注射剂、有效部位和中间体，特别是中药复方注射剂，必要时可建立多张指纹图谱。

（2）共有指纹峰的标定：根据10次以上供试品的检测结果，标定共有指纹峰。色谱法采用相对保留时间标定指纹峰，光谱法采用波长或波数等相关值标定指纹峰。色谱峰的相对保留时间是根据参照物的保留时间来计算，并允许有一定的幅度范围。

（3）共有指纹峰面积的比值：以对照品作为参照物的指纹图谱，以参照物峰面积作为1，计算各共有指纹峰面积与参照物峰面积的比值；以内标物作为参照物的指纹图谱，

则以共有指纹峰中其中一个峰（要求峰面积相对较大，较稳定的共有峰）的峰面积作为1，计算其他各共有峰面积的比值。各共有指纹峰的面积比值必须相对固定，并允许有一定的幅度范围。如用色谱法，必须标定相对保留时间，未达基线分离的共有峰，应计算该组分峰的总峰面积并作为峰面积，同时标定该组各峰的相对保留时间，以光谱法制定指纹图谱，参照色谱法的相对要求执行。

（4）非共有峰面积：供试品图谱与指纹图谱比较，非共有峰总面积应控制在一定比例范围内。

（5）中药材、有效部位、中间体和注射剂指纹图谱的相关性：为了确保制备工艺的科学性和稳定性，应根据中药材、有效部位、中间体和注射剂的指纹图谱，标定各指纹图谱之间的相关性。

（6）中试产品的指纹图谱：申报临床的中药注射剂必须提供3批次以上中试产品的指纹图谱，申报生产的中药注射剂必须提供10批次以上中试产品的指纹图谱。

第十四章　药学处方审核

第一节　审方工作需求与现状

临床不合理用药往往会给患者带来不可避免的经济损失和健康负担，甚至会造成死亡。为了减少药物伤害，各国普遍采用处方审核的方式促进临床合理用药。过去国内的处方审核发生在付费完成后药品发出前，多数由发药药师独自完成。一线窗口的调配药师水平参差不齐，容易影响处方的适宜性审核结果。如果处方审核结果存疑，药师与医师之间的沟通大多依赖电话或者患者简单传话，效率低下的同时，还存在误传信息的可能，存在医患纠纷隐患。另外，若设置收费前审方，其对药师审方的速度与准确性提出了更高的要求，否则就可能出现已完成诊疗患者滞留诊室，干扰医师正常接诊后续患者的现象。可见，单纯依靠人工审方的模式已不适合现在的工作需要。

目前国内的处方审核模式主要是在信息化审方软件的辅助下，实施处方的前置审核。该模式在医师开具处方进行保存时，处方审核系统会进行实时审核，对于不合理的处方将提示医师更改；若医师不认同审核结果，可将审核结果发送到药师端进行人工复核，复核后，合理处方可以执行，不合理处方将由药师与医师进行沟通并干预。借助于近年来突飞猛进发展的信息技术和人工智能技术，实时处方审核模式具有复杂计算准确性好、信息接收处理加工速度快和存储记忆无限等优越性，可以很好地弥补人工处方审核的短板，契合需求。

第二节 审方内容

审方药师对医嘱进行审核的依据主要有《中华人民共和国药典临床用药须知》《新编药物学》、药品说明书、系统自身数据库及相关的指南和专家共识。主要审核内容包括合法性、规范性和适宜性审核。

一、合法性审核

（1）处方开具人是否根据《中华人民共和国执业医师法》取得医师资格，并执业注册。

（2）处方开具时，处方医师是否根据《处方管理办法》在执业地点取得处方权。

（3）麻醉药品、第一类精神药品、医疗用毒性药品、放射性药品、抗菌药物等药品处方，是否由具有相应处方权的医师开具。

二、规范性审核

（1）处方是否符合规定的标准和格式，处方医师签名或加盖的专用签章有无备案，电子处方是否有处方医师的电子签名。

（2）处方前记、正文和后记是否符合《处方管理办法》等有关规定，文字是否正确、清晰、完整。

（3）条目是否规范。

①年龄应当为实足年龄，新生儿、婴幼儿应当写日龄、月龄，必要时要注明体重。

②中药饮片、中药注射剂要单独开具处方。

③开具西药、中成药处方，每一种药品应当另起一行，每张处方不得超过5种药品。

④药品名称应当使用经药品监督管理部门批准并公布的药品通用名称、新活性化合物的专利药品名称和复方制剂药品名称，或使用由原卫生部公布的药品习惯名称；医院制剂应当使用药品监督管理部门正式批准的名称。

⑤药品剂量、规格、用法、用量准确清楚，符合《处方管理办法》规定，不得使用“遵医嘱”“自用”等含混不清的字句。

⑥普通药品处方剂量及处方效期符合《处方管理办法》的规定，抗菌药物、麻醉药品、精神药品、医疗用毒性药品、放射药品、易制毒化学品等的使用符合相关管理规定。

⑦中药饮片、中成药的处方书写应当符合《中药处方格式及书写规范》。

三、适宜性审核

（一）西药及中成药处方的审核

西药及中成药处方应当审核以下项目：

（1）处方用药与诊断是否相符；

（2）规定必须做皮试的药品，是否注明过敏试验及结果的判定；

（3）处方剂量、用法是否正确，单次处方总量是否符合规定；

（4）选用的剂型与给药途径是否适宜；

（5）是否有重复给药和相互作用的情况，包括西药、中成药、中成药与西药、中成药与中药饮片之间是否存在重复给药和有临床意义的相互作用；

（6）是否存在配伍禁忌；

（7）是否有用药禁忌，儿童、老年人、孕妇及哺乳期妇女、脏器功能不全患者用药是否有禁忌使用的药物，患者用药是否有食物及药物过敏史禁忌证、诊断禁忌证、疾病史禁忌证与性别禁忌证；

（8）溶媒的选择、用法用量是否适宜，静脉输注的药品给药速度是否适宜；

（9）是否存在其他用药不适宜情况。

（二）住院医嘱的审核

与门诊处方不同，由于住院患者病情复杂，给药种类较多，所以住院医嘱需要审核的内容也有所增加。住院医嘱的审核重点除以上内容外还应包括以下几方面内容：

（1）给药间隔。例如，将β内酰胺类抗菌药物每天1次给予，这种给药方法是错误的。因为一方面β内酰胺类抗菌药物中的大多数药物的半衰期短，另一方面β内酰胺类属于时间依赖性抗菌药物，临床疗效由血清游离的药物浓度大于最低抑菌浓度（MIC）所持续的时间来决定。增加单次给药剂量一般不改善疗效，只有当血药浓度高出最低抑菌浓度4～5倍时疗效才明显，血药浓度再提高，疗效不明显增加；药物的血药浓度高于MIC持续时间应大于给药期间的40%～50%时疗效才明显，故除头孢曲松钠、头孢尼西钠外，一般需要把1天总剂量间隔6～8小时给予。而喹诺酮类、氨基糖苷类抗菌药物可每天给药1次，因这些抗菌药物属于浓度依赖性抗菌药物，杀菌作用取决于峰浓度，与作用时间关系不密切。单次给药既可明显提高抗菌活性，又能降低细菌耐药与不良反应。

（2）相互作用和配伍禁忌。应避免繁殖期杀菌剂与速效抑菌剂联用，若必须联用，可先用杀菌剂，间隔一段时间后，再使用抑菌剂。克林霉素、红霉素、四环素与茶碱联合应用时，可抑制茶碱代谢，使其血药浓度升高，药理作用和毒性作用增强，甚至出现不良反应，因此上述药物与茶碱联用时，应适当降低茶碱剂量。

（3）溶媒适宜性的选择。青霉素类及其酶抑制剂中除苯唑西林等少数青霉素有耐酸性质，可用葡萄糖注射液作为溶媒外，其余均不耐酸，宜选用pH中性的氯化钠注射液来稀释。头孢菌素类溶媒的选择主要还是从具体药物的稳定性方面考虑的。如头孢地嗪钠在葡萄糖注射液中稳定性差，需用氯化钠注射液稀释。部分抗菌药物的溶媒选择可参考表14–1。有些药物说明书明确规定了调配溶媒量，应严格根据要求进行调配。还有些药物说明书未直接规定溶媒量，而是对调配后的最终浓度做出了要求。溶媒量很重要，如溶媒量过大，则药物的输注时间延长，药物分解而增加药物的毒性反应；溶媒量过小，药物浓度过高，会产生注射部位局部刺激和机体的不耐受，增加不良反应的发生率，给患者带来严重的后果。

（4）高警示药。如细胞毒药物应根据患者的体重、体表面积、年龄、肝肾功能和其他生理信息进行用药量的计算与核对。

（5）化疗方案。审核是否给予化疗所需的辅助药物，如预处理、水化、膀胱保护等，联合用药时给药顺序是否合理。

（6）肠外营养液用药医嘱。审核各营养元素选择是否合理，计算用量是否准确等。

（7）用药疗程延长。此类不合理医嘱主要与患者病程长及医师对药物疗程的理解不足有关，超疗程用药可导致药物在体内蓄积产生毒副作用，也会给患者和社会带来沉重的医疗经济负担。比如对于Ⅰ类切口手术，预防用抗菌药物疗程应控制在24小时内，有异物植入的不得超过48小时。

表14–1 常见抗菌药物的最佳溶媒

抗菌药物	最佳pH	最佳溶媒
青霉素	6～7	NS、GNS
哌拉西林	4～5	5%GS①
阿莫西林	3.5～5.5	NS
头孢噻肟钠	4.5～7	NS、H_2O
头孢哌酮	3～5.5	NS②、5%GS、RL
头孢他啶	3.5～5.5	NS②、5%GS
头孢哌酮舒巴坦钠	3.5～5.5	NS②、5%GS
头孢曲松钠	4.5～6.5	5%GS①、NS

续表

抗菌药物	最佳pH	最佳溶媒
美罗培南	4.5～6.5	NS、GS、GNS
阿米卡星	4.5～6.5	GS、NS
依替米星	4～5	NS、5%GS
安布霉素	4.5～6	GS、NS、GNS、RS、RL
庆大霉素	4～6	NS、5%GS、GNS
氯霉素	5.5～7	NS②、5%GS
左氧氟沙星	4.05	GS、GNS、NS
阿奇霉素	4.5～6.5	NS、5%GS
万古霉素	3.5～6.5	5%GS②、NS
去甲万古霉素	4～6	5%GS②、NS
克林霉素	3～5	GS、GNS、NS、RL、RS
林可霉素	4.5～6.55	GS、NS
氟康唑	4.8	NS、20%GS、GNS、RS

说明：选用溶媒是按首选、次选排列的，所用溶媒均为注射用溶媒。H_2O：灭菌注射用水；NS：0.9%氯化钠注射液；GS：葡萄糖注射液；GNS：葡萄糖氯化钠注射液；RL：平衡盐水注射液；RS：复方氯化钠注射液。

①在特定溶液中稳定，或须调溶媒的pH后再稀释；

②先用注射用水溶解后再用溶媒稀释。

第三节　审方工作

一、住院患者用药医嘱审核

（一）中心审方

医师开具处方后，在“确认保存”这一环节，系统利用自身的数据库自动对处方信息进行读取，智能化匹配处方中存在的问题。如果用药存在潜在的风险，系统会将提示信息呈现给医师，并将需要进一步人工判断的处方信息传递给审方系统药师端，药师收到信息后查看问题处方。

审方系统可以显示处方内容、提示信息，如需进一步查看，可以从系统界面直接连接到住院病历系统，患者信息、病程记录和检验结果一目了然，药师综合各个方面判断该处方的合理性，最后点击相应的“通过”或“退回”按钮即可。退回医嘱的同时可弹出“退回理由”对话框，药师在其中输入原因，医师可在系统中查看，从而得知处方问题。

根据处方管理办法的规定，结合医疗机构处方审核规范的要求，前置审方系统将不合理处方分为以下三级：

一级不合理处方，即严重不合理用药或者用药错误处方，包括存在禁忌证、无适应证，以及超过药物极量等严重不合理处方，系统自动做拒配处理，医师必须重新开具处方，审方系统标记为“警示”级别。

二级不合理处方，即需要药师人工审方确定的不合理处方，审方系统推送至药师端，需要审核后才能执行，审方系统标记为“提示”级别。

三级不合理处方，此类处方不会对患者造成严重后果，但存在不合理之处，如不符合药品说明书某些条目，但该条目又写有“或遵医嘱”。系统对此类处方仅做提醒，不做干预，审方系统标记为“其他问题”级别。

为了避免过多处方滞后，影响医生临床治疗，系统设置审方时限为10分钟，超时后系统将自动放行，此类处方在调配阶段，将由调配药师进行二次审核。

（二）静配中心审核环节

处方经审方中心审核通过后，其中的静脉输液途径的处方自动传输到静配中心审方系统中，系统会根据给药频次、药物性质、每批的容量合理安排给药顺序。以上内容的规则由中心药房根据药品说明书要求及本院具体情况在系统中事先设置好，后续如有改动也可设置，从而保证患者输液的合理衔接。静配中心审核药师人工审核系统安排的顺序，同时对处方的适宜性进行二次审核，如需更改，可手动编排。审核结束后由静配中心的调配药师打印标签，在后续过程中若发现处方有问题，可人工对标签进行标注。

（三）卫星药房审核环节

卫星药房是设在部分病区的临时药房，用于存放少量临床急需的急救药品和毒麻药品，或为临床一线储备一定品种和数量的急需药品，为救治危重患者赢得宝贵时间。卫星药房属于药房管理的一部分，这是医院药学由单纯供应保障型向技术服务型转变的一项重要举措。在处方审核环节，需要提高药房反应的及时性，日常管理时需要注意药品的账物相符及效期管理，这需要自动化设备的完善与医院信息系统的支持。病区提交处方时多为夜班等审方药师不在岗时间段，需要依靠审方平台自动审核医嘱的能力，这一功能需要通过药师对系统规则库的不断完善来加强。此外，为了保证医生医疗工作的正常开展，需要保证医护人员与卫星药房设备的人机交互功能，这样医生或护士可以在紧急状态下先行取药，由审方药师在事后对处方进行合理性点评及跟踪。

二、出院处方审核内容

出院处方内容审核包括合法性审核、规范性审核及适宜性审核，只有审核通过的处方才可进行药品调配。

（一）合法性审核

合法性审核是处方审核的重要前提，应审核处方开具人是否根据《中华人民共和国执业医师法》取得医师资格，并且执业注册；处方开具时，处方医师是否符合《处方管理办法》规定，在执业注册地点取得处方权；麻醉药品、第一类精神药品、医疗毒性药品、放射性药品、限制使用的抗感染药品处方，是否由具有相应处方资质的医师开具。

（二）规范性审核

处方规范性审核，主要参照《处方管理办法》第6条，处方书写应当符合办法规定的规则，不符合的判定为不规范处方。处方内药品剂量与数量用阿拉伯数字书写，剂量单位应当使用法定剂量单位。《处方管理办法》规定医生为患者开具处方必须使用药品通用名。药品通用名即中国药品通用名称（CADN），是由国家药典委员会按照《中国药品通用名称命名原则》组织制定并报国家食品药品监督管理总局备案的药品法定名称，是同一种成分或相同配方组成的药品在中国境内的通用名称，具有强制性和约束性。每一种药品只有一个通用名。医师在书写处方正文时，如药物的用法（包括剂量、服用时间及次数）和调配方法等内容，有时还会采用拉丁文缩写或者英文缩写表示。药师应掌握处方中常用的外文缩写，并理解其中文含义。

（三）用药适宜性审核

药师还应当对处方用药适宜性进行审核，审核内容包括以下几个方面：

（1）处方用药与病症诊断的相符性。处方用药须与临床诊断密切相符，医师开具的处方要在病情与诊断栏中明确记录对患者的诊断。药师应审查处方用药与临床诊断的相符性，即加强合理用药的监控。例如：①无适应证用药，如流感的病原体主要是流感病毒，在患者无明显感染指征的情况下给予抗菌药物治疗。②无正当理由超说明书用药。③过度使用治疗用药，如滥用抗菌药、糖皮质激素、人血白蛋白、肿瘤辅助治疗药物等，无治疗指征盲目补钙等。④禁忌证用药等。

（2）用药剂量、用药方法是否正确。药师应掌握药品说明书推荐的剂量和用法。对特殊人群尤其要注意，如对肝肾功能不良的患者，应减少药物剂量或延长给药间隔时间，在保证治疗的同时，减少药品的不良反应；老年人由于肝肾功能减退，用药剂量应酌减；儿童用药应按说明书推荐剂量，或按照儿童体重或体表面积调整剂量。

（3）剂型选择和给药途径是否合理。

（4）是否存在重复给药的情况。

（5）对规定必须做皮试的药品，处方医师是否注明过敏试验及结果判定。

（6）是否有潜在临床意义的药物相互作用和配伍禁忌。药物相互作用和配伍禁忌也属于用药适宜性内容，鉴于这部分内容层次较多、篇幅较大，所以请参阅相关专业著述，此处不赘述。

三、专项审核

（一）抗菌药物处方审核

当今世界面临最紧迫的公共卫生问题之一即抗菌药物耐药性问题的主要诱因就是临床抗菌药物滥用。科学的抗菌药物管控不仅可以减少抗菌药物的滥用，从而减少细菌耐药的发生，而且可以减轻患者负担，减少住院天数。

审方中心可以在《抗菌药物临床应用指导原则》的基础上，结合不同科室的抗菌药物使用指南或专家共识，对感染高风险手术（如使用腔管的清洁污染手术、高危的尿路结石手术等）预防用药适当放宽，严格控制低风险手术（如Ⅰ类切口手术）预防用药，制定院内《外科围手术期预防用抗菌药物的指导意见》，根据本院各科室的用药临床路径，对用药处方进行适宜性审核。

对于抗菌药物的处方审核，一般是药物选择、用药疗程、用药时机等。审方药师首先需要根据患者信息判断是否存在感染及感染部位，从而推测可能的病原菌及耐药情况，审核处方中的药物选择是否合理。其次根据用药目的是治疗还是预防，判断处方的用法用量及用药疗程适宜性。药师对感染低风险、无高危因素的手术术后预防用药疗程应控制在24小时内，其他手术预防用药疗程可依据指南原则适当放宽。

（二）抗肿瘤药物处方审核

1.药物剂量的审核

抗肿瘤药物的给药剂量对患者疾病治疗具有重要影响，过小容易影响其临床疗效，过大又将造成不良反应。审方药师需要按照药品说明书，结合人体体表面积或体重计算出剂量范围，同时应注意某些药物的特殊毒性与个体关系。一般按体表面积计算给药剂量最为合理，可以适用于各个年龄阶段（新生儿及成人）。无论什么年龄，其每平方米体表面积的用药剂量是相同的。

2.溶媒适宜性的审核

抗肿瘤药物的溶媒选择至关重要，关系到药物的治疗效果及患者安全。审方药师应严格按照药品说明书的要求进行审核，审核重点为溶媒品种的适宜性与溶媒量的适宜性。如卡铂的正确溶媒应为5%葡萄糖注射液，依托泊苷正确溶媒应为0.9%氯化钠注射液，注射用紫杉醇应使用5%葡萄糖注射液作为溶媒，注射用的盐酸吉西他滨应以0.9%氯化钠注射液作为溶媒，吡柔比星（THP）应使用5%葡萄糖注射液或灭菌注射用水作为溶媒，注射用的奥沙利铂应使用5%葡萄糖注射液作为溶媒。有些药品说明书明确规定了调配溶媒量，应严格根据要求进行调配。还有些药品说明书未直接规定溶媒量，而是对调配后的最终浓度做出了要求。

3.给药顺序合理性审核

在临床治疗中，抗肿瘤药物联合治疗用药方案是常见的。化疗方案中两种以上不同种类的抗肿瘤药物，哪种先用至关重要。比如注射用盐酸吉西他滨和注射用顺铂联合用药时，正确顺序应是先用盐酸吉西他滨，后用顺铂，这样一方面可减少顺铂对盐酸吉西他滨的体内过程，防止骨髓抑制；另一方面可增强顺铂的疗效，减少不良反应。

肿瘤时辰化疗是指根据机体自身节律和肿瘤组织细胞动力学，选择最佳给药时机，在药物毒性最小、耐受性最佳时进行化疗。长春新碱和环磷酰胺联合应用时，应先用长春新碱，后用环磷酰胺。长春新碱可使肿瘤细胞停滞在M期，6～8小时后同步进入G1期，环磷酰胺对G1期肿瘤细胞杀伤作用最强。此外，长春新碱可增加肿瘤细胞的通透性，提高细胞内环磷酰胺的浓度，使药效增强。

4.给药途径适宜性选择

目前临床常用抗肿瘤药物的给药途径有静脉滴注、动脉注射、肌内注射、口服、腔内注射五种途径，最常用途径为静脉注射。静脉化疗给药的方法取决于药物对血管的损伤作用及细胞增殖动力学原理，有静脉推注、静脉冲入、静脉滴注三种。静脉推注法用于一般刺激性药物，静脉冲入用于强刺激性药物，静脉滴注适用于抗代谢类药物。

（三）辅助用药处方审核

辅助用药是指有助于增加主要治疗药物的作用或通过影响主要治疗药物的吸收、作用机制、代谢以增加其疗效的药物，或有助于疾病或功能紊乱的预防和治疗的药品。常用于预防或者治疗肿瘤、肝病及心脑血管等重大疾病的辅助治疗。目前缺乏辅助用药的应用标准和规范，所以容易导致其用药的不合理性。辅助用药的审核重点在无适应证用药、超疗程用药、超剂量用药、溶媒不当、给药频次不当及联合用药不当等方面。

（四）特殊人群处方审核

一些特殊人群，比如老年人，其代谢是减慢的，容易发生与剂量有关的不良反应。另外，老年人对药物的敏感性也更强。因此，在审核老年人的处方时，更需要注意处方药物的剂量，甚至要考虑静脉用药的滴速。新生儿由于胃酸浓度低，胃排空时间长，血浆蛋白结合率低，加上血脑屏障也不完善，会增加药物神经毒性的可能。因此，新生儿用药需要用体重换算法和年龄换算法及体表面积换算法。妊娠期妇女也属于用药的特殊人群，对她们的处方或医嘱审核也一定要考虑适宜性的问题。妊娠是一个特殊时期，这时候用药关系胎儿的生长发育和孕妇自身的健康，因此要考虑多方面的因素。应该尽量避免用药和联合用药，并根据A、B、C、D、X药物分类情况综合考虑给药。对于肝肾功能异常的患者，审方软件需要重点提示，审核医嘱时需要注意调整用法用量。

四、处方审核规则制定与维护

临床用药决策支持系统数据库由药品说明书、《中华人民共和国药典临床用药须知》、Drug Interaction Facts、Handbook on Injectable Drugs、ELSEVIER数据库、MEDLINE光盘数据库等组成，虽然各类提示非常完善，但如果一味照本宣科，难免因过于繁杂，增加了药师审核无提示意义医嘱的时间和精力，也会降低医生对于提示的警惕性。因此，审方人员在工作中应记录下需要调整的问题提示，定期与临床药师开展审方问题调整讨论会议，参考各类指南和高级别的文献报道判断问题提示的必要性，将不必要的提示降级或屏蔽，以进一步提高系统提示的可靠性。

（一）维护方法

浏览器中输入系统的IP，登录维护人员的用户名和密码即可进入系统网页版，选择“审核规则自定义”进入维护界面。输入需要维护的药品首字母点击“查询”，即可出现医院具备的该药的所有品规，点击需要维护的品规就可对该药品目前的信息进行修改。

（二）维护种类

可以对药品的给药剂量、给药频次、稀释溶媒、肝肾功能个体化给药剂量设置、联合用药规则进行维护。本系统还可以设置药敏提示规则，如要求做药敏试验的药物种类、超过规定时限无药敏结果的提示、个性化药敏检查提示信息。

（三）突发事件应急处理

审方中心应建立应对突发事件的应急处理制度。计算机等需要有备份设备，最好有应急电源设备防止断电。与信息科沟通，对所有的处方审核数据定期备份以防止数据丢失。信息药师授予权限，可以远程处理突发系统故障或者给特殊患者药品开通绿色通道。

五、处方审核的工作考核

全医嘱审核、处方事前干预等工作在多家医院均已开展，个体化给药时代，医院药师在为临床提供治疗药物监测、药物基因组学等技术支持的同时，在处方审核的过程中也应主动将思维由传统的“以药品为中心”转变为“以患者为中心”。药学部在工作过程中对审方药师的工作量和工作质量应该建立可操作的绩效考核制度，在处方审核工作开展的过程中发现问题、干预问题，并不断优化处方审核的相关流程。对审方工作中存在的干预错误进行回顾性研究，分析并归类药师在处方审核中存在的误区，并通过管理手段进行持续改进。这样可以提高药师处方审核准确性，为临床合理化用药管理提供参考，保障临床合理安全用药。

六、处方审核案例分析

处方审核案例分析一：

头孢克洛缓释片每日一次使用；头孢西丁钠粉针、替卡西林钠克拉维酸钾每日两次使用。审核要点：需要根据抗菌药物的药代动力学特点审核给药频次，头孢克洛缓释片正确用法应为q12h，头孢西丁钠、替卡西林钠克拉维酸钾正确用法应为q6～8h。

处方审核案例分析二：

患者，女，65岁，NRS2002评分2分；临床诊断：胃恶性肿瘤；围术期抗菌药物：术前0.5～1h头孢呋辛1.5g；手术时长：2h30min，术中出血200mL；术后当天：头孢哌酮舒巴坦3.0g，bid，最高体温37.5℃。审核要点：围术期抗菌药物选择不正确，应该选择第一、二代头孢菌素。

处方审核案例分析三：

患者，男，77岁，身高为156cm，体重为42kg，BM为I17.3kg/m²，NRS2002评分6分；临床诊断：胃恶性肿瘤；辅助检查：肝肾功能正常；术前营养支持：20%中长链脂肪乳250mL+复方氨基酸（20AA）50g+丙氨酰谷氨酰胺20g。审核要点：非全合一形式，氨基酸选择不合理，缺少葡萄糖成分。

处方审核案例分析四：

患者，女，77岁，以“右膝关节疼痛30余年，加重2月余”为主诉入院。入院第三天，行右膝关节置换术，术后给予抗菌药物预防感染，静脉注射酮咯酸注射液（30mg，q8h），口服洛索洛芬钠片（60mg，bid）镇痛，口服阿哌沙班（2.5mg，q12h）抗栓治疗。审核要点：联合用药不适宜，重复用药。不建议两种非甾体消炎药（NSAIDs）联合使用，非选择性NSAIDs与抗凝药物联合使用会增加出血风险。

处方审核案例分析五：

患者，男性，68岁，双膝关节疼痛8年，加重4个月。X片显示：双膝退行性关节炎，骨质疏松。患者既往糜烂性胃炎病史7年，开具双氯芬酸钠缓释片75mg，q12h。审核要点：药品选择不适宜。患者年龄68岁，既往有糜烂性胃炎病史，骨关节炎、骨质疏松需要长时间大量服用止痛药物，属于胃肠道不良反应的高风险患者。选用非选择性NSAIDs不适宜。此外，Dubois等进行统计分析后，总结出NSAIDs相关性胃肠病的危险因素男性高于女性。

第十五章　常见疾病的药物应用

第一节　慢性心力衰竭

慢性心力衰竭（chronic heart failure，CHF）又称为慢性心功能不全，简称慢性心衰，是指心脏由于收缩和舒张功能严重低下或负荷过重，使泵血明显减少，不能满足全身代谢需要而产生的临床综合征。其包括动脉供血不足和静脉系统淤血甚至水肿，伴有神经内分泌系统激活的表现。慢性心力衰竭是各种病因所致心脏疾病的终末阶段，也是最主要的死亡原因。

一、临床表现

（一）症状

1.呼吸困难

左侧心力衰竭的主要表现之一，随着心衰程度的加重，依次表现为劳力性呼吸困难，端坐呼吸、夜间阵发性呼吸困难，静息呼吸困难和急性肺水肿。

2.运动耐量降低

运动耐量降低表现为劳力时或日常活动时气促、乏力、活动受限。疲乏或无力的患者常常伴有肢体的沉重感。采集病史时应记录运动受限的程度，如爬楼梯、走平路、日常家务活动或生活自理的能力等。

3.体循环淤血

右心衰相关的症状，淤血性肝大伴随的不适，如腹胀、腹部钝痛、右上腹有沉重感等，以及胃肠道淤血的症状，如食欲减退、恶心、胃部气胀感、餐后不适及便秘等。

4.其他

低心排血量相关的症状，如神志模糊、软弱、肢体冰冷。心衰早期可以出现夜尿增多。少尿则是心衰加重的一种征兆，它与心排血量严重降低导致尿液生成受到抑制相关。长期慢性的肾血流减少可出现肾功能不全的表现，即心肾综合征。心衰的患者可有贫血的症状，除与慢性肾功能不全（导致促红细胞生成素生成减少、促红细胞生成素抵抗、尿毒症性肠炎及出血，离子吸收减少）有关外，也与有些药物如阿司匹林引起的胃肠道出血有关。重度心衰的老年患者，可出现反应迟钝、记忆力减退、焦虑、头痛、失眠、噩梦等精神症状。

（二）体征

心衰患者的体征主要包括三个方面：容量负荷的状况，心脏的体征，相关病因、诱因及并发症的体征。

1.容量负荷的状况

（1）体循环静脉高压：颈静脉充盈反映右心房压力增高。三尖瓣反流时，颈静脉搏动明显。正常吸气时，颈静脉压下降，但是心衰的患者是升高的，类似于缩窄性心包炎，被称为Kussmaul征。轻度的右心衰患者，静息时颈静脉压力正常，但是肝颈静脉反流征阳性，提示腹部充血和右心无法接受和射出增多的血容量。

（2）肺部啰音：肺底满布湿啰音是左心衰至少中度的特征性体征，通常出现在双侧肺底，如果单侧出现，则以右侧常见，可能与一侧的胸膜渗出有关。急性肺水肿时，双肺满布粗糙的水泡音和哮鸣音，可伴有粉红色泡沫痰。未闻及啰音并不能排除肺静脉压的显著升高。支气管黏膜充血，过多的支气管分泌物或支气管痉挛可引起干啰音和喘鸣。

（3）肝大：肝大常常出现在水肿之前。如果近期内肝脏迅速增大，由于包膜被牵拉可出现触痛，长期心衰的患者触痛可消失。严重的慢性心衰患者或三尖瓣疾病及缩窄性心包炎引起严重淤血性肝大的心衰患者，也可以出现脾大。

（4）水肿：心衰患者水肿的特征为首先出现于身体低垂的部位，常为对称性和可压陷性。可走动的患者首先表现为下午踝部水肿，经过夜间休息，清晨水肿消失；长期卧床的患者表现为骶尾部的水肿。终末期心衰的患者，水肿严重且呈全身性，伴有体重增加，此时查心电图可见QRS波群振幅的降低。长期的水肿可导致下肢皮肤色素沉着、红化和硬结等。合并营养不良或肝功能损害，低蛋白血症时，也可出现全身水肿。

（5）胸腔积液：胸腔积液的出现表明体静脉或肺静脉压力增高，以双侧多见，如为单侧则以右侧多见。一旦出现胸腔积液，呼吸困难会进一步加重，这是因为肺活量进一步降低，同时激活了受体的缘故。随着心衰的改善，胸腔积液可以逐步吸收，偶尔叶间包裹性渗出液可持续存在，需要胸腔穿刺治疗。

2.心脏体征

（1）心脏扩大：心脏扩大见于大多数慢性收缩性心衰的患者，但此体征无特异性，一部分患者没有此体征，如单纯舒张期心衰、慢性缩窄性心包炎或限制性心肌病、急性心衰的患者等。

（2）奔马律：儿童或年轻患者可以听到生理性第三心音，40岁以上的患者极少听到这种心音。一旦出现通常是病理性的，称为舒张早期奔马律或第三心音奔马律，多数来自左心室，可见于任何年龄的心衰患者。第三心音奔马律是预测死亡或住院的独立危险因素。

（3）肺动脉瓣区第二心音亢进和收缩期杂音：随着心衰的发展，肺动脉压力增高，肺动脉瓣区第二心音逐渐增强（$P_2>A_2$）并且广泛传导。收缩期杂音在心衰患者中很常见，多继发于心室或瓣环的扩张所引起的功能性二尖瓣或三尖瓣反流，治疗后杂音可以减轻。

3.病因、诱因及并发症的体征

器质性心脏病病因的体征，如风湿性瓣膜性心脏病的心脏杂音等；心衰诱因和并发症相关的体征，如肺部感染、甲状腺肿大、血管杂音、皮疹、黄疸和栓塞征象等。

二、辅助检查

（一）影像学常规检查

1.心电图

心衰常并发心脏电生理传导异常，导致房室、室间或室内运动不同步（不协调），房室不协调表现为心电图中PR间期延长，使左心室充盈减少；左右心室间不同步表现为左束支传导阻滞，使右心室收缩早于左心室；室内传导阻滞在心电图上表现为QRS时限延长（>120ms）。以上不同步现象均严重影响左心室收缩功能。

2.X线胸片

X线胸片显示心脏大小的外部轮廓，肺淤血、肺水肿、胸腔积液、肺动脉高压、大血管病变、肺部疾病等，侧位片能够反映右心室的大小，不应省略。

3.超声心动图和多普勒超声心动图

两者在左室射血分数正常或代偿的心衰诊断方面具有较大的价值。通常将其分为松弛异常、假性正常化、可逆性限制型和不可逆限制型四级。主要通过二尖瓣流速（E/A），减速时间（DT），Valsalva动作时E/A的变化，舒张早期二尖瓣流速/舒张期二尖瓣环室间隔侧运动速度（E/e′），二尖瓣A波的时间减去肺静脉回流的A波时间等指标进行评估。

（二）影像学选择性应用检查

1.放射性核素心室显影及核素心肌灌注显像

当超声心动图不能提供足够的功能信息时或者透声窗小，图像显示不清楚时，可选择放射性核素心室显影，能准确测定心室容积、射血分数及室壁运动。核素心肌灌注显像可诊断心肌缺血和心肌梗死，并对鉴别扩张型心肌病或缺血性心肌病有一定帮助。

2.心脏磁共振显像

评估右心结构和功能最好的方法，需要操作者手动选取多重切面，解剖节段的截取需要人工编辑。本方法有助于评价左右腔室容积、局部室壁运动、心肌厚度和肌重，尤其适用于检测先天性缺陷（如右心室发育不良、心肌致密化不全）及肿物或肿瘤、心包疾病等，同时评价心功能，区别存活于心肌或瘢痕组织。

3.冠状动脉造影

适用于有心绞痛或心肌梗死需血管重建或临床怀疑冠心病的患者；也可鉴别缺血性或非缺血性心肌病，对65岁以下不明原因的心衰可行冠状动脉造影。

4.心内膜活检

有助于明确心肌炎症性或浸润性病变的诊断；评估癌症患者继续服用抗癌药物的危险性；拟行心脏移植前证实心脏病性质，权衡心脏移植可行性；发现巨细胞性心肌炎这种迅速致死的疾病，从而为选择机械循环支持或心脏移植提供依据。

5.有创性血流动力学检查

主要用于严重威胁生命，并对治疗无反应的泵衰竭患者或需对呼吸困难和低血压休克做鉴别诊断的患者。

6.动态心电图

用于怀疑心衰诱因与心律失常有关时；陈旧性心肌梗死患者怀疑心动过速拟行电生理检查前；拟行ICD治疗前，评估T波电交替、心率变异性。

7.心肺运动试验

当无法确定运动耐量降低是否与心力衰竭有关时，为明确诊断可行心肺运动试验。心肺运动试验能够客观反映患者的运动耐量，也能显示患者心脏的储备功能，为制定患者的运动处方提供依据。

（三）实验室检查

实验室检查可证实导致或加重心力衰竭的病因和诱因，初诊心衰患者应当完成血常规、尿常规、血清电解质（钙、镁）、肾功能（BUN、Cr）及空腹血糖（糖化血红蛋白）、血脂、肝功能和甲状腺功能的测定。随诊时应常规监测血清电解质和肾功能。

三、诊断

（一）慢性心力衰竭的阶段

1.心力衰竭易患阶段

即前心力衰竭阶段，此阶段存在发生心脏病和心力衰竭的高危因素，没有明显的心脏结构异常，没有心力衰竭的症状和体征，危险因素包括高血压、动脉粥样硬化、糖尿病、肥胖症、代谢综合征、酗酒及服用对心脏有毒害作用的物质、风湿热史、心肌病家族史等。这些危险因素造成心脏初始损伤，也可称为心脏重构的启动阶段。

2.无症状心力衰竭阶段

此阶段存在心脏重构，有器质性心脏病，无心力衰竭的症状和体征，实验室检查存在心功能不全的征象；无症状性心脏瓣膜病；陈旧性心肌梗死等，也可称为心脏重构阶段。从这一阶段起，临床诊断进入心力衰竭范围。

3.有症状心力衰竭阶段

此阶段有器质性心脏病，近期或既往出现过心力衰竭的症状和体征。心力衰竭可以分为左侧心力衰竭、右侧心力衰竭和全心衰竭。根据左心室射血分数（LVEF小于或大于45%）又可以分为LVEF下降的心力衰竭（HFrEF或收缩性心衰）和LVEF正常或代偿的心力衰竭（HFnEF或舒张性心力衰竭）。

4.顽固性或终末期心力衰竭阶段

此阶段器质性心脏病严重，即使合理用药，静息时仍有心力衰竭的症状，需特殊干预，如长期或反复因心力衰竭住院治疗；拟行心脏移植；需持续静脉用药缓解症状；需辅助循环支持；等等。

（二）诊断标准

1.主要条件

（1）阵发性夜间呼吸困难和（或）睡眠中憋醒。

（2）颈静脉曲张或搏动增强。

（3）有湿啰音和（或）呼吸音减弱，尤其双肺底。

（4）心脏扩大。

（5）急性肺水肿。

（6）第三心音奔马律。

（7）交替脉。

（8）颈静脉压升高＞15cmH_2O。

（9）X线胸片示中、上肺野纹理增粗或见Kerley线。

2.次要条件

（1）踝部水肿和（或）尿量减少而体重增加。

（2）无上呼吸道感染的夜间咳嗽。

（3）劳力性呼吸困难。

（4）淤血性肝大。

（5）胸腔积液。

（6）肺活量降低至最大的1/3。

（7）心动过速。

（8）按心力衰竭治疗5d内体重减少＞4.5kg。

3.判断标准

具有两项主要条件或具有一项主要条件及两项次要条件即可诊断。

四、药物治疗

（一）无症状心力衰竭阶段的治疗

1.逆转心脏重构的治疗

一旦明确存在左心室重塑，推荐使用ACEI和β受体拮抗剂。大规模的临床研究证实，慢性左心室射血分数下降而无症状的患者长期应用ACEI可延续心衰症状的发生，降低心衰病死率和住院的联合终点。心肌梗死的患者联合应用ACEI和β受体拮抗剂可以降低再梗死和死亡的危险，延缓心力衰竭的进展。

2.针对病因治疗

冠心病、心肌梗死和心绞痛的患者应遵循相应的指南进行冠脉血供重建，挽救缺血和冬眠的心肌，逆转和阻断心室重塑。心脏瓣膜病，如严重的主动脉瓣或二尖瓣狭窄或关闭不全，即使没有心力衰竭的症状也应考虑行瓣膜修复（球囊扩张）或置换术。

3.无症状心力衰竭阶段的药物推荐

除非存在禁忌证，否则推荐使用ACEI和β受体拮抗剂，逆转心脏重构，延缓无症状心功能不全进展到有症状心衰。不能耐受ACEI者，可选用ARB。

（二）左室功能下降，有症状心力衰竭的治疗

1.一般治疗

（1）去除诱发因素：监测体重，每日测体重，以早期发现体液潴留非常重要。调整生活方式，限钠：轻度心衰患者钠盐摄入应控制在2～3g/d，中度到重度心衰患者应＜2g/d；限水：严重低钠血症（血钠＜130mmol/L），液体摄入量应＜2L/d；营养和饮食：宜低

脂饮食，肥胖患者应减轻体重，严重心衰伴明显消瘦（心脏恶病质）者，应给予营养支持，包括给予人血清白蛋白；戒烟、戒酒。

（2）休息和适度运动：失代偿期需卧床休息，多做被动运动以预防深部静脉血栓形成。临床情况改善后应鼓励在不引起症状的情况下进行体力活动，以防止肌肉的“去适应状态”，但要避免长时间的用力运动。较重患者可在床边围椅小坐。其他患者可每日步行多次，每次5～10min，并酌情逐步延长步行时间。

（3）心理和精神治疗：压抑、焦虑和孤独在心衰恶化中有很大的作用，也是心衰患者死亡的主要预后因素。综合性情感干预包括心理疏导，可改善心功能状态，必要时可考虑酌情应用抗抑郁或焦虑的药物。

（4）治疗中避免使用的药物：下列药物可加重心衰症状，应尽量避免使用：非甾体类抗炎药和COX-2抑制剂，可引起水钠潴留、外周血管收缩，减弱利尿剂和ACEI的疗效，并增加其毒性；皮质激素，生长激素或甲状腺激素等激素疗法；Ⅰ类抗心律失常药物；大多数CCB，包括地尔硫䓬、维拉帕米、短效二氢吡啶类制剂；“心肌营养”药，包括辅酶Q10、牛磺酸、抗氧化药等，因疗效尚不确定，且和治疗心衰的药物之间可能有相互作用，故不推荐使用。氧疗：氧气用于治疗急性心衰伴有的低氧血症，单纯慢性心衰并无应用指征，但对心衰伴夜间睡眠呼吸障碍者，夜间给氧可减少低氧血症的发生。

2.常规药物治疗

左心功能下降，有症状心力衰竭阶段的常规药物治疗主要包括：利尿剂、ACEIARB和β受体阻滞剂，必要时加用地高辛。

（三）左室功能正常，有症状心力衰竭（HFnEF）的治疗

1.针对病因治疗

进行基础心脏病的规范化治疗，对高血压伴有HFnEF的患者强化降压治疗，达标血压宜低于单纯高血压患者的标准，即收缩压＜130mmHg、舒张压＜80mmHg；冠心病的高危患者，推荐血供重建；治疗糖尿病；纠正贫血、甲状腺功能亢进、动静脉瘘等高动力学状态；有可能转复为窦性心律的心房颤动患者，恢复窦律并维持窦律等。

2.缓解症状

有体液潴留征象的患者选用利尿剂，可以选用噻嗪类利尿剂或袢利尿剂；噻嗪类利尿剂无效时，改用袢利尿剂。过度的利尿，有可能影响血压，使肾功能恶化，应该避免；快速心房纤颤的患者控制心室率，可选用β受体拮抗剂或非二氢吡啶类钙通道阻滞剂。

3.逆转左心室肥厚，改善舒张功能

推荐使用ACEI、ARB、β受体拮抗剂等。维拉帕米有益于肥厚型心肌病。对心肌肥厚或纤维化疾病的患者，如高血压、糖尿病等，可以应用醛固酮受体拮抗药。

4.其他

地高辛不能增加心肌的松弛性，不推荐使用地高辛。

（四）难治性或终末期心力衰竭阶段的治疗

顽固性或终末阶段心衰的诊断需排除因治疗不当或可逆性心衰诱因未纠正等因素，确认所有常规心衰治疗均得到合理应用，而患者仍有静息或轻微活动时气促、极度无力，常有心源性恶病质，需反复住院甚至无法出院。此期的心衰患者病死率高，治疗目的是改善症状、提高生活质量、降低病死率和病残率。

1.体液潴留

顽固性终末期心力衰竭的治疗，最重要的是如何使利尿剂的应用最佳化，在水盐代谢、肾功能、电解质之间寻求平衡。每日限盐2g或更少，入液量＜2000mL。每日测体重，若体重增加超过每日1kg，应考虑有隐性水肿。顽固性心衰患者低钠血症常常是血管升压素系统高度激活和（或）肾素-血管紧张素-醛固酮系统抑制不充分的结果。血管升压素受体拮抗药可减轻体重和水肿，使低钠血症患者的血钠正常化，有望减少低钠血症的发生。另外，可考虑增加对肾素-血管紧张素-醛固酮系统的抑制或使用重组B类利钠肽。出现低钠血症时，应鉴别缺钠性或稀释性低钠血症，前者发生于大量利尿后，属于容量减少性低钠血症，患者可有直立性低血压，尿少而比重高，治疗应给予补充钠盐；后者又称为难治性水肿，见于心衰进行性恶化者，此时钠、水有潴留，而水潴留多于钠潴留，故称为高容量性低钠血症，患者尿少而比重低，治疗应严格限制入水量，并按利尿剂抵抗处理。伴有低钠血症的顽固性水肿可选用新型利尿剂托伐普坦。

2.神经内分泌拮抗药

顽固性终末期心力衰竭的患者常常仅能耐受小剂量的神经内分泌抑制剂或者完全无法耐受。对血压＜80mmHg或呈外周低灌注状态的患者不要使用ACEI，对能够耐受小剂量神经内分泌抑制剂的患者则应坚持使用。有体液潴留或正在使用正性肌力药的患者不宜用β受体阻滞剂。终末期心衰的患者常常血压偏低、肾功能不全，合用ACEI易诱发低血压和肾衰竭，加用β受体阻滞剂后心衰可进一步加重，此时应权衡利弊，进行个体化处理。

3.血管扩张药和正性肌力药物

在临床症状恶化期可选用血管扩张药（硝普钠、硝酸甘油和奈西立肽）和持续静脉滴注正性肌力药物缓解症状，作为姑息治疗手段。不主张常规间歇静脉滴注正性肌力药，可试用钙增敏药左西孟旦。

4.心衰的非药物治疗

优化的内科药物治疗无效，应考虑非药物治疗，包括心脏移植、左室辅助装置、超滤等。

第二节 急性心力衰竭

急性心力衰竭又称为急性心功能不全，是由心脏做功不正常引起血流动力学改变而导致的心脏和神经内分泌系统的异常反应的临床综合征。机械性循环障碍引起的心力衰竭称为机械性心力衰竭。心脏泵血功能障碍引起的心力衰竭，统称泵衰竭。由各种原因引起的发病急骤，心排血量在短时间内急剧下降，甚至丧失排血功能引起的周围循环系统灌注不足称为急性心力衰竭。

一、临床表现

（一）症状

根据心脏排血功能减退程度、速度和持续时间的不同，以及代偿功能的差别，分以下4种类型表现：昏厥型、心源性休克型、急性肺水肿型、心搏骤停型。

1.昏厥型

昏厥型又称为心源性昏厥，以突发短暂的意识丧失为主。发作时间短暂，发作后意识立即恢复，并伴随面色苍白、出冷汗等自主神经功能障碍的症状。

2.心源性休克型

早期见神志清醒、面色苍白、躁动、冷汗、稍有气促；中期见神情淡漠、恍惚、皮肤湿冷、口唇四肢发绀；晚期见昏迷、发绀加重、四肢厥冷过肘膝、尿少。同时见颈静脉怒张等体循环淤血症状。

3.急性肺水肿型

突发严重气急、呼吸困难伴窒息感，咳嗽，咳粉红色泡沫痰（严重者由鼻、口涌出）。

4.心搏骤停型

意识突然丧失（可伴全身抽搐）和大动脉搏动消失，并伴呼吸微弱或停止。

（二）体征

1.昏厥型

意识丧失，数秒后可见四肢抽搐、呼吸暂停、发绀，称为阿–斯综合征。伴自主神经功能障碍症状，如冷汗、面色苍白。心脏听诊可发现心律失常、心脏杂音等体征。

2.心源性休克型

早期脉搏细尚有力，血压不稳定，有下降趋势，脉压<2.7kPa（<20mmHg）；中期神志恍惚、淡漠，皮肤呈花斑纹样，厥冷，轻度发绀，呼吸深、快，脉搏细弱，心音低钝，血压低，脉压小，尿量减少；晚期呈昏迷状态，发绀明显。四肢厥冷过肘、膝，脉搏细或不能触及，呼吸急促表浅，心音低钝，呈钟摆律、奔马律。严重持久不纠正时，合并消化道出血，甚至弥散性血管内凝血。

3.急性肺水肿型

端坐呼吸，呼吸频率快，30～40次/分，严重发绀，大汗，早期肺底少量湿啰音，晚期两肺布满湿啰音，心脏杂音常被肺内湿啰音掩盖而不易听出，心尖部可闻及奔马律和哮鸣音。

4.心搏骤停型

为严重心功能不全的表现，昏迷，伴全身抽搐，大动脉搏动消失，心音听不到，呼吸微弱或停止，全身发绀，瞳孔散大。

二、辅助检查

（一）X线检查

胸部X线检查对左心衰竭的诊断有一定帮助。除原有心脏病的心脏形态改变之外，主要为肺部改变。

1.间质性肺水肿

产生于肺泡性肺水肿之前。部分病例未出现明显临床症状时，已先出现以下一种或多种X线征象。

（1）肺间质淤血，肺透光度下降，可呈云雾状阴影。

（2）由于肺底间质水肿较重，肺底微血管受压而将血流较多地分布至肺尖，产生肺血流重新分配，使肺尖血管管径等于甚至大于肺底血管管径，肺尖纹理增多、变粗，尤显模糊不清。

（3）上部肺野内静脉淤血可致肺门阴影模糊、增大。

（4）肺叶间隙水肿可在两肺下野周围形成水平位的Kerley–B线。

（5）上部肺野小叶间隙水肿形成直而无分支的细线，常指向肺门，即Kerley–A线。

2.肺泡性肺水肿

两侧肺门可见向肺野呈放射状分布的蝶状大片雾状阴影；小片状、粟粒状、大小不一结节状的边缘模糊阴影，可广泛分布于两肺，亦可局限一侧或某些部位，如肺底、外周或肺门处；重度肺水肿可见大片绒毛状阴影，常涉及肺野面积的50%以上，也有表现为全肺野均匀模糊阴影者。

（二）动脉血气分析

左心衰竭引起不同程度的呼吸功能障碍，病情越重，动脉血氧分压（PaO_2）越低。动脉血氧饱和度低于85%时可出现发绀。多数患者二氧化碳分压（$PaCO_2$）中度降低，系PaO_2降低后引起的过度换气所致。老年衰弱或神志模糊患者，$PaCO_2$可能升高，引起呼吸性酸中毒。酸中毒致心肌收缩力下降，且心电活动不稳定易诱发心律失常，加重左心衰竭。如肺水肿引起$PaCO_2$明显降低，可出现代谢性酸中毒。动脉血气分析对早期肺水肿诊断帮助不大，但据所得结论观察疗效则有一定意义。

（三）血流动力学监护

在左心衰竭的早进即行诊治，多可挽回患者生命。加强监护，尤其血流动力学监护，对早期发现和指导治疗至关重要。

应用Swan-Ganz导管在床边即可监测肺动脉压（PAP）、肺毛细血管楔嵌压（PCWP）和心排血量（CO）等，并推算出心脏指数（CI）、肺总血管阻力（TPR）和外周血管阻力（SVR）。其中间接反映LAP和LVEDP的PCWP是监测左心功能的一个重要指标。在血浆胶体渗透压正常时，心源性肺充血和肺水肿是否出现取决于PCWP水平。当PCWP在2.40~2.67kPa（18~20mmHg）时，出现肺充血；PCWP在2.80~3.33kPa（21~25mmHg）时，出现轻度至中度肺充血；PCWP高于4.0kPa（30mmHg）时，出现肺水肿。

肺循环中血浆胶体渗透压为是否发生肺水肿的另一重要因素，若与PCWP同时监测则价值更大。即使PCWP在正常范围内，若其与血浆胶体渗透压之差<0.533kPa（4mmHg），也可出现肺水肿。

若PCWP与血浆胶体渗透压均正常，出现肺水肿则应考虑肺毛细管通透性增加。

左心衰竭患者的血流动力学变化先于临床和X线改变，PCWP升高先于肺充血。根据血流动力学改变，参照PCWP和CI两项指标，可将左心室功能分为以下4种类型。

Ⅰ型：PCWP和CI均正常。无肺充血和末梢灌注不足。予以镇静剂治疗。

Ⅱ型：PCWP>2.40kPa（18mmHg），CI正常，仅有肺淤血。予以血管扩张剂加利尿剂治疗。

Ⅲ型：PCWP正常，CI<2.2L/（min·m²）。仅有末梢灌注不足。予以输液治疗。

Ⅳ型：PCWP>2.40kPa（18mmHg），CI<2.2L/（min·m²）。兼有肺淤血和末梢灌注不足。予以血管扩张剂加强心药（如儿茶酚胺）治疗。

（四）心电监护及心电图检查

可以发现心脏左、右房室肥大及各种心律失常改变。严重致命的心律失常如室性心动过速、紊乱的室性心律、室颤、室性自主心律，甚至心室暂停、严重窦缓、Ⅲ度房室传导阻滞等有助于诊断。

（五）血压及压力测量

（1）动脉血压下降：心源性休克时动脉血压下降，收缩压＜10.6kPa（80mmHg），一般均在9.2kPa（70mmHg），脉压＜2.7kPa（20mmHg）；高血压者血压较基础血压下降20%以上或降低4kPa（30mmHg）。

（2）静脉压增高：常超过1.4kPa（14cmH_2O）。

（3）左心室充盈压测定：左心室梗死时为3.3～4kPa（25～30mmHg），心源性休克时为5.3～6kPa（40～45mmHg）。

（4）左心室舒张末期压力：以肺楔压为代表，一般均超过2.77kPa（20mmHg）。

（5）冠状动脉灌注压：平均＜8kPa（60mmHg）。

三、诊断

（一）病因诊断

急性心力衰竭无论以哪种表现为主，均存在原发或继发原因，足以使心排血量在短时间内急剧下降，甚至丧失排血功能。

（二）临床诊断

（1）胸部X线片见左心室阴影增大。

（2）无二尖瓣关闭不全的成人，于左心室区听到第三心音或舒张期奔马律。

（3）主动脉瓣及二尖瓣无异常，而左心室造影见左心室增大，心排血量低于2.7L/（min · m^2）。

（4）虽无主动脉瓣及二尖瓣膜病变，也无左心室高度肥大，但仍有以下几方面情况者。

①左心室舒张末期压力1.3kPa（10mmHg）以上，右心房压力或肺微血管压力在1.6kPa（12mmHg）以上，心排血量低于2.7L/（min · m^2）。

②机体耗氧量每增加100mL，心排血量增加不超过800mL，每搏排血量不增加。

③左心室容量扩大同时可见肺淤血及肺水肿。

（5）有主动脉狭窄或闭锁不全时，胸部X线检查左心室阴影迅速增大，使用洋地黄后改善。

（6）二尖瓣狭窄或闭锁不全，出现左心室舒张末期压升高，左心房压力或肺微血管压力增高，体循环量减少，有助于诊断由瓣膜疾病导致的心力衰竭。

四、药物治疗

治疗原则为急性心力衰竭发生后，首先根据病因做相应处理。紧急镇静，迅速降低心脏前后负荷。

（一）心源性晕厥发作

（1）晕厥发生于心脏排血受阻者，给予患者卧位或胸膝位休息、保暖和吸氧后，常可缓解。

（2）晕厥由于房室瓣口被血栓或肿瘤阻塞者，发作时改变患者体位可使阻塞减轻或终止发作。

（3）由严重心律失常引起者，迅速控制心律失常。

（4）彻底治疗在于除去病因，如手术解除流出道梗阻，切除血栓或肿瘤，彻底控制心律失常。

（二）心源性休克

（1）常规监护和一般治疗：吸氧，保暖，密切监测血压、尿量、中心静脉压、肺楔压和心排血量的变化，随时调整治疗措施。

（2）补充血容量：根据血流动力学监测结果决定输液量，可以防止补充过多而引起心力衰竭。尤适于右心室心肌梗死并发的心源性休克。中心静脉压低于5～10kPa（49～98cmH_2O），肺楔压在0.8～1.6kPa（6～12mmHg）以下，心排血量低，提示血容量不足，可静脉滴注低分子右旋糖酐或10%葡萄糖液。输液过程中如中心静脉压增高，超过20cmH_2O，肺楔压高于2.0～2.7kPa（15～20mmHg）即停止输液。

（3）血管收缩药的应用：当收缩压低于10.7kPa（80mmHg），静脉输液后血压仍不上升，而肺楔压和心排血量正常时，可选用以下血管收缩药。

①多巴胺：10～30mg，加入5%葡萄糖注射液100mL中静脉滴注，也可和间羟胺同时滴注。

②间羟胺：10～30mg，加入5%葡萄糖注射液100mL中静脉滴注，紧急抢救时可以用5～10mg肌内注射或静脉推注1次。

③多巴酚丁胺：20～25mg，溶于5%葡萄糖注射液100mL中，以2.5～10μg/（kg·min）的剂量静脉滴注，作用似多巴胺，但增加心排血量作用较强，增加心率的作

用较轻，无明显扩张肾血管作用。

④去甲肾上腺素：作用与间羟胺相同，但较快、强而短。对长期服用利血平、胍乙啶的患者有效。上述药物治疗无效时再选此药，以0.5～1mg加入5%葡萄糖注射液100mL中静脉滴注，渗出血管外时，易引起局部损伤、坏死。

（4）强心苷：可用毛花苷C0.4mg加入50%葡萄糖注射液20mL中缓慢静脉推注，有心脏扩大时效果明显。

（5）肾上腺皮质激素：地塞米松每日20～40mg，分4次静脉注射，一般用3～5d即可；氢化可的松每日200～600mg，最多每日600～1000mg，分4～6次静脉滴注。

（6）纠正酸中毒和电解质紊乱，避免脑缺血和保护肾功能：可选用5%碳酸氢钠、11.2%乳酸钠或3.63%三羟甲基氨基甲烷静脉滴注，依血的酸碱度和二氧化碳结合力，测定结果调节用量，并维持血钾、钠、氯正常。

（7）血管扩张药：上述药物无效时，即血压仍不升，而肺楔压增高、周围血管阻力增高时，患者面色苍白、四肢厥冷并有发绀，可用血管扩张药物减低周围阻力和心脏后负荷。需要在血流动力学监测下谨慎使用。

（8）辅助循环和外科手术：当药物治疗无效，可采用主动脉内气囊反搏器进行反搏治疗或在反搏支持下行选择性冠状动脉造影。对病因是急性心肌梗死的患者，施行坏死心肌切除和主动脉–冠状动脉旁路移植术，可挽救患者生命。

（三）急性肺水肿

（1）体位：使患者取坐位或半卧位，两腿下垂，使下肢回流血液减少。

（2）给氧：一般以鼻导管给氧或面罩给氧，以40%浓度氧吸入效果最好。另外适当地加压给氧，不仅能纠正缺氧，也可增加肺泡和胸腔内压力，减少液体渗入肺泡内和降低静脉回心血量，利于液体自血管内进入组织间隙，减少循环血量。但注意肺泡压力过高，可影响右心室搏出量，此时应调整给氧压力，缩短加压给氧时间，延长间歇时间。

（3）镇静：吗啡3～5mg静脉推注，可迅速扩张体静脉，减少回心血量，降低左房压，还能减轻烦躁不安和呼吸困难。还可选用地西泮10mg肌内注射。

（4）硝酸甘油：当动脉收缩压＞13.3kPa（100mmHg）以后应用硝酸甘油，可迅速降低肺楔压或左房压，缓解症状。首剂0.5mg舌下含服，5min后复查血压，再给予0.5mg，5min后再次测血压（收缩压降低至12kPa以下时，应停药）。硝酸甘油静脉滴注时，起始剂量为每分钟10μg，在血压监测下，每5min增加5～10μg，使收缩压维持在12kPa以上。

（5）酚妥拉明：每分钟0.1～1mg静脉滴注，可迅速降压和减轻后负荷。注意酚妥拉明有致心动过速作用，对前负荷作用弱。

（6）硝普钠：每分钟15～20μg静脉滴注，在血压监测下每5min增加5～10μg，当收缩压降低13.3kPa（100mmHg）时或症状缓解时，以有效剂量维持到病情稳定。以后逐渐减量、停药，防止反跳。此药可迅速、有效地减轻心脏前后负荷、降低血压，适用于高血压心脏病肺水肿。

（7）利尿剂：呋塞米40mg，静脉注射，给药15～30min尿量增加，可减少血容量、降低左房压。

（8）强心苷：1周内未用过洋地黄者，毛花苷C首剂0.4～0.6mg，稀释后缓慢静脉注射。正在服用地高辛者，毛花苷C使用从小剂量开始。

（9）低血压的肺水肿治疗：先静脉滴注多巴胺2～10μg/（kg·min），保持收缩压在13.3kPa（100mmHg），再进行扩血管药物治疗。

（10）肾上腺皮质激素：地塞米松5～10mg静脉推注。

（11）放血疗法：上述疗效不佳时，尤其在大量快速输液或输血所致肺水肿者，有人主张静脉穿刺放血250mL，有一定疗效。

第三节　非典型病原体肺炎

一、肺炎支原体肺炎

肺炎支原体肺炎过去病因不明，被称为“原发性非典型肺炎”，也曾被称为“Eaton氏因子肺炎”“冷凝集素肺炎”，1964年被正式命名为肺炎支原体肺炎。肺炎支原体（MP）是引起社区获得性肺炎的重要致病源，占所有社区获得性肺炎病原体的5%～30%，甚至更高。肺炎支原体肺炎可呈自限性，大多症状较轻，起病多样，呼吸道症状以干咳最为突出，主要引起间质病变，多见于儿童和青少年，在成年人中也较常见。一般预后较好，其中，约有10%的肺炎支原体肺炎患者需要住院治疗，极少数患者也可因合并其他系统并发症而导致死亡。

（一）临床表现及辅助检查

1.临床表现

（1）潜伏期为1～3周，起病形式多样。

（2）可表现为无症状感染、上呼吸道感染、气管-支气管炎和肺炎。

（3）多数患者可出现乏力、低中热、咽痛、头痛、肌肉酸痛、恶心等全身中毒症状。

（4）呼吸道症状以发作性干咳为主，夜间重，也可有脓痰、高热等，偶有胸闷、胸痛、痰中带血。

（5）可伴鼻窦炎和耳部疼痛。

体格检查很少有阳性体征。常见的阳性体征有咽部充血和鼓膜充血，颈部淋巴结可有肿大。少数患者肺部可闻及干湿啰音，皮肤可见斑丘疹或红斑。

2.辅助检查

（1）外周血白细胞和中性粒细胞计数一般正常，个别患者可升高，血沉可增快。

（2）胸部影像学表现变异很大，从微小病变到广泛实变都有可能。病变好发于中下肺野，也可发生于肺上叶或起始即为多发片状浸润影或磨玻璃影，肺间质受累多见。较为典型的影像学特征包括支气管壁、支气管血管束增厚及少量的胸腔积液。个别患者还可以出现肺结节、节段性肺不张、支气管肺门淋巴结增大等。与普通细菌性肺炎相比，肺炎支原体肺炎吸收较慢，治疗后大多需要2～3周才能吸收，部分患者可出现延迟吸收（4～6周）。

（3）因肺炎支原体培养条件要求较高，且生长缓慢，鉴定程序较复杂，一般需要1～3周才有结果，国内医院较少开展。

（4）血清学检测是目前诊断肺炎支原体的主要方法，包括冷凝集试验、酶免疫测定试验、免疫荧光法和补体结合试验等。冷凝集试验阳性仅提示肺炎支原体感染，诊断价值有限；免疫荧光法诊断标准：IgM抗体滴度≥1：16，且IgG抗体滴度呈4倍或4倍以上变化；补体结合试验诊断标准：IgM抗体滴度≥1：64，且呈4倍或4倍以上变化。

（5）PCR技术具有敏感性高、特异性好、快速简便等优点，目前检测肺炎支原体的PCR引物多选用16S rRNA基因或P1蛋白基因。有限的文献报道显示PCR检测结果差异较大，且感染后肺炎支原体的持续存在和无症状肺炎支原体携带者均可能造成假阳性。

（二）诊断和鉴别诊断

1.诊断标准

（1）流行性发病时，根据流行病学和临床特征能比较容易做出临床诊断，确诊需实验室资料支持。

（2）肺炎支原体肺炎诊断标准必须具备以下3项。

①呼吸道症状以咳嗽为主，特别是干咳。

②胸部影像学提示肺部有炎性病变。

③呼吸道标本检出肺炎支原体，符合血清学诊断标准。

2.鉴别诊断

肺炎支原体肺炎临床症状、体征及辅助检查结果缺乏特异性，须与各种实质性和间质性肺病相鉴别（表15–1）。

表15–1　肺炎支原体肺炎的鉴别诊断

	气管–支气管炎	其他肺部感染	SARS	非感染性疾病
临床症状	上呼吸道症状为主，如咳嗽、咳痰等	可有咳嗽、咳痰、气紧、发热、胸痛、咯血等	症状明显，并呈进行性加重，可累及多个器官、系统，传染性强，对抗生素治疗无效	多样性
体征	呼吸音增粗，一般无干湿啰音	体征与症状基本相符	可有干湿啰音、呼吸音消失等，与症状相符	多样性
实验室指标	可有白细胞、中性粒细胞增高，血沉增快等	一般通过病原学相鉴别	血液指标变化明显，尤为严重	一般炎性指标不升高，一般通过病原学相鉴别
影像学	肺纹理增多，无肺实质改变	表现不一	变化明显，可呈进行性加重，多为大片实变，累及双肺	表现不一

（三）药物治疗

1.治疗原则

（1）予以呼吸道隔离，防止再感染和交叉感染。

（2）可采用止咳、祛痰、解痉等药物对症治疗。

（3）由于肺炎支原体缺乏细胞壁，因此，对作用于细胞壁的抗生素无效，如β–内酰胺类抗生素。氨基糖苷类抗生素在体外虽有作用，但尚无体内应用的系统报告。肺炎支原体感染治疗宜选择大环内酯类抗生素、喹诺酮药物和四环素类抗生素等。

（4）除了积极治疗肺炎、控制肺炎支原体感染，还要针对不同并发症采用不同的对症处理方法。

2.治疗方法及具体措施

大环内酯类抗生素及四环素类抗生素对肺炎支原体敏感。但近年来肺炎支原体对大环内酯类抗生素耐药问题日趋严重。研究显示，我国分离出的肺炎支原体对红霉素耐药率为58.9%～71.7%，对阿奇霉素耐药率为54.9%～60.4%，且由于红霉素有较多不良反应，因此，通常选用新型大环内酯类抗生素，如罗红霉素、克拉霉素等。常规剂量：罗红霉素

0.5g，每天2次，疗程10～14d；克拉霉素0.5g，每天2次，疗程10～14d。选择药物时需要参考当地流行病学及病原菌耐药情况。

与大环内酯类抗生素日益严峻的耐药形势相比，四环素类抗生素和喹诺酮类药物仍对肺炎支原体保持很好的抗菌活性。其中，呼吸喹诺酮类药物（环丙沙星、左氧氟沙星、莫西沙星等）在肺及支气管分泌物中浓度高，能够穿透细胞壁，半衰期长，对支原体有较好的杀菌作用，通常疗程为2～3周。需要注意的是，四环素类抗生素和喹诺酮类药物可能影响儿童骨骼等，不宜用于治疗儿童。

对于急性期病情发展迅速、严重的肺炎支原体肺炎或者肺部病变迁延不愈而出现间质纤维化、肺不张、支气管扩张或合并肺外并发症者，可予以糖皮质激素治疗。如氢化可的松每次5～10mg/kg静脉滴注或泼尼松0.5～2mg/（kg·d）口服，疗程3～5d。但还没有较为系统地研究评估使用糖皮质激素的优劣，需慎用。

二、衣原体肺炎

（一）概述

衣原体肺炎是由衣原体感染引起的肺部炎症，衣原体有沙眼衣原体（CT）、肺炎衣原体（CP）、鹦鹉热衣原体和家畜衣原体。与人类关系密切的为CT和CP，偶见鹦鹉热衣原体。

1.病原学

衣原体是一种比细菌小但比病毒大的生物，具有两相生活环境，即具有感染性的原体（EB）和无感染性的始体（也称为网状体，RB）。EB颗粒呈球形，小而致密，直径0.2～0.4μm，普通光学显微镜下勉强可见；EB是发育成熟了的衣原体，主要存在于细胞外。RB是衣原体在宿主细胞内发育周期的幼稚阶段，是繁殖型，不具感染性。

2.流行病学

血清流行病学显示人类的衣原体感染是世界普遍性的，但具体的流行病学资料尚缺乏。

3.临床表现

轻症可无明显症状。青少年常有声音嘶哑、干咳，有时出现发热，咽痛等咽炎、喉炎、鼻窦炎、中耳炎和支气管炎等症状，且可持续数周之久，发生肺炎通常为轻型，与肺炎支原体感染的临床表现极为相似，并可能伴随肺外表现如红斑结节、甲状腺炎、脑炎和吉兰–巴雷（格林–巴利）综合征。成年人肺炎大多比较严重，特别是老年人往往必须住院和被给予呼吸支持治疗。

4.实验室检查

（1）肺部X线：显示肺亚段少量片状浸润灶，广泛实变仅见于病情严重者。X线也可显示双侧间质性或小片状浸润，双肺过度充气，CT肺炎也可急性发病，迅速加重，造成死亡。

（2）血常规检查：大部分患者血白细胞在正常范围。

5.诊断及鉴别诊断

（1）沙眼衣原体肺炎：有人开始报告新生儿衣原体肺炎，继发于包涵体脓性卡他之后。本病多由受感染的母亲传染，眼部感染经鼻泪管侵入呼吸道。症状多在出生后2～12周出现，起病缓慢，可先有上呼吸道感染表现，多不发热或偶有低热，然后出现咳嗽和气促，吸气时常有细湿啰音或捻发音，少有呼气性喘鸣。胸片显示双侧广泛间质和肺泡浸润，过度充气征比较常见，偶见大叶实变。周围血白细胞计数一般正常，嗜酸性粒细胞增多。鼻咽拭子一定要刮取到上皮细胞。也可用直接荧光抗体试验（DFA）、酶免疫试验（EIA）检测鼻咽标本沙眼衣原体抗原。血清学检查特异性抗体诊断标准为双份血清抗体滴度4倍以上升高或IgM＞1：32，IgG＞1：512。也可应用PCR技术直接检测衣原体DNA。

（2）鹦鹉热衣原体肺炎：来源于家禽接触或受感染于鸟粪，是禽类饲养、贩卖和屠宰者的职业病。人与人的感染比较少见。病原体自分泌物及排泄物排出，可带菌很久。鹦鹉热衣原体通过呼吸道进入人体，在单核细胞内繁殖并释放毒素，经血流播散至肺及全身组织，引起肺实质及血管周围细胞浸润，肺门淋巴结肿大。潜伏期6～14d，发病呈感冒样症状，常有38～40.5℃的发热，咳嗽初期为干咳，以后有痰，呼吸困难或轻或重。有相对缓脉、肌痛、胸痛、食欲缺乏，偶有恶心、呕吐。如为全身感染，可有中枢神经系统感染症状或心肌炎表现，偶见黄疸。多有肝、脾大，需与伤寒、败血症鉴别。胸部X线检查，从肺门向周边扩展，特别在下肺野可见毛玻璃样阴影中间有点状影。周围血白细胞数正常，血沉在患病早期稍增快。肺泡渗出液的吞噬细胞内可查见衣原体包涵体。轻症患儿3～7d发热渐退，中症患儿8～14d退热，重症20～25d退热。病后免疫力减弱，可复发，有报道复发率达21%，再感染率10%左右。

（3）肺炎衣原体肺炎：本症状临床表现无特异性，与肺炎支原体肺炎相似。起病缓，病程长，一般症状轻，常伴咽、喉炎及鼻窦炎为其特点。上呼吸道感染症状消退后，出现干湿啰音等支气管炎、肺炎表现。咳嗽症状可持续3周以上。白细胞计数正常，胸片无特异性，多为单侧下叶浸润，表现为节段性肺炎，严重者呈广泛双侧肺炎。病原学检查与沙眼衣原体肺炎一样，以气管或鼻咽吸取物做细胞培养，肺炎衣原体阳性，或用荧光结合的肺炎衣原体特异性单克隆抗体来鉴定细胞培养中的肺炎衣原体。PCR检测肺炎衣原体DNA较培养更敏感，但用咽拭子标本检测似乎不够理想，不如血清学检测肺炎衣原体特异性抗体。微量免疫荧光（MIF）试验检测肺炎衣原体仍最敏感。特异性IgM抗体≥1：16或

IgM抗体≥1：512或抗体滴度4倍以上增高，有诊断价值。

6.药物治疗

衣原体肺炎的治疗原则与一般肺炎的治疗原则大致相同。

（1）一般治疗：注意加强护理和休息，保持室内空气新鲜，并保持适当室温及湿度。保持呼吸道通畅，经常翻身更换体位。烦躁不安可加重缺氧，故可给适量的镇静药物。供给热量丰富并含有丰富维生素、易于消化吸收的食物及充足水分。

（2）抗生素治疗

①大环内酯类抗生素。A.红霉素：衣原体肺炎的抗生素应首选红霉素，用量为50mg/（kg·d），分3～4次口服，连用2周。重症或不能口服者，可静脉给药。眼泪中红霉素可达有效浓度，还可清除鼻咽部沙眼衣原体，可预防沙眼衣原体肺炎的发生。B.罗红霉素：用量为5～8mg/（kg·d），分2次于早晚餐前服用，连用2周。如在第1疗程后仍有咳嗽和疲乏，可用第2疗程。C.阿奇霉素：口服吸收很好，最高血清浓度为0.4mg/L，能迅速分布于各组织和器官。对衣原体作用比较强。治疗结束后，药物可维持在治疗水平5～7d。T_2为12～14h，每日口服1次，疗程短。以药物原型经胆汁排泄。与抗酸药物的给药时间至少间隔2h。尚未发现与茶碱类、口服抗凝血药、卡马西平、苯妥英钠、地高辛等有相互作用。儿童（体重10kg以上）第一天每次10mg/kg，以后4d每天每次5mg/kg，一次顿服，其抗菌作用至少维持10d。

②磺胺异恶唑。用量为50～70mg/（kg·d），分2～4次口服，可用于治疗沙眼衣原体肺炎。

③支持治疗。对病情较重、病程较长、体弱或营养不良者应输鲜血或血浆或应用丙种球蛋白治疗，以提高机体抵抗力。

（二）鹦鹉热衣原体肺炎

鹦鹉热衣原体肺炎是由鹦鹉热衣原体引起的肺部急性炎症。首先鹦鹉热衣原体的主要宿主是禽类，所以提出了另一病名——鸟疫，以示该病的传染源不限于鹦鹉科鸟类，而包括家禽和野禽在内的诸多鸟类。其次宿主为人类以外的哺乳动物，人只是在接触动物后才会受到感染。

该病来源于家禽接触或受染于鸟粪，是禽类饲养、贩卖和屠宰者的职业病。人与人的感染较少见。

病原体自分泌物及排泄物排出，鸟类可长期带菌。人类的鹦鹉热既可以是呼吸道感染，也可能是以呼吸系统为主的全身性感染。

1.临床表现

人类在接触鹦鹉热衣原体受到传染以后即可获得感染。潜伏期多在1～3周，个别病例的潜伏期可长达近40d。本病呈急性发病，出现38～40.5℃发热，轻症3～7d发热渐退，中症8～14d退热，重症20～25d退热。寒战、喉痛、头痛、周身不适和厌食，若出现脉搏和呼吸进行性加快，则预示预后不良。少数病例可逐渐发作，在开始1周内仅有不同程度的头痛，颇似普通感冒。随着病情发展，患者不安、失眠，甚至谵妄，严重者出现昏迷、全身中毒症状、急性肾衰竭、胰腺炎，迅速死亡。

典型病例临床表现为非典型性肺炎，发热、体温逐渐升高并出现干咳，但有时有少量黏液脓性痰，第二周可出现肺炎及明显的突变伴继发化脓性肺部感染，个别主诉胸痛。衣原体毒素引起的毒血症可使患者恶心、呕吐，甚至出现黄疸、少尿。

严重病例可累及心血管及神经系统，表现为心肌炎、心内膜炎、脑膜炎和脑炎等症状，可在心肌炎患者心肌内的巨噬细胞中检查到包涵体。一般有心脏损害病例同时有肺炎出现，病死率较高。严重感染患者大多在发病2～3周时死亡。临床上根据症状，有鸟粪接触史即可初步诊断。不过，鉴于临床病情变化很大，必须有实验室的辅助检查以明确诊断。

2.实验室检查

（1）X线胸片：从肺门向周边扩展，特别在下肺野可见毛玻璃样阴影中间有点状影，可能存在游走性病变。

（2）血常规：外周血白细胞数正常或稍低。

（3）血沉：在患病早期稍增快。

（4）病理检查：肺泡渗出液的吞噬细胞内可查见衣原体包涵体，可在心肌炎患者心肌内的巨噬细胞中检查到包涵体。

（5）血清学试验：患本病后常可检出特异性抗体升高。补体结合抗体在体内维护时间较长，可在发病初期及后期采集双份血清标本进行试验。如后期血清比早期血清抗体滴度高4倍或以上，则有诊断意义。此外，还可进行血凝抑制试验。

3.诊断

来源于家禽接触或受染于鸟粪，是禽类饲养、贩卖和屠宰者的职业病。发病呈感冒样症状，常有38～40.5℃的发热，咳嗽初期为干咳，以后有痰，呼吸困难或轻或重。有相对缓脉、肌痛、胸痛、食欲缺乏，偶有恶心、呕吐。如为全身感染，可有中枢神经系统感染症状或心肌炎表现，偶见黄疸。结合实验室检查特异性抗体升高或病理组织中吞噬细胞内查见衣原体包涵体可明确诊断。但如有肝大、脾大，应与伤寒、败血症鉴别。

4.药物治疗

四环素0.25g，每6h 1次，口服；多西环素0.1g，每12h 1次，口服。一般在48～72h内发热和其他症状得到控制，但抗生素至少连用10d，必须卧床休息，必要时吸氧及镇咳。

（三）肺炎衣原体肺炎

肺炎衣原体主要引起呼吸道和肺部感染。在急性呼吸道感染中发现一种衣原体，以后于成人呼吸道疾病中也被发现，当时被命名为鹦鹉热衣原体TWAR-TW株，后经研究证明该衣原体为一新种，并定名为肺炎衣原体。

肺炎衣原体与鹦鹉热衣原体相似，但无抗原性。肺炎衣原体引起的呼吸道感染在临床上与鹦鹉热不同，在流行病学上与鸟类无关。可能在人与人之间通过呼吸产生的气溶胶传播。沙眼衣原体是3～8岁婴儿肺炎的常见原因，而在较大儿童和成年人肺炎中不是重要原因。

肺炎衣原体与鹦鹉热衣原体和沙眼衣原体有相同的属特异性抗原，而其他特异性抗原血清学特征却不同。通常DNA杂交试验和限制性核酸内切酶分析确认其为不同于沙眼衣原体和鹦鹉热衣原体的第三种衣原体。

1.临床表现

肺炎衣原体引起的临床表现与肺炎支原体相似，包括咽炎、支气管炎和肺炎，主要发病于较大儿童和青年人。大多数患者有咳嗽、发热和咳痰，但不严重。几乎所有患者均有诸如喉炎或咽炎的上呼吸道症状，老年患者的临床表现不易与其他原因引起的肺炎相区别。持续性咳嗽是本病的主要特点。肺炎衣原体在支气管哮喘的发病机理中也可能发挥作用。

2.实验室检查

（1）X线胸片：胸片显示无特异性，多为单侧下叶浸润，表现为节段性肺炎，严重者呈广泛双侧肺炎。

（2）血常规：白细胞计数正常。

（3）病原学检查：以气管或鼻咽吸取物做细胞培养，肺炎衣原体阳性。用荧光结合的肺炎衣原体特异性单克隆抗体来鉴定细胞培养中的肺炎衣原体。

PCR检测肺炎衣原体DNA较培养更敏感，但用咽拭子标本检测似乎不够理想，不如血清学检测肺炎衣原体特异性抗体。

微量免疫荧光（MIF）试验检测肺炎衣原体仍最敏感。特异性IgM抗体≥1：16或IgM抗体≥1：512或抗体滴度4倍以上增高，有诊断价值。

3.诊断

本症临床表现无特异性，与肺炎支原体肺炎极其相似。起病缓，病程长，一般症状轻，常伴咽炎、喉炎及鼻窦炎为其特点。上呼吸道感染症状消退后，出现干湿啰音等支气管炎、肺炎表现。咳嗽症状可持续3周以上。白细胞计数正常，胸片无特异性，多为单侧下叶浸润，表现为节段性肺炎，严重者呈广泛双侧肺炎。病原学检查以气管或鼻咽吸取物做细胞培养，肺炎衣原体阳性。用荧光结合的肺炎衣原体特异性单克隆抗体来鉴定细胞培养中的肺炎衣原体，特异性IgM抗体≥1：16或IgM抗体≥1：512或抗体滴度4倍以上增高，可以诊断。如果没有病原学证据，β-内酰胺类抗生素无效即可怀疑此病。

4.治疗

四环素或红霉素，治疗10～21d，剂量与治疗支原体肺炎相同，β-内酰胺类药物无效。

三、军团菌肺炎

军团菌肺炎（legionella pneumonia，LP）是指由革兰阴性军团杆菌引起的细菌性肺炎，本病流行于夏秋季节，细菌主要通过污染水的气雾传播，该细菌存在于水和土壤中，常经供水系统、空调器和雾化吸入而引起呼吸道感染，可呈暴发流行；散发病例以机会感染和院内感染为主，中老年人，恶性肿瘤、接受免疫抑制剂治疗者以及有心、肺、肾等慢性疾病者易发病。本病主要累及肺脏，也可产生多系统损害，发病率占成人肺炎的5%～10%，占院内获得性肺炎的30%，特点为肺炎伴有全身毒血症状，严重者可有呼吸衰竭和周围循环衰竭，本病病情凶险、死亡率高。但早期诊断、及时有效治疗，死亡率可显著降低。大多数病例为散发性，人和人之间的传播尚未得到证实。

（一）临床表现

1.症状

患者自无明显症状至严重者影响多器官损害，典型患者亚急性发病，有发热（常高于39℃，呈弛张热）、畏寒、寒战、厌食、乏力和肌痛，并有以下几方面表现。

（1）肺部表现：

①咳嗽：发生率为90%，呈非刺激性，伴少量非脓性痰，有时咳嗽可阵发性发生。

②胸痛：发生率为40%，多呈胸膜炎样疼痛，有时较为剧烈，在部分患者有较突出症状。

③咯血：发生率为17%，多为痰中带血丝。

④呼吸困难：发生率为36%～94%，一般不是很严重。

（2）肺外表现：部分患者存在肺外表现，可涉及全身各器官系统，其中以神经、消化和泌尿系统最为多见。

①神经系统：发生率约50%，主要表现有神经状态改变，意识模糊，严重者额部头痛、嗜睡和定向力障碍，偶见谵妄、言语障碍、精神错乱和步态失常等。

②消化系统：25%的患者有恶心、呕吐，30%的患者有腹泻或稀便（可有腹痛、肠鸣音亢进），也可有肝功能异常，但肝大、腹膜炎、胰腺炎、结肠炎、直肠周围脓肿和阑尾

脓肿罕见。

③肾：25%～50%的患者有镜下血尿和蛋白尿，极少数可发生肌红蛋白尿、肾衰竭、急性肾小管间质性肾炎、肾盂肾炎、肾脓肿和肾小球肾炎。

④其他：心脏、血液系统受累少见，但偶可引起心内膜炎、心肌炎、心包炎或白细胞、血小板计数减低。

2.体征

肺部听诊可在受累的肺段或肺叶部位闻及干、湿啰音，当有较明显的肺实变或胸腔积液时叩诊呈浊音，在有肺外其他系统受累者可能有心脏、胃肠、神经系统的异常征象，如相对缓脉、肠鸣音亢进等，少数患者无阳性体征。

（二）辅助检查

1.非特异性检查

（1）血白细胞数中度增高，可以伴核左移，红细胞沉降率增快，可能有血清丙氨酸氨基转移酶、乳酸脱氢酶、碱性磷酸酶轻、中度升高，有高氮质血症或血钠、磷降低。

（2）部分患者可能有蛋白尿、显微镜下显示血尿。

2.特异性检查

（1）军团菌培养：标本取自痰、血液、胸腔积液、气管抽吸物、肺活检材料，培养基为活性炭酵母浸液琼脂（BCYE）（由酵母浸膏、活性炭、ACE可溶性焦磷酸铁及琼脂组成），在2.5%～5%CO_2环境下培养1周。

（2）直接免疫荧光（DFA）检测：取痰、胸腔积液或气管抽吸物等标本涂片甲醇固定后，采用荧光素标记的军团菌抗体直接与标本作用，在荧光显微镜下观察军团杆菌，每张涂膜片发现5条以上染色鲜明、形态典型的细菌即可报告阳性。

（3）尿抗原测定：采用放射免疫法或酶联免疫法测定尿LP-1抗原；其特异性几乎为100%，仅次于细菌培养，敏感性为80%～90%；测定迅速，3h内可获结果。

（4）血清抗体检查：被军团杆菌感染后，血清可出现两种特异性抗体，即IgG及IgM抗体；其中，特异性IgM抗体在感染后1周左右出现，而IgG抗体在发病2周开始升高，1个月左右达到高峰。

①间接免疫荧光试验（IFA）：a.双份血清测定。急性恢复期血清，根据病情变化，相隔2～4周采集的2次标本IgG抗体滴度4倍升高或下降，IgG抗体滴度持续≥1：128，可作为军团菌肺炎诊断依据（急性期为发病7d以内，恢复期为发病21～42d）。b.单份血清测定。单份血清抗体滴度≥1：256，提示可能军团菌感染，但需结合临床表现分析。

②微量凝集试验（MAA）与试管凝集试验（TAT）：以军团菌全菌为抗原，检测患者血中凝集抗体。相隔2～4周采集的两次标本IgG抗体滴度呈4倍升高或下降，TAT达1：60

或以上，MAA达1：64或以上为阳性。一次血清抗体滴度达1：20或以上也为阳性。

③酶联免疫吸附试验（ELISA）：以军团菌为抗原用EUSA检测军团菌抗体（可检测IgM与IgG抗体）。

④聚合酶链反应（PCR）：PCR技术是一种体外DNA扩增方法，检测军团菌DNA，标本取自尿、支气管肺泡灌洗液和血清等。本方法敏感性和特异性高，具有快速和可测定嗜肺军团杆菌以外的其他军团菌的优点。但操作稍烦琐，同PCR探针方法相比，PCR与ELISA结合检测军团菌操作简便。PCR和DNA探针杂交技术相结合可在一定程度上提高检测的敏感性和特异性，对非LP诊断的敏感性优于细菌培养和DFA方法，但对痰LP检测的敏感性不如细菌培养高。

3.胸部X线检查

主要表现为迅速进展的非对称性、边缘不清的肺实质性浸润阴影，呈肺叶或肺段性分布，以下叶多见，早期单侧分布，继而涉及两肺，约半数患者可发展成大叶性肺炎，1/3的患者伴有胸腔积液，部分患者有肺脓肿和空洞，特别是在使用大量肾上腺糖皮质激素或有其他免疫功能低下者多见。

（三）诊断

中华医学会呼吸病学分会诊断标准有以下几方面。

（1）临床表现有发热、寒战、咳嗽、胸痛等症状。

（2）胸部X线片具有浸润阴影或伴胸腔积液。

（3）支气管抽吸物、胸腔积液、支气管肺泡灌洗液、血等培养出军团菌。

（4）呼吸道分泌物荧光抗体检测军团菌阳性。

（5）血间接荧光法检测急性期及恢复期两次军团菌抗体效价呈4倍或以上增高。

（6）尿军团菌–1抗原测定阳性。

凡具备（1）（2）项加（3）~（6）项中任何一项即可诊断为军团菌肺炎。

当临床上遇到以下情况时应考虑到军团菌肺炎的可能性。

①发热，持续过高热。

②痰涂片可见大量中性粒细胞而罕见细菌者。

③伴随不明原因的肺外症状者，如腹泻、肾功能障碍、相对缓脉等。

④不明原因的低钠血症。

⑤β–内酰胺类、氨基糖苷类抗生素治疗无效。

（四）药物治疗

目前，治疗军团菌肺炎仍以红霉素为首选，红霉素每日1~2g，分次口服；或用红霉素1～1.5g加入5%葡萄糖注射液500mL中静脉滴注；疗程为2～3周。也可加用利福平450mg，每日1次，口服，多主张与红霉素联合应用。也可选用其他有效药物，如新大环内酯类药物如阿奇霉素、克拉霉素或罗红霉素、氟喹诺酮类药物等。

选用容易进入肺组织、支气管分泌物和吞噬细胞内杀灭军团菌的药物，如阿奇霉素、氟喹诺酮类药物等，常在48h内见效。尽可能停用免疫抑制药物。

（1）大环内酯类：阿奇霉素或克拉霉素500mg静脉滴注或口服。红霉素1g静脉滴注，每6h 1次；若反应良好，2d后可改为口服，每次0.5g，每6h 1次，疗程2～3周，以免复发。阿奇霉素、克拉霉素、罗红霉素较红霉素有更好的抗军团菌活性，应首选。

（2）氟喹诺酮类：莫西沙星、左氧氟沙星有较好的抗军团菌活性，一般用量每次400mg，每日1次，静脉滴注。院内感染、免疫力低下、病情严重者应首选。每次0.45～0.65g，每日1次，静脉滴注或口服。

（3）利福平：单独应用易产生耐药菌株，故一般不推荐单独应用。常与红霉素联合应用治疗严重感染、免疫抑制或对单用红霉素效果不佳的患者，常用剂量为每次110mg/kg，每日1次。

（4）四环素类：多西环素首剂0.2g，静脉滴注，以后每2h给予0.1g静脉滴注，有效后改为口服。

第四节　急性脑血管病

脑血管病是指各种血管源性脑病变引起的脑功能障碍，包括脑动脉硬化、高血压脑病、脑出血、蛛网膜下腔出血、短暂性脑缺血发作、脑血栓形成、脑栓塞、颅内静脉和静脉窦血栓形成和脑底动脉环闭塞症等。目前脑血管病已成为危害我国中老年人身体健康和生命的主要疾病。脑卒中（stroke）是脑血管病较为严重的发作，也称为中风，是急性脑循环障碍迅速导致局限性或弥漫性脑功能缺损的临床事件。

一、临床表现

（一）缺血性脑血管病的临床表现

缺血性脑血管病多见于50岁以上患有动脉硬化者，多伴有高血压、冠心病或糖尿病。约25%的患者病发病前曾有短暂性脑缺血发作病史。本病可有某些前驱症状，如头昏、头痛等。患者常于睡眠中或休息时发病。多数典型病例在1～3d内达到高峰。患者通常意识清楚，少数患者可有不同程度的意识障碍。生命体征一般无明显改变。由于梗死部位、面积的不同，患者可表现为多种神经功能受损，包括一侧肢体（伴或不伴面部）无力、笨拙、沉重、麻木；一侧面部麻木或口角歪斜；说话不清或理解语言困难；双眼向一侧凝视；单眼或双眼视力丧失模糊；视物旋转或平衡障碍等。

（二）出血性脑血管病的临床表现

出血性脑血管病的发病年龄常在50～70岁，多数患者有高血压史。寒冷季节发病较多。起病常突然而无预感，少数患者有前驱症状，如头昏、头痛、肢体麻木或活动不便、口齿不清等。多在体力活动或精神激动时发病，大多在数小时内发展至高峰。

出血性脑血管病急性期的主要临床表现有：头痛、头晕、呕吐、意识障碍、肢体瘫痪、失语及大小便失禁等。发病时常有显著的血压升高，血压一般在180/110mmHg以上。脑出血的临床症状与出血部位及范围和出血量有关，可表现为不同程度的神经功能受损，严重者可导致患者死亡。

蛛网膜下腔出血常突然起病，患者可出现剧烈头痛、呕吐，甚至昏迷、死亡，但多数患者无肢体偏瘫或单瘫。部分患者出现一侧动眼神经瘫痪。检查可发现患者视网膜前出血、颈强直及脑膜刺激征阳性。脑脊液呈血性。

二、药物治疗

缺血性脑卒中复发的风险很高，脑卒中后应尽早开始二级预防，如控制血压、血糖，使用抗血小板、抗凝、他汀类药物等。

（一）高血压

对于颅内大动脉粥样硬化性狭窄（狭窄率为70%～99%）导致的缺血性脑卒中或短暂性脑缺血发作（transient ischemic attack，TIA）患者，推荐其将收缩压降至140mmHg以下，舒张压降至90mmHg以下。对于低血流动力学导致的脑卒中或TIA患者，应权衡降压速度与幅度，对患者耐受性及血流动力学的影响。应在全面考虑药物、脑卒中的特点和患者3方面因素的基础上，选择降压药物种类和剂量、确定降压目标值，以实现个体化治疗。降压药物见高血压。

（二）脂代谢异常

胆固醇水平高是导致缺血性脑卒中或TIA复发的重要因素。降低胆固醇水平可以减少缺血性脑卒中或TIA的发生、复发和死亡。对于非心源性缺血性脑卒中或TIA患者，推荐使用高强度他汀类药物长期治疗以减少脑卒中和心血管事件的风险。当LDL–C下降≥50%或LDL≤1.8mmoL/L（70mg/dL）时，二级预防更为有效。有脑出血病史的非心源性缺血性脑卒中或TIA患者应权衡风险和获益合理使用。

他汀类药物治疗期间，如果监测指标持续异常并排除其他影响因素，或出现指标异常相应的临床表现，应及时减药或停药观察（参考：转氨酶超过3倍正常值上限，肌酶超过5倍正常值上限，应停药观察）；老年人或合并严重脏器功能不全的患者，初始剂量不宜过大。

（三）糖代谢异常和糖尿病

无明确糖尿病病史的患者在急性期后应按常规接受口服葡萄糖耐量试验来筛查糖代谢异常和糖尿病。推荐HbA1c治疗目标为<7%。降糖方案应充分考虑患者的临床特点和药物的安全性，制定个体化的血糖控制目标，警惕低血糖事件带来的危害。

（四）口服抗血小板药物

阿司匹林（50～100mg/d）或氯吡格雷（75mg/d）单药治疗均可以作为首选抗血小板药物。阿司匹林单药抗血小板治疗的剂量为75～100mg/d。阿司匹林（25mg）+缓释型双嘧达莫（200mg）2次/天，可作为阿司匹林和氯吡格雷的替代治疗药物。抗血小板药物应在综合患者危险因素、费用、耐受性和其他临床特性的基础上进行个体化选择。

双重抗血小板治疗：发病在24h内，具有脑卒中高复发风险的急性非心源性TIA（ABCD2评分>4分）或轻型缺血性脑卒中患者（NIHSS评分≤3）应尽早给予阿司匹林联合氯吡格雷治疗，疗程为21d，严密观察出血风险。此后可单用阿司匹林或氯吡格雷作为缺血性脑卒中长期二级预防一线用药。发病30d内伴有症状性颅内动脉严重狭窄（狭窄率70%～99%）的缺血性脑卒中或TIA患者，应尽早给予阿司匹林联合氯吡格雷治疗，疗程为90d，此后可单用阿司匹林或氯吡格雷作为长期二级预防一线用药。

目前研究证明不支持常规用替格瑞洛替代阿司匹林和氯吡格雷。对阿司匹林有禁忌的患者，或氯吡格雷慢代谢的患者，可考虑换用替格瑞洛。脑梗死二级预防抗血小板药物见表15–2。

表15-2　脑梗死二级预防抗血小板药物

药名	用法与用量	不良反应	药物相互作用
阿司匹林	75～100mg，每日1次，口服	出血、腹泻、胃溃疡、消化道不适	增加氨甲蝶呤的血液毒性；与布洛芬合用会干扰其对血小板的不可逆抑制作用
氯吡格雷	75mg，每日1次，口服	出血、白细胞减少	奥美拉唑、埃索美拉唑可抑制本品活性代谢产物生成，减弱疗效
双嘧达莫	缓释片，200mg，每日2次，口服	消化道不适	—
替格瑞洛	起始剂量为单次负荷量180mg（90mg×2片），此后每次1片（90mg），每日2次	出血、高尿酸血症、呼吸困难等	本品主要经CYP3A4代谢，应避免与CYP3A4强效抑制剂合用；本品为CYP3A4/5和P-糖蛋白转运体的抑制剂，可使他汀类、地高辛等血药浓度增加

用药监护和患者教育：注意观察是否出现皮下出血、瘀青、鼻腔出血、口腔出血，观察二便颜色，若怀疑有异常出血等应及时就诊。

以上措施主要针对缺血性脑血管病的患者，而对于脑出血患者也应进行复发风险评估，并针对病因控制危险因素。与脑出血复发密切相关的危险因素包括：高血压、脑叶出血（提示患者患脑淀粉样血管病的可能性大）、高龄、饮酒、接受抗凝治疗等。其中高血压为最重要的可控危险因素，积极控制高血压可有效降低脑出血复发。推荐血压控制目标为＜140/90mmHg。

第五节　阿尔茨海默病

阿尔茨海默病（Alzheimer's disease，AD）发生于老年和老年前期，以进行性认知功能障碍和行为损害为特征的中枢神经系统退行性病变，是痴呆的首要病因。本病的特点是隐匿起病、持续进行性进展。临床表现为认知功能减退和非认知性神经精神症状，如记忆障碍、失语、失用、失认、视空间能力损害、抽象思维和计算力损害、人格和行为改变等。

一、临床表现

AD通常隐匿起病，持续进行性进展，主要表现为认知功能减退和非认知性神经精神症状。记忆障碍是AD最常见的初始症状，典型的AD患者在发生记忆障碍时或之后可能出现其他认知域的损害。执行功能障碍和视觉空间功能障碍常在相对早期出现，而语言障碍和行为症状常出现在病程的较晚期。根据病情的严重情况，AD病程一般可分为以下3期。

（一）早期

AD早期（轻型痴呆）以记忆减退为首发症状，伴有情绪不稳定等，渐至语言能力下降，日常生活能力逐渐减退，抽象思维和恰当判断能力受损。

（二）中期

AD中期（轻型痴呆）的表现为早期症状加重，完全不能学习和回忆新信息，远期记忆降低，生活自理能力完全破坏，定向力基本丧失，失语、失认、失写等症状出现并逐渐加重，人格改变，无自我保护能力等。

（三）晚期

AD晚期（重型痴呆）患者的生活完全不能自理，智能、记忆丧失，出现共济失调、器质性紧张木僵状态、自主神经功能衰退，甚至出现慢性植物综合征等神经系统综合征，且患者多因并发症死亡。

二、治疗原则

AD的诊断在近30年有了很大的进展，新的标准不断推出，极大地提高了诊断的准确性，但治疗仍以改善症状、阻止痴呆的进一步发展、维持残存的脑功能、减少并发症为主要原则。

（一）药物治疗

改善认知功能、控制精神状态。

（二）非药物治疗

包括职业训练、认知康复治疗、音乐治疗等。

（三）支持及对症治疗

治疗营养不良、肺部感染、泌尿系感染等并发症。

三、药物治疗

（一）改善认知功能

目前，临床治疗AD主要应用2类药物：胆碱酯酶抑制剂和NMDA受体拮抗剂（N-methyl-D-aspartic acid receptor agonists），后者即N-甲基-D-天冬氨酸受体拮抗剂，又称为兴奋性氨基酸受体拮抗剂。

1.胆碱酯酶抑制剂

胆碱酯酶抑制剂（cholinesterase inhibitors，ChEIs）可通过抑制血浆中及组织中胆碱酯酶活性，增加突触间隙乙酰胆碱（acetylcholine，ACh）含量，增强胆碱能神经功能，但因其未解决胆碱能神经元变性、死亡的问题，仍属于对症治疗。该抑制剂是现今治疗轻中度AD的一线药物，主要包括多奈哌齐、卡巴拉汀、加兰他敏和石杉碱甲等。其中，多奈哌齐、卡巴拉汀、加兰他敏治疗轻中度AD在改善认知功能、总体印象和日常生活能力的疗效确切。现有4种ChEIs，因作用机制和药物活性的差异，支持ChEIs药物间转换治疗，如应用某一种ChEIs治疗无效或因不良反应不能耐受时，可根据患者病情及出现不良反应的程度，调换其他ChEIs或换作贴剂进行治疗。拟胆碱类药物共同的不良反应是胆碱功能亢进，并以女性多见，严重程度各药不一，若出现胆碱综合征，可用阿托品对症治疗。有严重心动过缓、低血压、心绞痛、哮喘、肠梗阻等疾病患者应慎用此类药物。

（1）多奈哌齐（donepezil）：

①用法与用量：推荐起始剂量为5mg/d，4～6周后增至10mg/d。推荐日最大剂量为10mg。饮食和服药时间对该药物无影响。

②注意事项：对于夜间给药引起生动梦境或梦魇的患者，通常在晨起后给药以避免睡眠紊乱；对于白天服药后出现胃肠道症状（胃部不适、恶心、腹泻和厌食）的患者，可改为夜间睡前给药。多奈哌齐口崩片改变了给药途径，增加了AD患者服药依从性，在不同程度上降低了药物不良反应，患者对于一种剂型不耐受时，可考虑更换其他剂型。

停止治疗后，盐酸多奈哌齐的疗效逐渐减退，中止治疗无反跳现象。肾或肝损伤患者无须调整剂量。

③用药监护：用药期间应注意监测患者有无下述不良反应的发生：消化道反应，如恶心、腹泻、厌食和消化不良等，其中以腹泻最为常见；其他反应，如乏力、失眠和头晕、心动过缓等。

（2）卡巴拉汀（rivastigmine）：

①口服给药：起始剂量为1.5mg，一日2次，每2～4周上调1次剂量，每剂增量加1.5mg，最大日剂量不应超过12mg。若治疗中断超过3d，应重新开始使用最低日剂量。由于该药会增加恶心、呕吐、厌食和头痛不良反应的风险，应随食物同服。

②透皮贴剂：每日一贴，贴在背的上部或者下部，上臂或者胸部。

③注意事项：对于口服给药不耐受或者不良反应较多的患者可考虑更换其他剂型，如卡巴拉汀透皮贴剂。研究表明，低剂量贴剂与口服给药疗效相当，但恶心、呕吐发生率远远低于口服给药；高剂量贴剂的认知评分略高于口服给药，不良反应发生率相似。

④用药监护：服用该药物期间可能发生胃肠道异常等不良反应，其中呕吐最为常见。倘若治疗过程中出现不良反应，如恶心、呕吐、腹痛、食欲减退或体重下降等，应将每日剂量减至患者能够耐受的剂量为止。

（3）加兰他敏（galanthamine）：

①用法与用量：4mg，一日2次，4周后增至8mg，一日2次，再过4周后，可将该药物剂量调整至日最大剂量，一次12mg，一日2次。随餐服用。

②不良反应：治疗早期（2～3周）可伴有恶心、呕吐及腹泻等胃肠道反应，稍后即消失，其中，最常见的不良反应为食欲下降。加兰他敏比多奈哌齐更有可能引起这些症状。治疗剂量偶可致过敏反应。

（4）石杉碱甲（huperzineA）：

①用法与用量：一次0.1～0.2mg，一日2次。

②注意事项：该药物存在个体差异，一般从小剂量开始给药。

③不良反应：一般无明显不良反应，剂量过大时可引起头晕、恶心、胃肠道不适、乏力等反应，但上述症状可自行消失。不良反应明显时减量或停药后症状可缓解或消失，严重者需先停药，再用阿托品对症治疗。

2.兴奋性氨基酸受体拮抗剂（NMDA受体拮抗剂）

盐酸美金刚是另外一类AD治疗一线药物，是FDA批准的第一个用于中重度痴呆治疗的药物。美金刚是一种中度亲和力的非竞争性N-甲基-D-天冬氨酸（NMDA）受体拮抗剂，它可以阻断谷氨酸浓度病理性升高导致的神经元损伤。对于明确诊断中重度AD患者可以选用美金刚或美金刚与多奈哌齐、卡巴拉汀联合治疗。对出现明显精神行为症状的重度AD患者，给予ChEIs与美金刚联合治疗。

（1）用法与用量：治疗第1周的剂量为每次5mg，每日1次，晨服；第2周每次5mg，每日2次；第3周每日15mg（早上服10mg，下午服5mg）；第4周开始维持剂量，每次10mg，每日2次，每日最大剂量20mg。空腹、随食物服用均可。

（2）注意事项：该药物禁用于癫痫、有惊厥史或癫痫易感体质的患者。

（3）用药监护：美金刚常见的不良反应有幻觉、意识混沌、头晕、头痛和疲倦，用药期间应监测上述不良反应的发生，如有严重不耐受情况应及时调整药物。

（二）控制精神症状

很多患者在疾病的某一阶段出现精神症状，如幻觉、妄想、抑郁、焦虑、激越、睡眠紊乱等，可给予抗抑郁药物和抗精神病药物进行治疗，前者常用选择性5-HT再摄取抑制剂，如氟西汀、帕罗西汀、西酞普兰、舍曲林等；后者常用不典型抗精神病药，如利培酮、奥氮平、喹硫平等。这些药物的使用原则有以下几方面。

（1）低剂量起始。

（2）缓慢增量。

（3）增量间隔时间稍长。

（4）尽量使用最小有效剂量，短期使用。

（5）治疗个体化。

（6）注意药物间的相互作用。

第六节　消化性溃疡

消化性溃疡是指在各种致病因子的作用下，黏膜发生炎性反应与坏死、脱落，形成溃疡，严重者可达固有肌层或更深，其中胃溃疡（gastric ulcer，GU）和十二指肠溃疡（duodenal ulcer，DU）最常见。

消化性溃疡有慢性和易复发性的特点。它的病死率很低，却给患者带来很大的痛苦。

一、临床表现

消化性溃疡患者临床表现不一，部分患者可无症状，或以出血、穿孔为首发症状。

（一）疼痛

消化性溃疡以上腹疼痛为主，多为隐痛、胀痛或灼痛。慢性、周期性、节律性是典型消化性溃疡的主要症状。但无疼痛者也不在少数，尤其见于老年人溃疡、治疗中溃疡复发以及NSAID相关性溃疡。典型的十二指肠溃疡疼痛常呈节律性和周期性，每年秋冬季发病多，发作期可历时数日或数周；在餐后2~3h发生疼痛（饥饿性疼痛），持续至下一餐进食或服用抗酸药后才缓解；十二指肠溃疡患者还常在夜间疼痛，表现为睡眠中疼醒。胃溃疡的症状相对不典型，常于餐后0.5~2.0h发生疼痛，持续1~2h而止，直至下次进餐后重复。

（二）其他症状

消化性溃疡患者的其他胃肠道症状，如恶心、呕吐、嗳气、反酸、胸骨后烧灼感、上腹饱胀、便秘等可单独或伴疼痛出现。这些症状发生于胃溃疡患者比较多，少数患者首次症状可为溃疡出血或穿孔。恶心、呕吐多反映溃疡活动。频繁呕吐宿食，提示幽门梗阻。部分患者有失眠、多汗等自主神经功能紊乱。

二、治疗原则

消化性溃疡治疗的目的是消除病因、缓解症状、愈合溃疡、防止复发和防治并发症，提高生存质量。治疗原则为整体治疗与局部治疗、发作期治疗与巩固治疗相结合。

（一）一般治疗原则

生活要有规律，注意休息，避免过度劳累、剧烈运动和精神紧张，戒烟、酒。饮食要定量，避免过饱、过饥，避免食用粗糙、过冷过热和刺激性食物。服用NSAID者尽可能停用，对于未用NSAID者也要告诫其今后慎用。必须使用糖皮质激素等易导致胃黏膜损伤的药物时，应选用损伤较小的制剂或选择COX-2抑制剂，并联用抑酸药或胃黏膜保护药。对明显伴有焦虑、抑郁等神经症状的患者，应鉴别疾病的因果关系，并给予针对性治疗。

（二）药物治疗原则

药物治疗旨在消除或减弱侵袭因素，恢复或增强防卫因素。临床对抗溃疡药物总的要求有以下几方面。

（1）缓解症状。

（2）治愈溃疡。

（3）防止复发和并发症。

（4）避免药物严重不良反应。

三、药物治疗

消化性溃疡治疗药物分类见表15-3。

表15-3 消化性溃疡治疗药物分类

作用方式	药物
抑制胃酸分泌	H_2受体阻滞剂（H_2RA）：西咪替丁、雷尼替丁、法莫替丁、尼扎替丁
	乙酰胆碱阻滞剂：哌仑西平
	胃泌素受体阻滞剂：丙谷胺
	质子泵抑制剂（PPI）：奥美拉唑、兰索拉唑、泮托拉唑、雷贝拉唑、艾司奥美拉唑、艾普拉唑
中和胃酸	氢氧化镁、三硅酸镁、氢氧化铝凝胶、复方氢氧化铝片、铝碳酸镁
保护胃黏膜	米索前列醇、硫糖铝、吉法酯、替普瑞酮、麦滋林-S颗粒、枸橼酸铋钾、胶体果胶铋、复方碱式硝酸铋
抗幽门螺杆菌	阿莫西林、四环素、克拉霉素、甲硝唑、替硝唑、左氧氟沙星
促胃肠动力	吗丁啉、莫沙必利、普芦卡必利

（一）幽门螺杆菌感染的根除治疗

根除幽门螺杆菌（Helicobacter pylori，Hp）感染可有效治疗消化性溃疡，防止复发，阻碍胃黏膜持续损伤及其引起的一系列萎缩、化生性改变，从而降低胃癌发病的风险。

对于Hp阳性的溃疡患者来说，抗菌药物和抑酸药物的联合治疗为首选。目前国内外指南均推荐铋剂四联（PPI+铋剂+2种抗菌药物）作为主要的经验性根除治疗方案，并推荐7种具体方案，见表15-4，患者可按标准剂量（PPI+铋剂；2次/天，餐前0.5h口服）+2种抗菌药物餐后口服。标准剂量PPIs为艾司奥美拉唑20mg、雷贝拉唑10mg或20mg、奥美拉唑20mg、兰索拉唑30mg、泮托拉唑40mg、艾普拉唑5mg，以上选一；标准剂量铋剂为枸橼酸铋钾220mg。含甲硝唑方案中的甲硝唑剂量为1600mg/d，疗程10～14d。

表15-4 推荐的铋剂四联方案中抗菌药物组合、剂量和方法

方案	抗菌药物1	抗菌药物2
1	阿莫西林1000mg，2次/天	克拉霉素500mg，2次/天
2	阿莫西林1000mg，2次/天	左氧氟沙星500mg，1次/天或200mg，2次/天
3	阿莫西林1000mg，2次/天	呋喃唑酮100mg，2次/天
4	四环素500mg，3次/天或4次/天	甲硝唑400mg，3次/天或4次/天
5	四环素500mg，3次/天或4次/天	呋喃唑酮100mg，2次/天
6	阿莫西林1000mg，2次/天	甲硝唑400mg，3次/天或4次/天
7	阿莫西林1000mg，2次/天	四环素500mg，3次/天或4次/天

青霉素过敏者可用耐药率低的四环素替代阿莫西林，推荐的铋剂四联方案中抗菌药物组合有以下几方面。

（1）四环素+甲硝唑。

（2）四环素+呋喃唑酮。

（3）四环素+左氧氟沙星。

（4）克拉霉素+呋喃唑酮。

（5）克拉霉素+甲硝唑。

（6）克拉霉素+左氧氟沙星。

注意方案（5）和（6）组合中的2种抗菌药物Hp耐药率已很高，如果选用，应尽可能将疗程延长至14d。

（二）抑酸治疗

抑酸治疗是缓解消化性溃疡症状、愈合溃疡的最主要措施。人类胃壁细胞生成并分泌H^+。壁细胞膜上存在3种促胃酸分泌的受体，即组胺-2（H_2）受体、乙酰胆碱受体和促胃泌素受体，药物能通过作用于上述受体抑H^+的产生和分泌。如果用药物抑制胃酸分泌，使胃内pH升高≥3，每天维持18～20h，则可使大多数十二指肠溃疡在4周内愈合。

1.H_2受体阻滞剂

H_2受体阻滞剂（H_2RA）作用于细胞壁上的H_2受体，由于结构与组胺相似，可竞争性地抑制组胺的作用，从而抑制胃酸的分泌，也抑制由食物、五肽胃泌素、咖啡因与胰岛素等刺激所诱发的胃酸分泌，使得胃酸分泌量和酸度均降低。常用的品种中，抗酸能力排序：法莫替丁＞尼扎替丁＞雷尼替丁＞西咪替丁。H_2受体阻滞剂用法与用量见表15-5。

表15-5　H_2受体阻滞剂用法与用量

药名	常规用法与用量	1次顿服疗法	疗程
西咪替丁	300mg，3次/天或200mg，3次/天+400mg，每晚1次	800mg，每晚1次	十二指肠溃疡：4～8周；胃溃疡：12周
雷尼替丁	150mg，2次/天	300mg，每晚1次	
法莫替丁	20mg，2次/天	40mg，每晚1次	
尼扎替丁	150mg，2次/天	300mg，每晚1次	

注：西咪替丁为肝药酶抑制剂，易与其他药物发生相互作用。

2.质子泵抑制剂

质子泵抑制剂（proton pump inhibitor，PPI）是胃酸分泌的高特异性抑制剂，通过不可逆地与H^+、K^+-ATP酶结合，抑制基础胃酸和刺激后的胃酸分泌，这种抑制作用有剂量依赖性及持续性。由于PPI作用于胃酸分泌循环的终末阶段，可以完全抑制胃酸的分泌。目前临床上应用的PPI有奥美拉唑、兰索拉唑、泮托拉唑、雷贝拉唑和艾司奥美拉唑。

PPI在酸性环境中不稳定，所有口服剂型必须使用肠溶制剂。所有PPI口服后吸收迅速，在服用后2～4h内血药浓度达峰值，生物利用度为50%～80%。PPI几乎全部通过肝脏代谢，血浆清除半衰期1～2h。尽管血浆半衰期较短，但是由于药物在胃壁细胞内同H^+，K^+–ATP酶共价结合，所以抑制分泌的作用可以持续到服药后36～72h。对于肾功能不全的患者无须调整PPI用药剂量，但是患有严重肝脏疾病的患者应谨慎调整用量。艾司奥美拉唑是奥美拉唑的S型对映体，其药代动力学特点与奥美拉唑相似。

PPI长期或高剂量用药可能产生的不良反应，包括高泌乳素血症、骨质疏松、低镁血症、难辨梭状芽孢杆菌感染、维生素B_{12}和铁吸收不良、肺炎、肿瘤等。

PPI不同程度地经CYP450酶系代谢，对同样经过该酶系代谢的药物可产生潜在的影响。PPI主要经过CYP2C19和CYP3A4代谢，与其他经CYP2C19和CYP3A4代谢的药物或者酶诱导剂、酶抑制剂或底物，如华法林、地西泮、苯妥英、茶碱、地高辛、卡马西平、氯吡格雷、硝苯地平、利巴韦林、氨甲蝶呤、HIV蛋白酶抑制剂、伏立康唑、阿扎那韦和他克莫司等合用会产生相互作用。

（三）其他药物治疗

1.抗酸药

抗酸药是一类能中和胃酸、降低胃内容物酸度，迅速缓解胃灼热、疼痛等症状的弱碱性无机化合物，主要用来缓解溃疡疼痛及消化不良的症状。抗酸药一般在5～10min内起作用，维持时间大约2h。抗酸药液态制剂比片剂对酸的中和作用要快，服用片剂时要充分咀嚼以发挥其最大的作用。因抗酸药服用不便，不良反应如腹泻或便秘的发生率较高，一般只把抗酸药作为补充治疗。

常用抗酸药有碳酸氢钠（小苏打）、氢氧化铝、氢氧化镁、碳酸钙等。这类药物多制成复方制剂，如复方氢氧化铝（含氢氧化铝、三硅酸镁、颠茄浸膏）等。铝碳酸镁为新一代抗酸药（铝镁复盐），制酸迅速、持久；含铝镁化合物，可相互抵消便秘和腹泻的不良反应。抗酸药中的钙、铝、镁等成分与其他同服的药物结合，若二者形成络合物会影响这些药物的吸收。每两种药之间间隔2h服用可以使抗酸药与其他药物之间的相互作用降到最低。

2.胃黏膜保护药

胃黏膜保护药有预防和治疗胃黏膜损伤，保护胃黏膜，促进组织修复和溃疡愈合的作用。

（1）硫糖铝：在pH为2.0～2.5的环境中，硫糖铝与损伤及溃疡的组织结合，形成物理屏障抵抗侵袭因素的伤害。本品可用于治疗胃溃疡和十二指肠溃疡。服药时必须嚼成糊状后吞下。一定要空腹服用本品，否则无效。本品的不良反应主要有便秘，个别患者可出现口干、恶心、胃痛等，可与抗胆碱药合用。肾功能衰竭者服用本品可引起铝中毒。

（2）胶体果胶铋：在酸性介质中具有较强的胶体特性，可在胃黏膜上形成一层牢固的保护膜，与溃疡面有很强的亲和力；同时能与表皮生长因子（EGF）形成复合物，有助于EGF在溃疡部的聚集，促进溃疡面的愈合；也能刺激胃肠黏膜上皮细胞分泌黏液，有利于机体对受损伤细胞的自身修复；对Hp有较强的杀灭作用，有利于提高消化性溃疡的愈合率和降低复发率。本品主要用于治疗胃溃疡及十二指肠溃疡，也可用于慢性萎缩性胃炎和消化道出血的治疗。

本品不影响肝、肾及神经系统。服药期间大便呈黑褐色。服用本品期间不得服用其他铋制剂且不宜大剂量长期服用。血铋浓度超过0.1μg/mL有发生神经毒性的危险。对肾功能减退者，血铋浓度超过0.05μg/mL可有不良影响，偶可致铋性脑病。

（3）吉法酯：为一种异戊间二烯化合物，为激活体内前列腺素生化合成的催化酶，能提高胃黏膜组织内的前列腺素水平，稳定黏膜细胞，促进黏膜血流量及新陈代谢，同时可提高黏膜的氨基已糖浓度，保护胃黏膜免受侵蚀，促使溃疡愈合。本品可用于治疗胃及十二指肠溃疡、急慢性胃炎、胃痉挛、结肠炎等。

3.促胃肠动力药

促胃肠动力药是能增加胃肠推进性蠕动的一类药物。胃动力低下时，胃内容物排空迟滞，可引起许多胃肠疾病，表现为恶心、呕吐、胃灼热、餐后不适及消化不良等，并可引起胃食管反流，导致食管溃疡。

（1）甲氧氯普胺：多巴胺（D_2）受体拮抗药，同时还具有5-羟色胺（5-HT）第4受体（5-HT_4）激励效应，对5-HT_3受体有轻度拮抗作用。本品可作用于延髓催吐化学感受区（CTZ）中的多巴胺受体而提高CTZ的阈值，具有强大的中枢性镇吐作用。本品亦能阻断下丘脑多巴胺受体，抑制催乳素抑制因子，促进催乳素的分泌，故有一定的催乳作用。对中枢其他部位的抑制作用较小，有较弱的安定作用，较少引起催眠作用。

口服给药：成人一次5～10mg，一日3次，餐前30min服用，总剂量1日不得超过0.5mg/kg。小儿（5～14岁）一次2.5～5mg，一日3次，餐前30min服用，宜短期服用，总剂量1日不得超过0.1mg/kg。肾功能不全者，剂量减半。

（2）多潘立酮：为外周多巴胺受体拮抗药，直接作用于胃肠壁，可增加食管下部括约肌张力，防止胃食管反流，增强胃蠕动，促进胃排空，协调胃与十二指肠运动，抑制恶心、呕吐，并能有效地防止胆汁反流，不影响胃液分泌。使用方法：口服，每次10mg，每日3次。本品主要用于缓解慢性胃炎、慢性萎缩性胃炎、反流性食管炎；也用于缓解腹胀、腹痛、厌食、嗳气及胃灼热等消化道症状。

（3）莫沙必利：为强效选择性5-HT_4受体激动剂，通过兴奋胃肠道胆碱能中间神经元及肌间神经丛的5-HT_4受体，促进乙酰胆碱的释放，从而增强上消化道（胃和小肠）运动，改善非溃疡性消化不良患者的胃肠道症状。口服本品可促进正常胃排空，同时可改善各种胃排空迟缓，如可改善糖尿病胃轻瘫患者的胃排空延迟，对部分胃切除患者的胃功能障碍也有改善作用。使用方法：每次5mg，每日3次，饭前或饭后口服。

第十六章　新生儿疾病的药学监护

第一节　新生儿高胆红素血症

一、概述

新生儿高胆红素血症是由多种原因导致的血清胆红素升高，主要表现为黄疸，引起皮肤和巩膜变黄。新生儿血清胆红素超过85.5μmol/L，即出现肉眼可见的黄疸。约有50%的新生儿出现黄疸，大多数为生理性黄疸，通常在出生后2～4天出现，4～6天为高峰期，大部分在1～2周后自发消退。少数为病理性黄疸，甚至导致胆红素脑病（核黄症），造成永久性的神经损害，甚至危及患儿生命。

（一）新生儿黄疸发生率高主要与新生儿胆红素代谢特点有关

（1）胆红素生成量增加。

（2）胆红素结合和转运能力不足。

（3）胆红素在肝脏的代谢和排泄不足。

（4）肝肠循环增加胆红素的重吸收。

（二）新生儿高胆红素血症主要病因

1.新生儿溶血病

主要是母婴血型不同导致新生儿血型不合溶血病，发生严重的高胆红素血症。常见为母婴ABO血型不合和Rh血型不合溶血病。

2.感染性因素

宫内感染可引起新生儿肝炎，产时或产后感染引起败血症、尿路感染等，常发生高胆红素血症。

3.先天因素

红细胞膜缺陷导致先天性红细胞增多症、红细胞酶缺陷、血红蛋白病、先天性肠道闭锁、Crigler-Najjar综合征（先天性尿苷二磷酸葡萄糖醛酸转移酶缺乏症）、Gilbert综合征（先天性非溶血性未结合胆红素增高症）、先天性代谢性缺陷病等。

4.母乳性因素

母乳喂养不足导致肝功能受损而使血清总胆红素增加；母乳中含有抑制肝脏胆红素结合的代谢物。

二、药学监护相关的症状、体征与检查指标

新生儿出生后应密切观察皮肤黄疸及动态变化，新生儿黄疸先从头面部开始，如黄疸向躯干和下肢发展，提示黄疸加重，需及时就医。同时观察新生儿精神状态。所有新生儿需每天监测经皮胆红素，根据监测结果决定是否可以从产科随母亲回家，以及出院后随访方案。可根据2004年美国儿科学会（AAP）指南对新生儿黄疸的监测与评估的指导意见进行监护，见表16-1。

表16-1　胎龄35周以上新生儿黄疸的监测与评估

指征	检查和评估
出生后24小时内出现黄疸	监测血清总胆红素（TSB）和/或经皮胆红素（TcB）
黄疸程度超过新生儿日龄	监测TSB和/或TcB
正在接受光疗或TSB迅速升高，病史及体格检查不能解释	血型和Coomb' s试验（如果不能通过脐带血获得）
	全细胞计数和涂片，直接和间接胆红素
	有条件检查网织红细胞计数、葡萄糖-6-磷酸脱氢酶（G-6-PD）和呼出气一氧化碳（$ETCO_2$）
	根据出生时间和TSB水平在4～24小时内复查TSB
TSB超过换血水平或对光疗无反应，或直接（或结合）胆红素水平升高	检查网织红细胞计数、G-6-PD和ETCO。
	尿液分析和培养，根据病史和体格检查，评估败血症
出生后3周或3周以上出现黄疸	TSB和直接（或结合）胆红素水平升高
	如果直接胆红素水平升高，评估胆汁淤积的原因
	评估新生儿甲状腺和半乳糖血症的检查结果，并评估婴儿甲状腺功能减退的体征或症状

三、治疗方案和药物选择

新生儿高胆红素血症的治疗目标是降低严重高胆红素血症和胆红素脑病的发生率，防

止高浓度血清胆红素引起的神经毒性和死亡。目前新生儿高胆红素血症的治疗措施包括光疗、换血和药物治疗。

（一）治疗原则

（1）根据血清胆红素水平，对照光疗标准、换血标准，例如我国2014年《新生儿黄疸干预推荐方案》、美国儿科学会（AAP）2004年指南推荐的胆红素曲线图，结合患儿的校正胎龄、日龄、体重、高危因素（同族免疫性溶血、G-6-PD缺陷、窒息、精神萎靡、体温不稳定、败血症、代谢性酸中毒、低蛋白血症等），评估高胆红素血症的危险程度是属于低度危险、中度危险还是属于高度危险范围，判断是否进行光疗、换血。注意干预标准中使用的是总胆红素还是直接胆红素。

（2）如果患儿有急性胆红素脑病表现，出现肌张力高、角弓反张、发热、哭声高尖等，须立即换血。

换血主要用于重症母婴血型不合溶血病。测胆红素/血清蛋白（B/A）值评估胆红素脑病的危险因素。换血前静脉输注25%白蛋白（1g/kg）有助于增加胆红素换出量，但其可使血容量暂时增加，充血性心力衰竭或严重贫血的患儿不宜使用。

（3）对于正在光疗但未达到换血指征的患儿，如果黄疸程度重、进展快，必要时给予血浆或白蛋白以减少游离胆红素通过血-脑屏障的危险性。

（4）对于发生胆红素脑病高危因素的早产儿，应予以更早期的预防性光疗。如患儿未到光疗标准，密切观察，必要时开始光疗。

（5）胆汁淤积型黄疸需特殊治疗。伴有其他原发疾病，例如胆管或消化道畸形或遗传代谢疾病的新生儿黄疸需进行专门治疗。

（二）药物选择

1.苯巴比妥

苯巴比妥是肝药酶的诱导剂，可增加葡萄糖醛酸转移酶（UDP-glucuronosyltransferase，UGT）活性，从而增强肝细胞对胆红素的摄取和清除能力，降低血清胆红素水平。适应证：

（1）有高胆红素血症家族史的新生儿，由于苯巴比妥在口服2～3天后才明显起效，且新生儿黄疸高峰多出现在第4～6天，建议出生后1～3天给药。

（2）苯巴比妥可增加胆小管的胆汁流量，可用于新生儿溶血症、G-6-PD缺陷症、继发胆汁黏稠的高结合胆红素血症的辅助治疗。用法与用量：口服剂量为5～10mg/（kg·d），分2～3次服用，持续3～5天；或肌内注射10mg/kg，每天1次。

2.静脉注射用人免疫球蛋白

静脉注射用人免疫球蛋白（intravenous immune globulin，IVIg）可以封闭巨噬细胞的Fc受体，阻断Fc受体与致敏红细胞的相互作用，减少红细胞破坏，进而减少胆红素的生成，主要用于母婴血型不合溶血病的新生儿黄疸，对于强光疗后血清胆红素仍然升高的，推荐给予静脉IVIg，0.5～1g/kg，持续输注4～8小时，如必要，可在12小时后重复。注意，只能减轻溶血，不能直接降低体内已有的胆红素水平，因此，需要联合应用光疗。

3.白蛋白

白蛋白与血浆游离胆红素结合，使之不能透过血脑屏障，减少胆红素脑病的发生，并能加快胆红素转运，降低血浆未结合胆红素的水平。适应证：

（1）严重高胆红素血症时，换血前给予白蛋白，可降低胆红素入脑的风险，减少光疗时间。

（2）蓝光照射时联合白蛋白，可有效降低血清胆红素水平。用法用量：白蛋白1g/kg，静脉滴注。

4.金属卟啉

金属卟啉类药物，如锌-原卟啉和锡-原卟啉，是通过竞争性地抑制血红素加氧酶而抑制血红素转变为胆绿素，从而减少胆红素生成。研究表明金属卟啉可以有效降低胆红素水平，减少光疗或换血的频率。锡-原卟啉已经被美国FDA批准使用，对ABO血型不合或G-6-PD缺乏及不适合使用血液制品的患者疗效显著。

5.微生态制剂

益生菌可通过抑制肠道中β-葡萄糖醛酸酶的活性阻断肝肠循环，减少胆红素的重吸收。中华预防医学会微生态学分会儿科学组推荐双歧杆菌三联活菌制剂和酪酸梭菌二联活菌制剂用于新生儿黄疸的辅助治疗。考虑光疗即可开始口服辅助治疗，特别是采用配方奶喂养的新生儿，双歧杆菌三联活菌散，口服，每次0.5g，3次/天。

6.氯贝丁酯

氯贝丁酯可以通过诱导肝脏UGT1A1，促进未结合胆红素转化为结合胆红素的能力，加快胆红素清除。研究显示，氯贝丁酯治疗新生儿黄疸时，剂量50mg/kg，给药24小时后可以明显降低血清胆红素峰值和持续时间，减少光疗时间。氯贝丁酯治疗G-6-PD缺陷症和非溶血性黄疸，剂量100mg/kg口服给药，可有效降低血清总血红素水平，未见明显不良反应。

7.其他

国内报道蒙脱石散可以吸收肠道中未结合胆红素，阻断胆红素的肝肠循环，减少胆红素肠道吸收；胃肠动力药如西沙必利等，可以促进胃肠蠕动，加速胆红素的排泄，但其疗效和安全性还需要大型临床研究进一步确认。

（三）特殊疾病的治疗

（1）G-6-PD缺乏症是新生儿高胆红素血症和核黄疸的重要原因。G-6-PD酶活性缺乏导致胆红素生成增加和胆红素结合能力不足。

治疗：①积极治疗高胆红素血症，防止胆红素脑病的发生，达到光疗标准者应给予光疗，注意补充维生素B_2，保证足够的液体，达到换血时予以换血，溶血严重出现茶色尿者应同时使用碳酸氢钠碱化尿液。②贫血较轻者，不需要输血，去除诱因后1周内大多自行停止，注意发生溶血危象，严重者可输G-6-PD正常的红细胞1～2次，同时密切注意肾功能。③原发病治疗，如新生儿败血病抗感染。④对症治疗。⑤新生儿出生后避免接触樟脑丸、熊胆、黄连、珍珠粉等诱因，母亲哺乳前禁止服用氧化剂类药物或进食蚕豆。

（2）胆汁淤积综合征（高结合胆红素血症）：高结合胆红素血症是肝胆功能障碍的表现，常出现于新生儿出生1周后，多为病理性疾病。胆酸减少可致患儿脂肪泻、生长发育迟缓以及维生素缺乏症。

治疗：①病因治疗：针对有些病因所致的胆汁淤积（如感染）进行治疗。②对症治疗：脂肪泻时可给予脱脂奶粉；脂溶性维生素缺乏时，给予适量补充。③利胆药：体重＜3kg者3mL/次，2～3次/天。熊去氧胆酸：10mg/kg，2次/天，口服。苯巴比妥，1.5～2.5mg/kg，2次/天，口服。

（3）母乳性黄疸：通常发生于纯母乳喂养或以母乳喂养为主的新生儿、足月儿多见，以未结合胆红素升高为主，发生率占出生4～7天新生儿黄疸患儿的49.25%。母乳性黄疸常分为早发型和迟发型，早发型在出生后2～4天，迟发型在出生后4～7天，常紧接生理性黄疸之后，也可能在生理性黄疸减轻后加重。发病机制尚未完全阐明，可能是新生儿肠道内β-葡萄糖醛酸苷酶（β-GD）增加所致，β-GD可以分解结合胆红素，增加游离胆红素的肝肠循环，增加血清胆红素。

治疗：①监测胆红素。②继续母乳喂养。③高胆红素血症明显时，根据情况可考虑光疗。④药物治疗：双歧杆菌乳杆菌三联活菌片0.25g/次，2次/天。

四、药学监护要点

（1）对所有新生儿出生监测经皮胆红素水平（TcB），根据监测结果制订随访方案。如果出现黄疸，监测血清总胆红素（TSB），并告知家长如何观察新生儿黄疸。

（2）确定新生儿是否患有急性胆红素脑病的早期迹象或是否被定为高风险，对高危人群的血清胆红素水平应给予特别关注和密切监测，包括可能的溶血性疾病、早产或低体重、严重感染（败血症）、缺氧、酸中毒、体温过低、低蛋白血症、喂养困难等。

（3）苯巴比妥有中枢神经抑制作用，可引起新生儿嗜睡、反应差等不良反应，建议谨慎使用。

（4）使用人血清白蛋白注意事项：①白蛋白输注时，密切监测患儿是否有过敏反应。②输注白蛋白导致结合胆红素增高，光疗时注意青铜症。③白蛋白具有扩容作用，以增加心脏负荷，需使用输液泵控制用量和滴速，监测患儿心肾功能。

（5）轻度黄疸无须光疗者不使用IVIg；达到光疗水平者先进行光疗，如果黄疸程度重、进展快，则光疗结合IVIg；如若TSB水平仍上升且达到换血水平，应首先予以换血治疗。

（6）进行药物治疗时，应密切监测患儿疗效指标和可能发生的不良反应，做好防治措施。

第二节 新生儿感染性疾病

感染性疾病仍是引发新生儿患病率和病死率升高的主要原因。细菌和病毒是最常见的病原体，其次为真菌、原虫、螺旋体等。TORCH是弓形虫（toxoplasma）、其他病原、风疹病毒（rubella virus，RV）、巨细胞病毒（cytomegalovirus，CMV）和单纯疱疹病毒（herpes simplex virus，HSV）英文字头的组合，是引起宫内感染的常见病原体。近年来，梅毒、细小病毒B_{19}（parvovirus B_{19}）、乙型肝炎病毒、解脲支原体（ureaplasma urealyticum）、人类免疫缺陷病毒等感染逐渐增多，这些病原体也成为宫内感染的常见病原体。

新生儿感染可发生在出生前、出生时或出生后。

（1）出生前感染：病原体经母亲血液透过胎盘感染胎儿是最常见的途径，又称为宫内感染。宫内感染主要是病毒引起的慢性感染，可导致流产、死胎、死产、胎儿宫内发育迟缓、先天性畸形及婴儿出生后肝脾肿大、黄疸、贫血、血小板减少以及神经系统受损等多器官损害。此外，母亲生殖道病原体上行性感染羊膜囊，胎儿吸入污染的羊水，或羊膜囊穿刺等有创性操作而又消毒不严时也可导致胎儿感染。

（2）出生时感染：胎儿吸入产道中污染的分泌物或血液中的病原体；胎膜早破、产程延长、分娩时消毒不严或经阴道采胎儿头皮血等有创操作、产钳助产损伤等均可使胎儿感染。

（3）出生后感染：较上述两种感染更常见，病原体可通过皮肤黏膜创面、呼吸道、消化道及带菌的家庭成员、医护人员接触传播。其中，与携带病毒的母亲密切接触是新生儿生后感染最重要的途径。另外，消毒不严的各种导管和仪器也可造成医源性感染。

一、新生儿感染性肺炎

（一）概述

新生儿感染性肺炎是新生儿常见疾病，是造成新生儿死亡的主要原因。可发生于产前、产时和产后，病原可以是细菌、病毒及原虫等。在围生期主要危险因素包括早产、胎膜早破等，非围生期危险因素包括与呼吸道感染的患者接触及其他途径感染等。

（二）药学监护相关的症状、体征与检查指标

1.常见症状及体征

呼吸增快，呻吟，或呼吸暂停，体温不稳定。吸气时可观察到“三凹征”现象（胸骨上窝、锁骨上窝和肋间隙明显凹陷），肺部啰音，严重患儿可有呼吸衰竭、败血症表现，面色苍白或发绀，呼吸不规律。足月儿日龄较大者可有咳嗽、发热、呼吸急促等表现。

2.检查指标

（1）实验室检查：血常规检测白细胞及中性粒细胞数目，血气分析观察酸中毒情况。

（2）X线检查：通过胸部X线观察肺部病变，判断严重程度及病变部位，了解是否有其他肺部并发症的发生。

（3）病原学诊断：胃液细菌学检查可提示有无感染的可能，尤其是GBS和大肠杆菌阳性时。出生后8小时内气管分泌物涂片和细菌培养则有助于早发肺炎的病原学诊断。对疑有肺炎的患儿应做血培养，血培养阳性者进一步进行脑脊液培养。若疑为病毒、支原体等感染，则应进行相应病原学检查。

（三）药物治疗方案和药物选择

1.呼吸道清理

为保证患儿呼吸道通畅，应快速清洁患儿口鼻的分泌物；经雾化疗法以及体位引流等操作，进行肺部物理治疗。

2.纠正缺氧

对于发生低氧血症的患儿，轻者可及时采取鼻导管或者面罩等方式吸氧，重者可采用呼吸机进行治疗。

3.应用抗生素

及时做痰培养，并根据药敏试验选用抗生素。产前或分娩过程中感染的肺炎，病原

若为大肠埃希菌，则选择针对革兰阴性杆菌的抗生素；病原若为无乳链球菌，可选用青霉素。

4.对症治疗

在通气功能改善后，纠正代谢性酸中毒。

（四）药学监护要点

（1）密切观察临床表现、血常规、各项炎症指标。

（2）密切观察血、痰等培养及药敏结果情况，以及其他类别病原菌检查结果，及时调整抗菌药物的使用。

（3）密切监测肝、肾功能，根据其变化及时调整抗菌药物使用剂量，同时需注意万古霉素等药物谷浓度。

（4）需接受长时间超广谱的联合抗菌药物治疗，应密切观察可能的药物不良反应，特别是二重感染的问题。

（5）阿莫西林较易引起皮疹等不良反应，应予以密切关注。

（6）肺部感染一般应在抗菌药物初始治疗48小时后做病情和疗效评估，重点观察呼吸症状、全身症状是否改善，胸片肺部病灶的吸收需时日。初始治疗72小时症状无改善或一度改善又恶化，应再次进行临床或实验室评估，确诊肺炎而初始治疗无效者可能是初始抗菌药物未能覆盖致病菌或抗菌药物浓度处于有效浓度之下或细菌耐药性。

二、新生儿巨细胞病毒感染

（一）概述

新生儿巨细胞病毒感染是由人巨细胞病毒引起的一种全身性感染综合征，也是引起多种脏器先天性畸形的重要原因之一。新生儿巨细胞病毒感染的发病率为0.2%～2.4%，有症状者仅占5%～10%，病死率为4%。主要病因是孕妇产前感染巨细胞病毒，以及产后新生儿直接感染巨细胞病毒。

（二）药学监护相关的症状、体征与检查指标

1.常见症状及体征

多系统、多脏器均受到感染，如小头畸形、黄疸、肝脾肿大、皮肤瘀斑、脑积水、脑组织钙化等。

（1）黄疸：发生巨细胞病毒肝炎、肝脏肿大、肝功能出现异常，从而出现黄疸，具体表现为颜面及全身皮肤颜色发黄。

（2）刺激样咳嗽：巨细胞病毒感染到呼吸系统，出生时多无感染症状，出生后2～4个月后发病，出现刺激样咳嗽，具体表现为突然连续咳嗽4～5声甚至更多声，咳嗽剧烈，以干咳为主，像受到刺激后的咳嗽。

（3）气促和发绀：巨细胞病毒感染到呼吸系统，出生时多无感染症状，出生后2～4个月发病，出现呼吸急促和发绀，颜面及口周颜色发青，甚至全身皮肤颜色发青，咳嗽时急促和发绀更加明显。

（4）血小板减少性紫癜：巨细胞病毒感染影响到血液系统，导致血常规中出现血小板减少，从而出现血小板减少性紫癜，具体表现为全身出现红色点状皮疹，压不褪色，甚至融合大片状皮疹，即红色点状皮疹，压之不褪色。

（5）脑积水和惊厥：巨细胞病毒感染到神经系统，会出现脑积水，脑袋体积变大。部分患者会出现惊厥，表现为突然抽搐发作。

（6）其他：部分患儿还有小于胎龄儿、小头畸形、皮肤瘀斑、脑组织钙化的症状。

2.检查指标

（1）血液巨细胞病毒抗体检查：抽血1～2mL，检测血液中有无巨细胞病毒，若抗体显示为近期感染（如巨细胞病毒IgM抗体阳性），结合患儿的症状，则可确诊该疾病。

（2）尿液巨细胞病毒检查：留取清洁中段尿化验，晨尿最好。查找尿液中有无巨细胞病毒包涵体，以便发现巨细胞病毒感染，尿液巨细胞病毒包涵体检查结果，可作为诊断本病的参考，确诊需结合临床表现。

（3）乳汁检查：为特殊体液标本检查，检测乳汁中有无巨细胞病毒，检查结果可作为患儿诊断本病的一个参考，确诊需结合患儿的症状。

（4）X线检查：若感染累及呼吸系统，患儿会出现呼吸困难、呼吸急促等，因此，需进行肺部X线检查，明确肺部情况。

（5）超声：有肝脾肿大等改变，部分患儿会出现肝脾肿大，超声能够明确肝脾肿大的程度。

（6）脑电图：部分巨细胞病毒感染的患儿可能出现抽搐，因此，需要进行脑电图检查，以评估脑功能情况。

（三）药物治疗方案和药物选择

尽早应用抗病毒药物可以适度改善先天性CMV感染新生儿的听力或促进神经系统发育，但这些药物不良反应显著，可能会导致中性粒细胞减少、性腺发育不全、致癌等，必须权衡利弊选择用药。以中重度先天性HCMV感染症状的新生儿作为治疗对象，在出生后1个月内开始治疗，不推荐对无症状新生儿进行治疗。治疗药物推荐如下：

1.更昔洛韦（ganciclovir，GCV）

6mg/（kg·次），每12小时1次，静脉注射，疗程6周。

2.缬更昔洛韦（valganciclovir，V-GCV）

V-GCV为GCV的缬氨酸酯，口服生物利用度高，口服后在肠壁和肝脏代谢为活化性GCV，生物利用度为62.4%，在耐药性和使用便利性方面更有优势。6个月的V-GCV治疗，对于改善先天性CMV感染患儿的听力和神经发育的远期预后是一个有效且耐受良好的治疗选择。胎龄（GA）≥32周且体重≥1.8kg的新生儿：口服16mg/（kg·次），每天2次，疗程6周。

其他具有抗CMV活性的抗病毒药物也在积极研发和临床试验中，如膦甲酸、西多福韦、马立巴韦等，但其应用经验非常有限，需要更多大样本的研究。

（四）药学监护要点

（1）密切观察临床症状、血常规、各项炎症指标。

（2）更昔洛韦最常见的不良反应为白细胞计数减少，血小板减少，贫血及肝、肾功能损害。在用药期间应密切监测血中性粒细胞：开始治疗时每周监测1次，连续4周，之后每个月监测1次，直至治疗结束；还应密切监测转氨酶水平：开始时每2周监测1次，之后每个月监测1次。

（3）V-GCV需与食物同服，不宜嚼碎，与GCV的不良反应相似，也需在用药期间监测血常规及肝、肾功能，但对远期的肝、肾功能损害，神经系统发育的影响比GCV小，中性粒细胞减少症的发生率也较GCV低。

三、先天性弓形虫病

（一）概述

弓形虫病（toxoplasmosis）由刚地弓形虫（toxoplasma gondii）引起，猫科动物是其唯一的终宿主。世界各地感染以欧美国家为主，在法国，20世纪60年代孕妇的患病率为80%，2016年降至31%，我国在8%以下。成人弓形虫感染大多不发病。经胎盘传播率约40%，传播率随胎龄增大而增加，但胎儿感染严重程度随胎龄增大而减轻，是引起儿童中枢神经系统先天畸形及智力发育障碍的重要病因之一。母亲在孕20周前感染者应终止妊娠。

（二）药学监护相关的症状、体征与检查指标

1.常见症状及体征

中枢神经系统受损和眼睛症状最突出，脉络膜视网膜炎、脑积水、脑钙化灶是先天性弓形虫病常见的三联征。先天性弓形虫病中有2/3患儿出生时无明显症状，但其中1/3患儿已有亚临床改变。仅有10%病例出生时症状明显，幸存者大部分遗留中枢神经系统后遗症，如智力发育迟缓、惊厥、脑瘫、视力障碍等。出生时有症状者中30%～70%可发现脑钙化，如不治疗，病灶可增大、增多；但若经治疗，其中75%钙化灶可在1岁时减小或消失。未治疗者于出生后数周或数月逐渐出现症状。症状有轻、中、重之分，主要表现为以下几方面：

（1）全身表现：早产、宫内生长迟缓、黄疸、肝脾肿大、皮肤紫癜、皮疹、发热或体温不稳、肺炎、心肌炎、肾炎、淋巴结肿大等。

（2）中枢神经系统表现：可出现脑膜脑炎的症状和体征，如前囟隆起、抽搐、角弓反张、昏迷等。脑脊液常有异常，表现为淋巴细胞增多，蛋白质增高，脑脊液葡萄糖降低，以及阻塞性脑积水、脑皮层钙化等。脑积水有时是先天性弓形虫病的唯一表现，可发生在出生时，或出生后逐渐发生。

（3）眼部病变：脉络膜视网膜炎最常见，一侧或双侧眼球受累，还可见小眼球、无眼球等。

2.检查指标

（1）病原学检查：在体液或病变组织中找到原虫即确立诊断。取患者血、脑脊液、尿、痰、羊水等检查滋养体和假包囊：

①直接涂片或沉淀涂片：取上述组织涂片在高倍镜下找滋养体，或用吉姆萨染色或瑞特染色后在油镜下找滋养体或假包囊，此法阳性率较低。

②分离弓形虫：取待检材料接种于小鼠腹腔、鸡胚卵黄囊或猴肾细胞组织分离弓形虫。

③DNA杂交及PCR技术：两者均有较高的敏感性和特异性。

（2）免疫学检查：血清学检查抗体水平上升，比上述方法简便，且敏感性和特异性较高，是目前最常用的方法。检查弓形虫循环抗体可以作为早期急性期的特异性诊断方法。检查血清弓形虫免疫球蛋白（IgM）和免疫球蛋白G（IgG）抗体，抗体效价高或病程中有4倍以上升高，或IgM抗体阳性，均提示近期感染，新生儿血清IgM阳性提示为先天性感染。

（3）脑脊液检查：脑脊液呈黄色，淋巴细胞和蛋白可增加。

（4）其他检查：活体组织病理切片和动物接种试验。

（三）药物治疗方案和药物选择

治疗弓形虫的经典药物是乙胺嘧啶和磺胺嘧啶，需要联合使用，磺胺类药物过敏时可服用克林霉素、阿奇霉素或克拉霉素。治疗弓形虫的药物都可以积极有效地应对弓形虫速殖子，但是对已经形成的组织包囊效果甚微。因此，弓形虫患儿在康复后可能继续存在隐性感染。

应尽快开始治疗，连续治疗12个月，采用以下三种方案之一（表16-2和表16-3）：磺胺多辛-乙胺嘧啶联合较乙胺嘧啶-磺胺嘧啶联合用药的不良反应可能更为严重，并且在治疗的前2个月更容易发生。然而，联合使用磺胺多辛-乙胺嘧啶（每周一次）更简单，从而增加了坚持这种长期治疗的机会。乙胺嘧啶、磺胺嘧啶和磺胺多辛胶囊必须由医院药房根据婴儿的体重制备。对于活动性眼部病变，眼科医生可能会开皮质类固醇。

表16-2　先天性弓形虫病婴儿的产后治疗方案

治疗方案一	
乙胺嘧啶	1mg/（kg·d），持续2个月，然后0.5mg/（kg·d）
磺胺嘧啶	50mg/kg，每日两次
叶酸	每周两次，每次25mg，从治疗当天开始
治疗方案二	
磺胺多辛	17.5mg/kg，每周一次
乙胺嘧啶	0.875mg/kg，每周一次
叶酸	每周两次，每次25mg，从治疗当天开始
治疗方案三	
前2个月方案一中的乙胺嘧啶和磺胺嘧啶，用于检测耐受性，然后在剩余的10个月内按方案二中磺胺多辛-乙胺嘧啶（剂量见上文）	

表16-3　新生儿弓形虫病的治疗方法

临床表现	治疗方法
胎儿确诊感染或者在妊娠24周以后被感染	乙胺嘧啶、磺胺嘧啶、亚叶酸（叶酸）
	妊娠期前14周禁止服用乙胺嘧啶
患有先天性弓形虫病	乙胺嘧啶、磺胺嘧啶、亚叶酸（叶酸）
	当患儿脑脊液蛋白≥17.1μmol/L或者患有脉络膜视网膜炎并对视力造成影响时，偶尔可服用皮质类固醇（泼尼松）

（四）药学监护要点

（1）密切观察临床表现、血常规、各项炎症指标。

（2）密切监测患儿肝、肾功能，根据其变化及时调整抗感染药物使用剂量。

（3）乙胺嘧啶是一类二氢叶酸还原酶抑制剂，对骨髓的抑制作用呈剂量相关，主要原因可能与中性粒细胞减少症的发展相关，可以按照10mg/d的剂量口服叶酸（亚叶酸）防止对骨髓的影响。在治疗过程中应密切监护患儿的血常规情况。在治疗开始时和第15天检查血常规，此后每月检查一次。如果发生中性粒细胞减少症（中性粒细胞计数＜800/mm³），须停止抗弓形虫病治疗并继续服用亚叶酸。2周后检查血常规，中性粒细胞计数＞800/mm³时重新开始治疗。

（4）磺胺类药物可以抑制二氢叶酸合成酶，常与乙胺嘧啶协同用药，疗效是单独用药的8倍。此类药物吸收性好，能很好地渗透进入脑脊液中，但可能导致药物过敏，在艾滋病患者中尤为常见。

（5）如果出现严重性皮肤表现，立即停止治疗。应每3个月进行一次临床、眼科和血清学监测。

（6）可以不用考虑治疗过程中可能会出现抗弓形虫IgG的暂时性消失。

第三节　新生儿呼吸窘迫综合征

一、概述

呼吸窘迫综合征（respiratory distress syndrome，RDS）也称为透明膜病（hyaline membrane disease，HMD），由肺表面活性物质（pulmonary surfactant，PS）缺乏引起。RDS通常出现在早产儿出生后数小时，进行性加重，发生严重呼吸衰竭。

（一）临床症状

主要见于早产儿，出生后数小时内出现进行性呼吸困难。呻吟，呼吸增快，肋间、肋下、胸骨凹陷，发绀。两肺呼吸音减弱，血气分析显示呼吸衰竭。

（二）高危因素

PS缺乏的高危因素有：早产儿、剖宫产儿、糖尿病母亲婴儿、缺氧酸中毒婴儿、出生窒息婴儿等。肺表面活性物质蛋白质B（surfactant protein-B，SP-B）基因缺陷、肺表面活性物质蛋白质A（surfactant protein-A，SP-A）基因变异等也可能导致RDS。

（三）预防措施

对于孕周小于34周有早产风险的孕妇，在产前7天内使用糖皮质激素（肌内注射地塞米松或倍他米松）促早产儿肺发育成熟。给药与分娩间隔的最佳时间是大于24小时且小于7天。

二、治疗方案和药物选择

对于所有发生RDS的新生儿建议先使用无创通气，严重病例需要机械通气（mechanical ventilation，MV）。

（一）无创通气

已有多种无创通气技术，通常先使用持续气道正压通气（continuous positive airway pressure，CPAP），或鼻塞间歇正压通气（nasal intermittent positive pressure ventilation，NIPPV）或无创高频通气。无创通气主要应用于轻度RDS患者，早产儿RDS出现呼吸困难时应早期使用无创通气，减少或避免气管插管和机械通气。

（二）机械通气

如RDS病情加重，无创通气不能维持，应改用机械通气。

（三）肺表面活性物质（PS）

早产儿发生RDS，应尽快使用PS。

1.种类和剂量

选用天然型PS药物，剂量100～200mg/kg。

2.给药次数

轻症病例通常给一剂PS即可，但如果持续出现呼吸困难，如持续需要更高氧浓度、需要机械通气等，可能需要给第2剂甚至第3剂PS，一般间隔6～12小时。

3.给药方法

通过气管插管给药，以细塑料导管插入气管导管，或细塑料导管经气管导管转换器进入通气装置，将PS缓缓注射入气管。

对有自主呼吸的病例，可采用微创给药方法：

（1）较低侵袭性表面活性物质给药（less invasive surfactant administration，LISA）：处于CPAP时借助使用喉镜和麦氏插管钳，经气管内的柔性细导管注入PS。

（2）微创表面活性物质给药（minimally invasive surfactant treatment，MIST）：使用较为刚性的细血管导管，在没有镊子的情况下直接喉镜下定位在气管中注入PS。

（四）支持疗法

为使RDS患儿达到最好的治疗效果，必须给予适合的支持疗法，保持内环境稳定。维持体温在36.5～37.5℃，并给予适合的环境湿度，避免不显性失水的增加。保证适量的液体和热卡，立即开始使用氨基酸和脂质进行肠外营养，维持酸碱平衡和水电解质平衡，维持正常血压。

三、药学监护相关的症状、体征与检查指标

应常规监测血氧饱和度和吸入氧浓度、肺功能和血气分析。经皮氧饱和度和CO_2分压测定可减少血气分析次数。

（一）临床表现

观察呼吸困难、发绀、三凹征情况。

（二）经皮血氧饱和度

可无创性、连续监测组织氧合功能，判断血氧水平，早产儿动脉血氧饱和度（SaO_2）应控制在90%～95%，不能超过95%，以减少早产儿视网膜病和支气管肺发育不良（broncho-pulmonary dysplasia，BPD）的发生。

（三）呼吸机参数及呼吸力学

机械通气过程除了监测呼吸机参数，还应监测患儿呼吸力学，以反映患儿和机器相互作用下通气和力学情况，主要监测项目有：每分钟通气量、潮气量、机械通气时相对气道压力变化时潮气量的变化、气道阻力等。

（四）血气分析

主要是动脉血气。静脉血气中pH略低于动脉血气，$PaCO_2$略高。毛细血管血气pH和$PaCO_2$略低于动脉血气，PaO_2的价值不大。关注患儿是否有缺氧、高碳酸血症、酸中毒。

（五）呼吸监护

包括呼吸频率、节律监测，通过测量呼吸运动时胸廓阻抗改变测定呼吸频率，发现呼吸暂停。

四、药学监护要点

（一）给予肺表面活性物质的指征及用量

结合首剂PS给药后续的情况评估，包括产前激素应用、临床症状改善、胸片结果、对氧气的需求等，是否需要第2剂、第3剂。

（二）并发症

给药过程中，可能有气道阻塞、心动过速等。要确认操作人员是否充分熟悉给药方法，以及给药时可能发生的气道阻塞等情况及其处理方法。给药后可能发生肺出血，应进行监护。气漏：给药后肺部病变快速改善，肺顺应性快速改善，可能会发生气漏，应及时下调呼吸机参数，降低呼吸机压力。

（三）呼吸机的撤离

早产儿RDS撤离呼吸机过程中应常规使用枸橼酸咖啡因，增强自主呼吸，以尽量减少通气需求、减少拔管困难、减少拔管后再次气管插管。

第十七章　心血管内科疾病与用药指导

第一节　老年高血压

一、概述

高血压发病率随年龄的升高而逐渐升高，老年人高血压的患病率在45%以上。因此，老年患者更应该重视并适当地进行高血压筛查及防治。老年高血压具有血压波动大，容易发生体位性低血压，以收缩压升高为主，脉压大，并发症多，临床表现多样化，药物反应不一致，自主神经功能受损等特点。老年高血压不同于单纯的原发性高血压，多并发症导致患者的多重用药，药物相互作用，药物不良反应，依从性差等，均增加了老年高血压的防治难度。老年高血压患者存在多维健康风险，因此需要多样化的治疗策略来应对老年高血压的多种风险。基于精准医学的个体化治疗及多种干预措施联合应用可能成为治疗方案的制定趋势。

二、定义

《中国老年高血压诊治共识》将老年高血压定义为年龄≥60岁、血压持续或3次以上非同日坐位收缩压≥140mmHg和（或）舒张压≥90mmHg。若收缩压≥140mmHg，舒张压<90mmHg，定义为单纯收缩期高血压。

血压测量要点有以下几方面。

（1）测量血压前患者需静坐5分钟，一般测量坐位血压，将血压袖带与心脏保持同一水平。

（2）与诊室血压测量相比，非诊室血压检测（特别是家庭自测血压）有助于提高血压评估的准确性。

（3）首次就诊应测量双侧上臂血压。

（4）首次就诊或调整治疗方案后需测量卧立位血压，观察有无体位性低血压。

（5）家庭自测血压可测量2～3次取平均值。

（6）测量血压时测量脉率。

三、临床特点

（一）收缩压升高、脉压增大

老年患者以单纯收缩期高血压多见，超过1/2的老年高血压为单纯收缩期高血压，脉压能预测老年患者心脑血管事件发生的危险性，脉压与动脉硬化程度成正比关系。研究表明，冠心病的发生与收缩压的关系密切，脑卒中、左心室肥厚、充血性心力衰竭方面尤为明显。

（二）血压波动明显

血压的波动极易受季节、活动等因素的影响，剧烈活动、季节变化均可导致血压不易控制。

（三）易发生体位性低血压

老年人因神经调节功能差、动脉弹性下降、体质虚弱等原因而较易发生体位性低血压，患者表现站立位比平卧位时收缩压降低超过20mmHg，平均动脉压降低10%以上，且伴随视物模糊、头晕、乏力等症状。

（四）易出现假性高血压

假性高血压是指应用普通袖带法所测得的血压值大于经动脉穿刺直接测得的血压值。欧洲高血压治疗指南（2013年）指出：假性高血压是由于严重的动脉硬化妨碍了肱动脉的收缩，使测得的血压值假性升高，这在老年人中，尤其是在动脉硬化较严重的老年人中常见。

（五）并发症多，症状严重

老年高血压患者病史均较长，血管功能存在明显的障碍，伴有多个靶器官功能的损害及多种危险因素，故极易并发出现冠心病、脑卒中、心力衰竭等疾病。

四、治疗

（一）治疗目标

老年高血压治疗的主要目标是保护靶器官，最大限度地降低心脑血管事件和死亡的风险。对于≥65岁的老年人，推荐血压控制目标＜150/90mmHg，若能够耐受，可降低至

140/90mmHg以下。对于收缩压140～149mmHg的老年患者，可考虑使用降压药物治疗，在治疗过程中需监测血压变化及有无心、脑、肾灌注不足的临床表现。

对于高血压合并心、脑、肾等靶器官损害的老年患者，建议采取个体化、分级达标的治疗策略：首先将血压降低至＜150/90mmHg，耐受良好者可降低至＜140/90mmHg。对于年龄＜80岁的患者且一般状况好、能耐受降压的老年患者，可降至＜130/80mmHg；对于年龄≥80岁的患者，建议降至＜150/90mmHg，如能耐受降压治疗，可降至＜140/90mmHg。

对于有症状的颈动脉狭窄患者，降压治疗应慎重，不应过快过、度降低血压，如能耐受可降至＜140/90mmHg。过度降压不利于各重要脏器的血流灌注，将增加老年人晕厥、跌倒、骨折和死亡的风险。

对于伴有缺血性心脏病的老年高血压患者，在强调收缩压达标的同时应关注舒张压，舒张压＜60mmHg时，应在密切监测下逐步达到收缩压目标。

（二）治疗策略

一般的降压治疗策略同样适用于老年高血压患者。但老年群体常合并冠心病、糖尿病等多种基础疾病，伴存多种危险因素，靶器官损害及并发症发生也相对较多。因此，老年高血压患者的治疗策略不应仅针对特定的血压水平，更需根据患者的血压值及危险分层采取不同的处理，综合平衡降压治疗给老年患者带来的风险和益处。治疗老年高血压应遵循缓慢、平稳、安全有效、个体化降压的原则。刚开始服用药物时应遵循从小剂量开始，优先选择长效制剂或复方制剂，以平稳控制血压的同时，最大可能地降低靶器官的损害。研究表明，大部分高血压患者需同时联合服用多种降压药物，才能将血压降至正常范围，因此治疗老年高血压应依从联合用药的原则。在选择降压药物种类时，应综合考虑老年人的具体病情。治疗过程中需密切监测药物不良反应。

（三）治疗方法

1.非药物治疗

非药物治疗是高血压治疗的基本措施，消除不利于心理和身体健康的行为和习惯，目的是降低血压、控制其他心血管危险因素和并存的临床疾病状况。具体内容有以下几方面：

（1）合理膳食，减少钠盐的摄入：中国营养学会推荐每人每日食盐量不超过6g。

（2）适当减轻体重：建议体重指数（BMI）应控制在24kg/m²以下。高血压患者BMI减少10%则可使患者的胰岛素抵抗、糖尿病、高脂血症和左心室肥厚有所改善。

（3）适当补充钾和钙盐：鼓励摄入新鲜蔬菜、水果、脱脂牛奶，以及富含钾、钙、膳食纤维、不饱和脂肪酸的食物。

（4）减少膳食脂肪摄入：脂肪量应控制在总热能的25%以下，饱和脂肪酸的量应<7%。研究证实，对于老年人，限制高脂饮食可预防高血压的发生，以及控制血压，使之平稳。

（5）限制饮酒：中国营养学会建议成年男性饮用乙醇（酒精）量<25g/d，相当于啤酒750ml，或葡萄酒250ml或白酒75g；成年女性每日饮用乙醇（酒精）量<15g，相当于啤酒450ml，或葡萄酒150ml，或白酒50g。每日摄入乙醇（酒精）量>30g者，随饮酒量的增加血压显著升高。此外，研究证实，饮酒会降低降压药物的疗效，高血压患者应严格限制饮酒量。

（6）运动：运动有利于减轻体重和改善胰岛素抵抗，提高心血管调节能力，降低血压。可根据年龄及身体状况选择合适的运动方式，如快步行走，一般每周3～5次，每次30～60分钟。

（7）其他：减轻精神压力，保持心理平衡，避免情绪波动。

注意事项：老年人（特别是高龄老年人）过于严格地控制饮食及限制食盐摄入可能导致营养障碍及电解质紊乱，应根据患者具体情况选择个体化的饮食治疗方案。过快、过度地减轻体重可导致患者体力不佳影响生活质量，甚至导致抵抗力降低而易患其他系统疾病。因此，老年人应鼓励适度减轻体重而非短期内过度降低体重。运动方式更应因人而异，需结合患者体质状况及并存疾病等情况制定适宜的运动方案。

2.药物治疗

（1）利尿药：利尿药以氯噻酮、氢氯噻嗪为主，价格较为低廉，且大部分患者耐受性较好，能够降低心血管事件发生率，成为高血压治疗的主要药物。临床上选择超过60岁的高血压患者作为研究对象，治疗前所有患者的血压均在160/90～240/120mmHg范围，分别采取氢氯噻嗪、氨苯蝶啶进行治疗，其中控制不佳者可增加甲基多巴，治疗后发现治疗组患者血压明显降低，随访5年中，与安慰剂组进行对比，治疗组心血管事件发生率明显降低。

（2）β受体阻断药：β受体阻断药属于传统降压药物，被应用于高血压治疗中已有数十年历史，但其降压效果存在较大争议。近几年临床上开展多项研究，均证明β受体阻断药在高血压患者治疗中具有重要意义，尤其是在在针对合并心肌梗死、心绞痛患者的治疗中。另外研究中还发现，β受体阻断药可降低心血管疾病的发生率及病死率，保障患者身心安全。相关报道中，选择65岁以上患者作为老年组，另选择65岁以下患者作为对照组，均采取β受体阻断药进行治疗，治疗前老年组立位血压水平明显低于对照组，治疗后发现老年人立位血压与治疗前相比明显升高，可能与神经反射有关，因此β受体阻断药在老年患者中具有一定安全性。

（3）钙通道阻滞药：钙通道阻滞药属于临床上常见的降压药物，临床上经过多次实验发现钙通道阻滞药能够有效降低老年患者的血压水平，其治疗效果与利尿药相似，同时可应用于冠心病或者糖尿病患者中。既往研究表明，收缩压增高性高血压属于心血管事件中独立的危险因素，若能够采取以钙通道阻滞药为基础的治疗方式，能够直接减少患者收缩压水平，并降低心血管疾病的死亡率，保障患者生命安全。

（4）血管紧张素转换酶抑制药（ACEI）：ACEI药物具有降低老年患者产生心血管事件发生率的效果，与利尿药相似。相关报道中提出，与氢氯噻嗪进行对比，ACEI能够促进男性老年患者的心血管事件降低17%左右，对女性患者效果相同。临床选择年龄超过60岁，同时合并高度心血管事件发生危险的患者，按照随机数字法分为两组，分别采取安慰剂与雷米普利进行治疗，所有患者随访5年，结果发现雷米普利组心血管死亡率降低37%左右，脑卒中、心肌梗死发生率分别减少33%、23%左右。

（5）血管紧张素受体抑制药（ARB）：ARB药物的降压效果与ACEI具有一定相似性，但用药后患者出现的不良反应较少。ARB药物主要通过切断血管紧张素Ⅱ受体，抑制血管紧张素的升压效果，最终达到降压目的。选择75岁以上老年高血压患者，分别采用利尿药与ARB药物，随访中发现患者出现的不良反应有头痛及头晕等，其中ARB组患者并未出现低钾血症或者高尿酸血症等，说明老年患者对其耐受性较好，可成为临床上一线降压药物。

第二节　妊娠期高血压

妊娠期高血压是指妊娠期首次出现血压≥140/90mmHg，并于产后12周内恢复正常，是女性妊娠期出现血压升高的一种疾病，在我国发病率为9.4%～10.4%，国外为7%～12%。本命名强调育龄妇女发生高血压、蛋白尿症状与妊娠之间的因果关系。多数病例在妊娠期出现一过性高血压、蛋白尿症状，分娩后即随之消失。该病严重影响母婴健康，是孕产妇和围生儿发病及死亡的主要原因。

一、妊娠期高血压的临床表现

妊娠期高血压疾病根据不同的临床表现可分为子痫前期（轻度和中度）、子痫、慢性高血压并发子痫前期及妊娠合并慢性高血压，其相应的临床表现见表17–1。

表17-1　妊娠期高血压的临床表现

分类	临床表现
子痫前期	—
轻度	孕20周后出现血压≥140/90mmHg；尿蛋白≥0.3g/24小时，或随机尿蛋白（+）；可伴上腹部不适、头痛等症状
重度	血压≥160/110mmHg；尿蛋白≥2.0g/24小时，或随机尿蛋白（++）；血肌酐>106μmol/L；血小板<100×10⁹/L；血清乳酸脱氢酶及转氨酶升高；伴持续性头痛或其他脑神经或视神经障碍；伴持续性上腹部不适
子痫	子痫前期孕妇抽搐不能用其他原因解释
慢性高血压并发子痫前期	高血压孕妇20周前无尿蛋白，若出现尿蛋白≥0.3g/24小时；高血压孕妇20周后突然尿蛋白增加或血压进一步升高或血小板<100×10⁹/L
妊娠合并慢性高血压	孕前或孕20周前舒张压≥90mmHg（除外滋养细胞疾病），妊娠期无明显加重；或孕20周后首次诊断高血压并持续到产后12周以后

子痫发作前可有不断加重的重度子痫前期，但子痫也可有血压升高不显著、无蛋白尿或水肿。通常产前子痫较多，约25%子痫发生于产后48小时。

重度子痫前期是妊娠20周后出现高血压、蛋白尿且伴随以下至少1种临床症状或体征。

（1）收缩压≥160～180mmHg或舒张压≥110mmHg。

（2）24小时尿蛋白>5g，或随机尿蛋白（+++）以上。

（3）中枢神经系统功能障碍。

（4）精神状态改变和严重头痛（频发，常规镇痛药不能缓解）。

（5）脑血管意外。

（6）视物模糊，眼底点状出血。

（7）肝细胞功能障碍，肝细胞损伤，血清转氨酶升高至少2倍。

（8）上腹部或右上象限痛等肝包膜肿胀症状，肝包膜下出血或肝破裂。

（9）少尿，24小时尿量<500ml。

（10）肺水肿，心力衰竭。

（11）血小板<100×10⁹/L。

（12）凝血功能障碍。

（13）微血管病性溶血（血乳酸脱氢酶升高）。

（14）胎儿生长受限，羊水过少，胎盘早剥等。

子痫进展迅速，前驱症状短暂，表现为抽搐、面部充血、口吐白沫、深昏迷，随之深部肌肉僵硬，快速发展成典型的全身肌张力升高、阵挛惊厥、有节律地肌肉收缩和紧张，持续1～2分钟，发作过程无呼吸动作；此后抽搐停止，呼吸恢复，但患者仍昏迷，最后意识恢复，但伴随困惑、易激惹、烦躁等症状。

二、妊娠期高血压的诊断

妊娠期患者在20孕周时，根据其病史、临床表现、体征及辅助检查即可做出诊断。

（一）病史

患者有本病的高危因素及上述临床表现，应特别注意有无头痛、视力改变及上腹部不适等症状。

（二）高血压

持续血压升高至收缩压≥140mmHg，或舒张压≥90mmHg。舒张压不随患者情绪变化而剧烈变化是妊娠期高血压诊断和评估预后的一个重要指标。若间隔≥6小时的2次测量舒张压≥90mmHg，可诊断为高血压。为确保测量准确性，在测量患者血压时，最好采用水银式血压仪器予以测量，每次测量后休息10～15分钟后再行测量，共测量3次，取其平均值，如有条件可进一步测量患者动态血压情况。此外，袖带应环绕上臂周长至少3/4，否则测量值偏高；若上臂直径超过30cm，应使用加宽袖带。

（三）蛋白尿

24小时内尿蛋白总量≥300mg或相隔6小时的2次随机尿液检查中尿蛋白浓度为30mg/L（定性为+）。蛋白尿在24小时内有明显波动，应留取24小时尿做定量检查，需注意避免阴道分泌物或羊水污染尿液。

（四）水肿

体重异常增加是许多患者的首发症状，孕妇体重突然增加每周≥0.9kg或4周≥2.7kg周是子痫前期的信号。水肿的特点是自踝部逐渐向上延伸的凹陷性水肿，经休息后不缓解。

（五）辅助检查

1.血常规和凝血功能

判断有无血液浓缩及凝血功能障碍。

2.肝、肾功能

肝功能受损可致转氨酶升高，可出现低蛋白血症及白/球蛋白比值倒置；肾功能受损：血尿素氮、肌酐、尿酸升高，电解质紊乱，肌酐升高与病情严重程度平行。尿酸在慢性高血压患者中升高不明显，因此可用于本病与慢性高血压的鉴别。重度子痫前期与子痫应测定电解质与二氧化碳结合力，以早期发现酸中毒并纠正。

3.尿液检查

尿比重≥1.020说明尿液浓缩，尿蛋白（+）示尿蛋白300mg/24小时；尿蛋白（++++）示尿蛋白5g/24小时。尿蛋白检查在重度子痫前期患者应每日检查1次。

4.眼底检查

视网膜小动脉的痉挛程度反映全身小血管痉挛程度，可反映本病的严重程度。通常眼底检查可见视网膜小动脉痉挛，视网膜水肿、絮状渗出或出血，严重时发生视网膜剥离。患者可出现视物模糊、失明。

5.其他

心电图、超声心动图、胎盘功能、胎儿成熟度检查、脑血流图检查等，视病情而定。

三、妊娠期高血压的鉴别诊断

子痫前期应与慢性肾炎合并妊娠鉴别，子痫应与癫痫、脑炎、脑肿瘤、脑血管畸形破裂出血、糖尿病高渗性昏迷、低血糖昏迷等鉴别。

四、妊娠期高血压的治疗策略

妊娠期高血压尚无确切的治疗方案，对早期妊娠的患者，一般从休息、饮食管理、体重控制等方面对其进行预防。

目前，解痉、降压、扩容、利尿、镇静类药物是治疗妊娠期高血压的主要药物。预防子痫的发生、减少并发症、降低母子死亡率是治疗妊娠期高血压的首要目标。在用药选择上，不仅要关注使用何种降压药物，还要关注药物是否对胎儿的发育及新生儿的成长产生危险，因此妊娠期高血压的用药选择与原发性高血压有诸多不同。

（一）非药物治疗

非药物治疗妊娠期高血压疾病措施十分重要，是部分轻度妊娠期高血压患者首选治疗措施，也是药物治疗措施的基石。

1.饮食管理

原发高血压患者在饮食上控制严格，但妊娠期高血压患者对营养要求较高，应该加强对妊娠期高血压患者的饮食指导，摄取足量的蛋白质、糖类、维生素及矿物质，并补充足够的热能，以保障妊娠期高血压患者的每日所需。

2.体重管理

妊娠过程中，一般BMI≤25kg/m²者体重增加≤16kg；25kg/m²＜BMI≤30kg/m²者，体重增加≤11kg；BMI＞30kg/m²者，体重增加≤7kg。若监测患者体重增加超过标准范围，应及时指导患者控制体重，降低体重增加速度。

3.睡眠管理

妊娠期患者对睡眠要求较高，每日睡眠时间不应短于10小时，深度睡眠时间不应短于5小时，且在睡眠期间，患者应尽量保持左侧位，避免出现压迫现象。

（二）药物治疗

1.轻中度妊娠期高血压的治疗

轻中度妊娠期高血压是指患者收缩压≤160mmHg、舒张压≤110mmHg，此类患者主要采用非药物治疗手段，以防止药物对患者及胎儿造成影响。针对部分非药物难以控制血压的患者，可采用甲基多巴及拉贝洛尔予以药物干预。目前临床中常用硝苯地平，但用药过程中一旦出现不良反应需立即停药并到医院救治。同时，在使用药物控制血压的同时，需重视药物对胎儿造成的影响，不建议在临床治疗中采用肌内注射硫酸镁控制轻中度妊娠期高血压患者的血压波动，因为硫酸镁会在一定程度上导致患者呼吸次数及尿量减少等问题，这是硫酸镁药物毒性所造成的。一旦出现上述不良反应，可采用10%葡萄糖酸钙进行静脉推注，以缓解硫酸镁造成的神经抑制问题。

2.重度妊娠期高血压的治疗

重度妊娠期高血压是指患者收缩压＞160mmHg、舒张压＞110mmHg，该患者及其胎儿死亡率较高，也是造成患者颅内出血的主要原因。治疗重度妊娠期高血压药物主要包括以下几种。

（1）β受体阻滞药：主要用于血压值极高的患者，能明显降低患者早产比例。但患者对β受体阻滞药的敏感性有所差异，需针对患者实际情况予以分析和研究，在降低药物不良反应发生率的基础之上调整用药剂量。拉贝洛尔是临床中最常见的β受体阻断药，安全性较高，但临床调查显示，该药物在大剂量应用时有可能造成围生儿低血糖问题，因此在用药时需对药量加以控制。

（2）钙通道阻滞药：此类药物与β受体阻滞药有所不同，这一药物控制患者血压速度相对较慢，但其安全性水平一般较高，因此主要用于部分病情相对较轻的患者。短效钙通道阻滞药仍具有一定的不良反应发生率，可采用维拉帕米及硝苯地平、拜心通等长效药物。另外，部分研究结果表明，尼莫地平也能够科学合理地控制患者血压，并具有预防子痫及先兆子痫发生的作用。

（3）利尿药：利尿药是临床中治疗高血压的最常见药物，但因妊娠期患者情况较为特殊，故在临床应用中有其特殊性。一般认为，可在减少剂量、加强监测情况下进行适当应用，可与其他药物联合应用，以避免患者出现利尿药物不良反应。另外，针对部分对于盐敏感的妊娠期高血压患者，可采用利尿药物来控制患者血压及体内盐分水平，但在此类患者出现血压危象时，需停止给予患者利尿药物，防止患者胎盘血流量过大。

（4）血管扩张药物：血管扩张药在临床中的应用较为广泛，尤其是肼苯哒嗪能够有效降低患者的血压，对胎儿造成的影响极低，临床安全性较高。肼屈嗪（肼苯哒嗪）主要针对舒张压过高的患者效果较好，但对收缩压改善效果不理想。硝普钠作为瞬时起效药物，具有较高的毒性，一般在临床中当患者出现血压危象，且其他药物无法起到治疗效果时，才可谨慎应用。

针对重度妊娠期高血压患者，应根据患者孕周情况加以个体化分析和治疗，病情较重的患者应住院治疗，以防止患者在治疗中出现各项不良反应及并发症情况。治疗的同时，需注意避免血压下降过快及低血压情况，否则极易出现子宫缺血，从而导致胎儿窘迫。目前研究认为，针对重度妊娠期高血压致先兆子痫的患者，在临床中可合理应用硫酸镁，但在注射过程之中应针对患者血压值、神经反射加以监测，并记录患者治疗过程中的尿量，防止出现不良反应。

妊娠期高血压子痫患者在治疗中需注意，子痫是因患者胎盘血液灌注不足而导致的症状，因此即便合理降低血压，仍然无法改善患者子痫症状，在治疗中可采用拉贝洛尔及硝普钠进行治疗，如出现肺水肿，可酌情给予硝酸甘油。口服药物可采用硝苯地平片剂，服用过程需严密监测各项药物不良反应。子痫是造成妊娠期高血压患者颅内出血的首要原因，因此在治疗时需避免患者发生抽搐发病，必要时可终止妊娠。临床中有应用β受体阻滞药联合钙通道阻滞药，以期提升降压治疗效果，但目前研究证实该方案对于子痫症状改善无明显意义，仍需进一步研究及调查。

3.哺乳期高血压的治疗

哺乳期在用药方面应予以注意，降压药物均可通过乳汁分泌，但药物在乳汁中浓度很低，对胎儿造成的影响较低，卡托普利、依那普利和喹那普利药物的安全性评价较高，血液中浓度仅为1%～2%，可给予应用。

4.妊娠期高血压终止妊娠

高血压患者终止妊娠的指征有以下几方面。

（1）重度先兆子痫治疗超过48小时仍未见明显疗效的患者。

（2）超过34孕周的重度子痫患者。

（3）未超过34孕周但伴有子痫症状，且胎儿发育成熟的患者。针对终止妊娠的患者可先经阴道试产再行剖宫产，具体终止妊娠方式酌患者病情加以选择。

第三节 难治性高血压

一、难治性高血压概述

在改善生活方式的基础上，应用了合理可耐受的足量≥3种降压药物（包括1种利尿药）治疗＞1个月，血压仍未达标，或服用≥4种降压药物血压才能有效控制的高血压，称为难治性高血压（RH），其中后者称为可控制难治性高血压（CRH）。

目前关于难治性高血压的患病率，在国内尚未有准确的流行性病学数据。对美国《国家健康与营养调查》的数据进行分析，发现2003—2008年难治性高血压的患病率为8.9%；在1998—2008年，所有降压治疗人群中难治性高血压的患病率由15.9%（1998—2004年）升至28%（2005—2008年）。随着人口老龄化及肥胖、睡眠呼吸暂停低通气综合征、慢性肾病等疾病的增多，难治性高血压成为越来越常见的临床问题。

二、难治性高血压的诊断与鉴别

（一）难治性高血压的诊断方法

《难治性高血压诊断治疗中国专家共识》指出，诊断难治性高血压时，最为基础的是诊室血压测量。坐位、非同日测量3次以上血压，血压未达标时，建议同时测量双侧上臂血压，当两侧血压相差20mmHg以上时，建议增加双侧下肢血压的测量。此外，建议新诊断的高血压患者连续2周、血压波动明显的患者连续3～7日，早晚2次（早在晨起服药前测定，晚在晨起服药后至少12小时或睡前测定）进行家庭自测血压，每次测量3遍，计算最接近的2次血压的平均值，血压≥135/85mmHg可诊断为高血压。为了了解全天血压的波动及增高的程度，排除白大衣效应及其他假性高血压，可进一步进行24小时动态血压监测，监测结果中高血压的诊断标准为：全天（24小时）＞130/80mmHg，白昼＞135/85mmHg，夜间＞120/70mmHg，全天24小时监测的有效次数在85%以上为有效检测。条件允许还需要评估动脉僵硬度，因为真正的难治性高血压存在血管重构。目前，测量动脉僵硬度的非侵入性手段是测定颈-股脉搏波速度，代表动脉节段的体表距离/脉搏波传导时间。脉压也是评估动脉僵硬度的可靠指标。动脉节段的体表距离/脉搏波传导时间＞10m/s，24小时脉压≥63mmHg，或者中心静脉压≥55mmHg表明血管重构。

（二）鉴别排除假性难治性高血压

在进行上述规范准确的测量之余，还应注意鉴别影响血压控制不良的原因，进一步排除假性难治性高血压，并针对特定原因采取解决措施。

关于影响血压控制不良的原因，需要特别注意的主要有以下几点。

（1）血压测量方法不正确：是假性难治性高血压的常见原因，如患者背部没有支撑可使舒张压升高，双下肢交叉可使收缩压升高。

（2）生活方式因素：是否存在高盐摄入、过度焦虑、大量吸烟、重度肥胖、慢性疼痛等。

（3）是否服用影响血压的药物：如甘草、非甾体类抗炎药物、口服避孕药物、类固醇药物、环孢素、促红细胞生成素、麻黄碱等。

（4）治疗依从性：需分析患者是否持续按医嘱服药。

（5）是否存在高血压药物治疗不充分：如药物用量不足或未使用利尿药或联合方案不正确等。

（6）其他：寻找继发性高血压的线索。

（三）难治性高血压中继发性高血压的鉴别

1.继发性高血压临床特点

血压水平较高；多种降压药物联合治疗血压仍然难以控制；通过针对病因的治疗可以使血压得到明显控制甚至恢复至正常。因此，鉴别出继发性高血压并针对病因采取相应的药物、器具和手术等治疗策略是控制难治性高血压的关键环节之一，以提高降压治疗的有效性和治愈率，有效改善预后。对所有难治性高血压均应该注意从病史、症状、体征及常规实验室检查中排查继发性高血压，警惕继发性高血压的可能性。

2.难治性高血压中常见的继发性高血压的种类

睡眠呼吸暂停综合征，原发性醛固酮增多症，肾实质性高血压，肾血管性高血压，嗜铬细胞瘤等。同时，应警惕精神心理因素所导致的、难以控制的高血压。

3.常用于继发性高血压鉴别的基本检查内容

血常规、尿常规、血电解质、血肌酐、血糖、血脂、24小时尿钠、24小时尿钾，以及颈动脉超声、心脏超声、肾超声和眼底检查等，记录身高、体重，计算身体质量指数（BMI），按照MDRD公式计算估算的肾小球滤过率（eGFR）等。

对怀疑有继发性高血压的患者，应基于其特殊的临床表现和相应的实验室检查提供的基本线索，围绕疑似病因进行相应的专科检查，避免漏诊、误诊的同时，也要避免盲目地进行过度检查。

4.专科检查的主要内容

肾上腺CT检查，肾动脉超声和CT检查，醛固酮抑制或激发试验，血浆醛固酮、肾素及其比值的测定，血、尿儿茶酚胺测定及^{131}I–间位碘代苄胍（MIBG）闪烁扫描示踪，睡眠呼吸监测，皮质醇节律和地塞米松抑制试验。必要时对患者进行精神心理评估。

三、难治性高血压的治疗

（一）一般治疗

主要是矫治不良生活方式。治疗措施主要包括以下几方面。

（1）减轻体重。

（2）摄入酒精应适度，建议大多数男性每日不超过2杯（红酒<300ml，啤酒600ml左右），女性或较低体重的人减半。

（3）限盐，建议食盐量<6g/d。

（4）高纤维、低脂饮食。

（5）增加体力活动，每天进行50%最大耗氧量强度的有氧运动至少30分钟，且每周用尽量多天数地进行体力活动。另外，同时应当注意心理调适，减轻精神压力，保持心理平衡。

（二）药物治疗

1.药物治疗原则

在纠正不良生活方式的同时，还要注意降压药物的合理使用。药物选用的原则包括：停用干扰血压的药物；正确地使用利尿药。同时注意合理的联合用药（包括单片固定复方制剂），以达到最大降压效果和最小不良反应。在药物治疗中应尽量应用长效制剂，以有效控制夜间血压、晨峰血压及清晨高血压，提供24小时的持续降压效果；另外，必须遵循个体化原则，根据患者具体情况和耐受性，选择适合患者的降压药物。

2.药物治疗方法

需要联合≥3种不同降压机制的药物，应选择长效或固定复方制剂以减少给药次数和片数。酌情将全天用药一次或分成早、晚服用，以控制全天血压。可能影响降压效果的药物有以下几种。

（1）非麻醉性镇痛药（包括非甾体类抗炎药、选择性环氧合酶–2抑制药）。

（2）拟交感胺类药物（可卡因、减充血药、减肥药盐酸西布曲明等）。

（3）兴奋药。

（4）过量乙醇（酒精）。

（5）口服避孕药。

（6）糖皮质激素。

（7）环孢素。

（8）促红细胞生成素。

（9）天然甘草。

（10）中药成分（麻黄）等。

对于上述药物应避免使用或将其减至最低剂量。

3.治疗药物的选择及原则

对于高肾素及高交感活性（以心率及血浆肾素活性作为基本判断标准）的患者以肾素–血管紧张素系统阻滞药（RASI）[血管紧张素转换酶抑制药（ACEI）或血管紧张素受体拮抗药（ARB）]和β受体阻滞药为主。对于容量增高（高盐饮食、北方老年人群或以24小时尿钠排泄作为基本判断指标）及循环RAAS低下的患者，以钙通道阻滞药和利尿药为主；其中，对于摄盐量大的患者，在强调严格限盐的同时适当增加噻嗪类利尿药的用量。对于eGFR≤30ml/（min·1.73m^2）的患者应采用袢利尿药，非透析的、肾功能不全的患者由于RASI的使用或剂量受限，应增加钙通道阻滞药的剂量，甚至将二氢吡啶类与非二氢吡啶类钙通道阻滞药合用。对于肥胖患者应增加RASI的剂量。以收缩压升高为主的老年患者钙通道阻滞药应加量。

通常的三药联合方案推荐A（ACEI或者ARB）+C（CCB）+D（噻嗪类利尿药）。血压仍不能达标时可以考虑加用螺内酯（需要评估肾功能和潜在高血钾的风险），或联合β受体阻滞药、α/β受体阻滞药或α受体阻滞药。血压仍不能达标时，可乐定、利血平等中枢神经抑制药物可作为联合方案的第5种降压药物的选择。

使用降压药物时，应遵循以下原则：

（1）难治性高血压的基本药物治疗应以RASI（ARB或ACEI）联合钙通道阻滞药再联合噻嗪类利尿药的三联治疗方案为主。因为此种联合方案存在机制上的合理性，符合一般高血压患者的治疗。在此基础上如血压仍不能达标，可依据患者的临床特点联合其他的降压药物（包括β受体阻滞药、受体阻滞药或α受体阻滞药及醛固酮拮抗药等）。

（2）在三联的治疗方案中，药物剂量应为常规或双倍的可耐受剂量。

（3）在多药联合治疗的方案中，建议寻求疗效叠加、不良反应少、依从性高的方案，可由有经验的专科医师协助选择。

4.治疗依从性评估

药物调整阶段每2～4周随诊1次，通过与患者和其家属交谈了解服药种类、数量、频率和时间，并根据每次处方的药量和患者取药的频率计算服药依从性。应当耐心听取患者对用药方案的意见并予以针对性地调整，以有效提高治疗依从性。服用β受体阻滞药者测心率、服用α受体阻滞药者测量立位时血压变化、服用利尿药者观察血尿酸、血钾的变化等均有助于判断服药的依从性情况。

5.药物疗效及安全性评估

除诊室血压外，需结合家庭自测血压和ABPM评估降压疗效。根据患者服药频率和时间确定家庭自测血压的次数和时间。对于血压波动性大的患者，应嘱咐患者在每次服药前、清晨、午前、傍晚、睡前测量血压并记录结果，并于就诊时携带。对于诊室血压与家庭自测血压不符、血压波动明显、需要了解夜间血压情况和全天血压平稳情况时，推荐进行24～48小时ABPM。

在安全性方面，需要了解患者的任何不适，尤其是体位性头晕、黑蒙；询问患者对治疗药物的耐受情况和不良反应。肾功能受损且应用RASI、醛固酮拮抗药、合并袢利尿药治疗的患者，必须定期测血钾和血肌酐，计算eGFR。

6.其他特殊治疗措施

由于难治性高血压患者心血管风险明显增加，控制血压是治疗的重要环节和目标。对于部分进行规范合理的强化治疗干预后，血压控制仍不满意的难治性高血压患者，肾动脉交感神经射频消融术（RDN）、颈动脉压力感受器刺激、微血管减压术等有望成为药物之外新的治疗方法。

RDN是一种有创介入性治疗，通过插入肾动脉的射频导管释放能量，透过肾动脉的内、中膜，选择性毁坏外膜的部分肾交感神经纤维，从而达到降低肾交感神经活性的目的。Symplicity HTN-1、Symplicity HTN-2、GSR等研究表明，RDN具有长期稳定的降压效果，且并发症发生率低，术后降压药物使用的数量有所减少（但一些患者仍需要多种降压药物控制血压）。但Symplicity HTN-3研究发现，RDN组和对照组的诊室血压和动态血压降低幅度比较，差异无统计学意义。目前在临床上仍未将RDN推荐为难治性高血压的常规治疗方法。对于存在交感神经过度激活的继发性高血压，如胰岛素抵抗、OSAHS、室性心律失常、慢性肾病等，以及真性顽固性高血压，RDN可能具有一定疗效。

另外，颈动脉压力感受器刺激法和微血管减压术对于特定类型的难治性高血压患者可能具有一定作用，但仍需要进一步研究及证据支持其有效性和安全性。

第四节 抗高血压药

一、高血压

（一）概述

高血压是以体循环动脉血压[收缩压和（或）舒张压]增高为主要表现的临床综合征。高血压是严重危害人类健康的常见心血管疾病，不仅患病率高，而且可引起心、脑、肾等靶器官的严重并发症，是脑卒中、冠心病的主要危险因素。高血压分为继发性高血压和原发性高血压。原发性高血压又称为高血压病，与遗传、环境因素有关，约占高血压患者的95%。继发性高血压约占高血压患者的5%，常继发于原发性醛固酮增多症、嗜铬细胞瘤、肾动脉狭窄等疾病。

（二）病因与发病机制

目前认为，原发性高血压是在一定遗传因素的前提下由多种后天环境因素作用的结果。一般认为遗传因素约占40 %，环境因素约占60 %。

1.遗传因素

发病有明显的家庭聚集性，父母均有高血压病，其子女的发病概率高达46 %。

2.精神因素

脑力劳动者、长期精神紧张度高者易发生高血压病。

3.血管内皮功能异常

血管内皮通过代谢、生成、激活和释放各种血管活性物质调节血压。高血压时舒张血管物质生成减少，收缩血管物质生成增多，血管平滑肌细胞对舒张因子的反应减弱，而对收缩因子的反应增强。

4.其他因素

饮食、肥胖、服避孕药、阻塞性睡眠呼吸暂停综合征都与高血压的发生有关。

（三）临床表现

1.一般症状

原发性高血压多数起病缓慢，早期常无症状，可于查体时发现血压升高。常见症状有头晕、头痛、颈部僵硬、疲劳、心悸、眼花、耳鸣、失眠、多梦、注意力不集中等症状，在紧张或劳累时加重。

2.并发症

血压持久升高可导致心、脑、肾、视网膜等靶器官损害。

（1）心：长期高血压引起的心脏形态和功能改变称为高血压心脏病。

（2）脑：高血压后期常并发急性脑血管病，包括以下两类。

①出血性脑血管病，如高血压性脑出血、蛛网膜下腔出血等。

②缺血性脑血管病，如短暂性脑缺血发作、脑血栓形成、腔隙性梗死等。

（3）肾：长期持久的高血压可致进行性肾硬化，并加速肾动脉粥样硬化的形成，可出现蛋白尿、肾功能损害等。

（4）视网膜：视网膜小动脉早期发生痉挛，随着病情进展出现硬化改变。血压急骤升高可引起眼底出血、渗出和视神经盘水肿。

（5）血管：严重的高血压可促使形成主动脉夹层并破裂，常可致命。

（四）辅助检查

1.实验室检查

常规检查项目是血常规、尿常规、血糖、血胆固醇、血甘油三酯、血尿酸、肾功能等。

2.心电图检查

心电图可见左心室电压并继发ST-T改变、心律失常等。

3.胸部X线检查

X线片可见主动脉升部、弓部、降部迂曲延长，心界向右下方扩大。

4.动态血压监测

24小时动态血压监测可知血压升高程度、昼夜变化及降压治疗效果。

5.眼底检查

眼底检查有助于发现眼底血管与视网膜病变。

（五）诊断要点

高血压诊断标准：在未服抗高血压药物的情况下，收缩压≥140 mmHg和（或）舒张压≥90 mmHg。

原发性高血压的确定：未服抗高血压药物、休息15分钟、非同日3次测血压均达到或超过成人高血压标准，并排除继发性高血压，可诊断为原发性高血压。

根据血压增高的水平，可进一步分为高血压Ⅰ、Ⅱ、Ⅲ期（见表17-2）。

表17-2　血压水平的定义和分类（世界卫生组织/国际高血压联盟）

类别	收缩压（mmHg）	舒张压（mmHg）
正常血压	＜130	＜85
正常高值	130～139	85～89
Ⅰ期高血压（轻度）	140～159	90～99
Ⅱ期高血压（中度）	160～179	100～109
Ⅲ期高血压（重度）	≥180	≥110

二、常用抗高血压药

凡能降低血压而用于高血压治疗的药物称为抗高血压药。目前，国内外广泛应用或称为第一线抗高血压药的是利尿药、钙通道阻滞药、β受体阻断药和血管紧张素转化酶抑制剂（ACEI）及血管紧张素Ⅱ受体阻断药。

（一）利尿药

利尿药常作为治疗高血压的基础药物。各类利尿药单用即有降压作用。许多降压药在长期使用过程中，可引起不同程度的水钠潴留，影响降压效果。合用利尿药能消除水钠潴留，使降压作用增强。利尿药包括高效、中效和低效利尿药三大类，临床治疗高血压以噻嗪类利尿药为主，其中氢氯噻嗪最为常用。

1.药理作用

氢氯噻嗪的降压作用确切、温和、持久，降压过程平稳，可使收缩压与舒张压成比例性地下降，对卧位和立位均有降压作用。长期应用不易发生耐受性。大多数患者一般用药2～4周可达到最大疗效。噻嗪类利尿药降压的确切机制尚不清楚，初期降压作用可能是通过排钠利尿，使细胞外液及血容量减少；长期应用排钠使体内轻度缺钠，小动脉细胞内低钠，通过Na^{+}-Ca_{2}^{+}交换机制减少Ca_{2}^{+}内流，从而使血管平滑肌对去甲肾上腺素等加压物质的反应性减弱。

2.临床应用

噻嗪类利尿药是治疗高血压的基础药物。可单用治疗轻度高血压，与其他降压药合用治疗各类高血压，联合用药可增强降压作用，并防止其他药物引起的水钠潴留。对于老年高血压患者，因肾单位减少，水钠容量增加，血浆肾素活性降低，这类药物疗效更佳。

3.不良反应

长期大剂量应用可引起低血钾、高血糖、高血脂、高尿酸血症等。吲达帕胺属于非噻嗪类利尿药，降压作用温和，疗效确切，不引起血脂改变，对伴有高脂血症患者可用吲达帕胺替代噻嗪类利尿药。

（二）钙通道阻滞药

钙通道阻滞药是通过抑制细胞外Ca_2^+的内流，使血管平滑肌松弛、血压下降。临床上常用的钙通道阻滞药共有以下3类。

二氢吡啶类：硝苯地平、尼群地平等，可由于交感神经兴奋引起心率加快。

苯烷胺类：维拉帕米、戈洛帕米等。

苯并噻氮䓬类：地尔硫䓬、克仑硫䓬等。

各类钙通道阻滞药对心脏和血管的选择性不同，以苯烷胺类对心脏作用最强，二氢吡啶类对血管作用较强，苯并噻氮䓬类介于两者之间。

1.硝苯地平

（1）体内过程：口服易吸收，生物利用度为45%~70%，舌下含服、口服硝苯地平片剂，分别在3分钟、20分钟后出现降压作用。药物主要在肝脏代谢，少量以原型的形式经肾排泄。

（2）药理作用：降压作用快而强，但对正常血压者影响不明显。降压时伴有反射性心率加快，血浆肾素活性增高，合用β受体阻断药可对抗。本类药物对糖、脂质代谢无不良影响。短效制剂口服30分钟起效，作用持续4~6小时，但长期用药可加重心肌缺血、增加心性猝死率。现主张应用长效制剂，安全可靠、疗效显著，可明显提高生存率。

（3）临床应用：适用于轻、中、重度高血压，可单用或与利尿药、β受体阻断药、ACEI合用，以增强疗效，减少不良反应。目前多采用缓释剂或控释剂等长效制剂，以延长其作用时间并减轻迅速降压造成的反射性的交感神经活性增强。

（4）不良反应：一般较轻，常见面部潮红、头痛、眩晕、心悸、踝部水肿等，与该药扩张血管作用有关。

2.尼群地平

尼群地平药理作用、用途与硝苯地平相似，对血管平滑肌松弛作用较硝苯地平强，降压作用维持时间较长。适用于各类型高血压。不良反应与硝苯地平相似，肝功能不良者慎用或减量。

3.氨氯地平

氨氯地平为长效钙通道阻断药。作用与硝苯地平相似，起效慢，作用平稳而持久，由血管扩张引起的头痛、颜面潮红、心率加快等症状不明显。口服吸收好，生物利用度高，$t_{1/2}$为40～50小时，每日只需服药一次，降压作用可维持24小时，血药浓度较稳定，可减少血压波动造成的器官损伤，用于治疗各类型高血压。不良反应与硝苯地平相似，但发生率低。

（三）β受体阻断药

β受体阻断药除用于治疗心律失常、心绞痛外，也是疗效确切的抗高血压药，主要有普萘洛尔、美托洛尔、阿替洛尔、纳多洛尔、吲哚洛尔等。

1.普萘洛尔

（1）体内过程：普萘洛尔为高度亲脂性化合物，口服吸收完全，但肝脏首关消除显著，生物利用度约为25%，且个体差异较大。主要经肝脏代谢、肾脏排泄。

（2）药理作用：普萘洛尔为非选择性β受体阻断药，对β_1、β_2受体都有作用。降压作用缓慢、平稳，收缩压、舒张压均降低。

普萘洛尔可通过多种机制降压，主要与以下几方面作用有关。

①减少心排血量：阻断心肌β_1受体，使心肌收缩力减弱，心率减慢，心排血量减少而发挥作用。

②抑制肾素分泌：阻断肾小球旁器部位的β_1受体，减少肾素分泌，从而抑制肾素–血管紧张素–醛固酮系统（RAAS）活性。

③降低外周交感神经活性：阻断去甲肾上腺素能神经突触前膜β_2受体，消除正反馈作用，减少去甲肾上腺素的释放。

④中枢性降压：阻断血管运动中枢的β受体，从而抑制外周交感神经张力而降压。

⑤促进具有扩张血管作用的前列环素合成。

（3）临床应用：用于治疗各种程度的原发性高血压，可单独应用，也可与其他抗高血压药合用。对伴有心排血量或肾素活性偏高者疗效较好，对高血压伴有心率快、心绞痛、偏头痛、焦虑症等尤为适用。

（4）不良反应：抑制心脏功能，可导致心动过缓、心肌收缩力减弱，甚至心功能不全，长期用药可导致血脂升高。可诱发或加重支气管哮喘。支气管哮喘、严重左心衰竭及重度房室传导阻滞者禁用。长期用药突然停药，可使血压反跳性升高，病情复发或加重。

2.美托洛尔、阿替洛尔

美托洛尔和阿替洛尔的降压作用优于普萘洛尔，对心脏β_1受体有较大选择性，对支气管的β_2受体影响较小。口服可用于各种程度的高血压，降压作用持续时间较长，每日服用

1～2次。

3.拉贝洛尔

拉贝洛尔能阻断α受体和β受体，其阻断β受体的作用比阻断α_1受体的作用强，对α_2受体无作用。降压作用温和，对心排血量和心率影响小，适用于各类型高血压及高血压伴有心绞痛的患者，静脉注射可以治疗高血压危象。不良反应轻。由于α_1受体阻断作用，可产生直立性低血压。头皮刺麻感是该药的特殊反应，其他尚有胃肠道反应、头痛、乏力、皮疹和过敏反应。

（四）肾素–血管紧张素系统抑制药

RAAS在血压调节及体液的平衡中起到十分重要的作用，对高血压发病有重大影响。除存在整体的RAAS外，组织中也存在独立的RAAS。作用于该系统的药物主要有血管紧张素转化酶抑制剂和血管紧张素Ⅱ受体阻断药。

1.血管紧张素转化酶抑制剂

卡托普利于1977年首先被用于治疗高血压，是第一个口服有效的ACEI。近年来又合成了10余种高效、长效且不良反应较少的ACEI。该类药物的作用特点：降压时不伴有反射性心率加快，对心排血量没有明显影响；可预防和逆转心肌和血管构型重建；能增加肾血流量，保护肾脏；能改善胰岛素抵抗，不引起电解质紊乱和脂质代谢改变；久用不易产生耐受性。

（1）卡托普利：

①体内过程：口服生物利用度约为70%，胃肠道食物可影响其吸收，宜在饭前1小时服用。口服后15～30分钟血压开始下降，1～1.5小时达到降压高峰，降压持续4～9小时，剂量超过25 mg时可延长作用时间。部分在肝脏代谢，主要经肾排出，40%～50%为原型药物。肾功能不全者药物有蓄积，为2～3小时，乳汁中有少量分泌，不透过血–脑脊液屏障。

②药理作用：具有中等强度的降压作用，可降低外周阻力，不伴有反射性心率加快，同时可以增加肾血流量。降压机制主要涉及以下几方面：a.抑制血管紧张素Ⅰ转化酶（ACE），减少AngⅡ形成，从而取消AngⅡ收缩血管、促进儿茶酚胺释放的作用。b.抑制AngⅡ生成的同时，可减少醛固酮分泌，有利于水、钠排出。其特异性扩张肾血管作用也有利于促进水、钠排泄。c.ACE又称为激肽酶Ⅱ，能降解缓激肽等，使之失活。抑制ACE，可减少缓激肽降解，提高缓激肽在血中的含量，进而促进一氧化氮（NO）及前列环素（PGI_2）的生成，增强扩张血管效应。

③临床应用：用于各类型高血压，降压作用与血浆肾素水平相关，对血浆肾素活性高者疗效较好，尤其适用于合并糖尿病、左心室肥厚、心力衰竭、心肌梗死的高血压患者。

重型及顽固性高血压宜与利尿药及β受体阻断药合用。

④不良反应：耐受性良好，但应从小剂量开始使用。主要不良反应有咳嗽、血管神经性水肿、皮疹、味觉及嗅觉改变等。久用可发生中性粒细胞减少，应定期检查血象。因减少AngⅡ生成的同时减少醛固酮分泌，可致高血钾。禁用于伴有双侧肾动脉狭窄、高血钾及妊娠期的患者。

（2）依那普利：依那普利的降压作用机制与卡托普利相似，但抑制ACE的作用较卡托普利强10倍，降压作用强而持久，主要用于高血压，对心功能的有益影响优于卡托普利。因其不含—SH基团，无青霉胺样反应（皮疹、嗜酸性粒细胞增多）。其他不良反应与卡托普利相似。

其他ACE抑制药还有赖诺普利、喹那普利、培哚普利、雷米普利、福辛普利等。这些药物的共同特点是长效，每日只需服用一次。作用及临床应用与依那普利相似。

2.血管紧张素Ⅱ受体拮抗药

血管紧张素Ⅱ受体拮抗药可直接阻断AngⅡ的缩血管作用而降压，与ACEI相比，选择性更强，不影响缓激肽的降解，对AngⅡ的拮抗作用更完全，不良反应较ACEI少，是继ACEI后的新一代肾素-血管紧张素系统抑制药。常用药物有氯沙坦、缬沙坦、厄贝沙坦等。

（1）氯沙坦：氯沙坦选择性地与AT_1受体结合，阻断AngⅡ引起的血管收缩，从而降低血压用于各类型高血压，效能与依那普利相似，每日口服50 mg即可有效控制血压，作用可维持24小时。长期应用还有促进尿酸排泄的作用。对伴有糖尿病、肾病和慢性心功能不全患者有良好疗效。

不良反应较ACEI少，不引起咳嗽，主要有头晕、高血钾、与剂量相关的直立性低血压。孕妇及哺乳期妇女禁用。

（2）缬沙坦：缬沙坦对人AT_1受体亲和力比氯沙坦强5倍。降压平稳，用药后2小时出现降压作用，可持续24小时。连续用药2～4周降压达最大效应。临床应用同氯沙坦。不良反应少，主要有头痛、眩晕、疲劳等。孕妇禁用。

三、其他抗高血压药

（一）影响交感神经递质药

利血平属于影响交感神经递质药。

1.药理作用和临床应用

利血平抑制交感神经末梢摄取去甲肾上腺素，耗竭递质而产生降压作用。降压作用缓慢、温和、持久，口服给药1周显效，2～3周作用达到高峰，可维持3～4周。因不良反应多，目前已不单独应用，常与利尿药等制成复方制剂，用于轻中度高血压，特别是对伴有情绪紧张的高血压患者疗效较好。

2.不良反应

不良反应可有鼻塞、乏力、心率减慢、胃酸分泌增多、腹泻、阳痿等。中枢抑制作用可有镇静、嗜睡、情绪低落，较严重的可出现抑郁症，一旦发生应立即停药。胃、十二指肠溃疡患者慎用或禁用，有精神抑郁病史者禁用。

（二）中枢性降压药

1.可乐定

（1）药理作用和临床应用：降压作用中等偏强，降压时可伴有心率减慢、心排血量减少、外周血管阻力降低。本药对肾血流量和肾小球滤过率无明显影响。此外，可乐定还具有镇静、镇痛、抑制胃肠运动和分泌作用。用于治疗中度高血压，特别是肾性高血压或伴有溃疡病的高血压患者较为适用。也可用于阿片类镇痛药成瘾者的脱毒治疗。

（2）不良反应：常见不良反应是口干和便秘。其他有镇静、嗜睡、抑郁、眩晕、血管神经性水肿、恶心、心动过缓和食欲缺乏等。长期用药突然停药可能引起停药反应。恢复给药或用α受体阻断药可缓解其“反跳”现象。

2.甲基多巴

甲基多巴的作用与可乐定相似，降压作用中等偏强。降压时伴心率减慢、心排血量减少、外周血管阻力降低，以肾血管阻力降低最为明显。适用于中度高血压，特别是伴有肾功能不全的高血压患者。不良反应有嗜睡、口干、便秘，有时可出现肝损害和黄疸，肝功能不全患者禁用。

（三）α受体阻断药

哌唑嗪属于α受体阻断药。

1.药理作用和临床应用

降压作用中等偏强。可选择性阻断血管平滑肌突触后膜化受体，扩张血管，降低外周阻力，使血压下降。降压的同时不引起心率加快及肾素分泌增加。对前列腺肥大患者能改善排尿困难症状。此外，长期应用哌唑嗪可降低血浆甘油三酯（TG）、总胆固醇（TC）、低密度脂蛋白（LDL）和极低密度脂蛋白（VLDL），增加高密度脂蛋白（HDL），对缓解冠状动脉病变有利。适用于轻、中度高血压，与利尿药或β受体阻断药合用可增强疗效。对高血压伴有肾功能不良者较适用，特别是伴有高脂血症或前列腺肥大的高血压患者。

2.不良反应

部分患者首次给药后0.5～1.0小时可出现直立性低血压、眩晕、出汗、心悸等反应，称为“首剂现象”。发生率高达50%，尤其是已用利尿药或β受体阻断药者更易发生。将首次剂量减半（0.5mg）并于睡前服用可避免发生。其他有眩晕、乏力、口干等不良反应，一般不影响用药。

（四）血管平滑肌扩张药

1.肼屈嗪

（1）药理作用和临床应用：直接扩张小动脉血管平滑肌，降低外周阻力而降压。降压时伴有反射性心率加快、心排血量增多、血浆肾素活性增高及水钠潴留，从而减弱其降压作用，故一般不单独使用。合用利尿药和β受体阻断药可增效。

（2）不良反应：有头痛、颜面潮红、黏膜充血、心动过速，并可诱发心绞痛和心力衰竭等，大剂量长期应用可引起全身性红斑狼疮样综合征，停药后可自行痊愈，少数严重者可致死。

2.硝普钠

（1）药理作用和临床应用：该药为快速、强效、血管扩张药，通过扩张小静脉、小动脉血管平滑肌，减少心脏前后负荷，利于改善心功能。口服不吸收，静脉给药1～2分钟起效，停药后5分钟血压回升。主要用于治疗高血压危象，可作为首选药。也用于高血压合并难治性心衰、嗜铬细胞瘤引起的高血压等。

（2）不良反应：血压降低过快可出现恶心、出汗、头痛、心悸等，停药或减慢滴速后症状消失。

四、抗高血压药的用药指导

（一）用药指导程序

抗高血压药的用药指导程序见表17-3。

表17-3　抗高血压药的用药指导程序

用药步骤	用药指导要点
用药前	1. 熟悉一线降压药的作用特点和适应证，知道其他降压药的适应证及禁忌证 2. 熟悉各类降压药的用量及服药时间
用药中	1. 抗高血压药可以控制血压但不能治愈高血压，必须长期治疗以控制血压及预防其对身体多个系统的损害。告知患者坚持按医嘱服药，在没有医生建议的情况下，不能随意开始或停止服药 2. 在长期服用降压药的过程中，患者可能会出现药物不良反应，应准确告知患者所服药物的不良反应以及如何处理 3. 新加用降压药物的患者若出现相应不良反应（如面部潮红、干咳等）且不能耐受时，应及时就医 4. 高血压患者出现胸闷、气短、运动耐力下降者应及时到医院就诊
用药后	1. 注意用药后观察药物的疗效及不良反应，需要规律地监测血压，可以使用水银血压计和电子血压计，后者使用方便、简单，适用于家庭保健 2. 按医嘱规范治疗，改善治疗依从性，尽可能实现降压达标；坚持长期平稳有效地控制血压

（二）非药物治疗指导

高血压的非药物治疗和患者的自我管理非常重要，包括提倡健康的生活方式，消除不利的心理和身体健康的行为和习惯，减少高血压以及心血管病的发病危险。

高血压患者应限制盐的摄入，增加体育锻炼控制体重，减少脂肪的摄入，多吃新鲜的蔬菜和水果，戒烟限酒，减轻精神压力，保持心态平衡。

（三）抗高血压药应用原则

1.有效治疗与终身治疗

有效治疗就是使血压控制达标。一般的高血压患者，其血压应控制在140/90mmHg以下，如可耐受，可继续降到130/80 mmHg以下。老年人血压降到150/90 mmHg以下，伴有糖尿病、肾病或者脑血管病的高血压患者，一般可将血压降到130/80 mmHg以下。原发性高血压病因不明、无法根治，一般需要长期甚至终身治疗。

2.坚持个体化治疗

应根据患者年龄、性别、病情程度及合并症等情况制订治疗方案。

3.联合用药

为增加疗效，减少不良反应的发生，在低剂量单药治疗效果不好时，可采取联合用药。

4.平稳降压和保护靶器官

一线降压药中对靶器官有良好保护作用的有长效钙通道阻滞药、血管紧张素转化酶抑制剂和血管紧张素Ⅱ受体阻断药，临床推荐使用长效制剂能平稳控制血压，保护靶器官，减少心血管疾病的发生。

（四）常用制剂和用法

氢氯噻嗪：片剂——25mg。口服，每次25～50mg，每日1～2次。

硝苯地平：片剂——10mg。口服，每次5～10mg，每日3次。

氨氯地平：片剂——5mg。口服，每次5～10mg，每日1次。

盐酸普萘洛尔：片剂——10mg。口服，每次10～20mg，每日3～4次。以后每周增加剂量10～20mg，直到达到满意疗效。

阿替洛尔：片剂——25mg、50mg、100mg。口服，每次50～100mg，每日1次。

卡托普利：片剂——25mg、50mg、100mg。口服，开始每次25mg，每日3次，饭前服，逐渐增至每次50mg，每日3次。

氯沙坦：片剂——25mg、50mg。口服，每次25mg，每日2次；每次50mg，每日1次。

第五节　抗心绞痛药

一、心绞痛

（一）概述

心绞痛是在冠状动脉粥样硬化的基础上，一过性冠状动脉供血不足，心肌突然缺血、缺氧引起的以发作性胸痛或胸部不适为主要表现的临床综合征。本病患者男性多于女性，多数患者在40岁以上，劳累、情绪激动、饱食、受寒等为常见的诱因。

临床上通常将心绞痛分为以下3钟类型。

1.稳定型心绞痛

一般不发作，可稳定数月，常在劳累或情绪激动时发作，持续数分钟，休息或用硝酸酯类药物后消失。此型最为常见。与冠状动脉内斑块形成有关，在冠状动脉狭窄的基础上，因劳累或情绪激动，使心脏耗氧量增加而诱发绞痛。

2.不稳定型心绞痛

临床上颇不稳定，不定时地频繁发作，在劳累、休息时均可发作。发作强度和频度逐渐增加。常由冠状动脉内斑块破溃、血小板聚集、血栓形成引起。

3.变异型心绞痛

常于休息或梦醒时因冠状动脉收缩性增加而引起心绞痛发作。多无明显诱因，发作与心肌耗氧量增加无明显关系，与冠状动脉血流贮备量减少有关。

（二）病因和发病机制

心绞痛的基本病因为冠状动脉粥样硬化造成冠状动脉管腔狭窄和痉挛导致心肌血液供应障碍。心肌平时对冠状动脉中氧的利用率很高，当心肌需氧量增加时，只能靠增加冠状动脉血流量来维持。正常冠状动脉的储备力很大，当运动、情绪激动等使心肌耗氧量增加时，通过神经、体液的调节，冠状动脉扩张，以增加血流量来进行代偿，因此正常人在此情况下不出现心绞痛。冠状动脉粥样硬化后，管壁弹性降低、管腔狭窄或附壁血栓刺激导致冠状动脉痉挛，限制了血流量的增加，一旦心脏负荷增加，心肌耗氧量增加，需血量增加，而狭窄或痉挛的冠状动脉不能明显增加心肌供血，致使心肌对血、氧的供需矛盾突出，心肌缺血，氧供给不足，则发生心绞痛。

（三）临床表现

心绞痛以发作性胸痛为主要临床表现，典型的胸痛具有以下几方面特点。

1.症状

（1）诱因：体力劳动、情绪激动时最常见，其他如受寒、饱餐、心动过速、休克、吸烟等也可引起。

（2）部位：主要在胸骨后或心前区，常放射至左肩、左上肢内侧达无名指和小指。

（3）性质：胸痛常为压榨性或窒息性闷痛。偶可伴濒死的恐惧感。

（4）持续时间：1～5分钟，一般不超过15分钟。可数天、数周或更长时间发作一次，也可一日内多次发作。

（5）缓解方式：休息或含服硝酸甘油可缓解。

2.体征

发作时可见表情痛苦、面色苍白、皮肤冷汗、心率增快、血压升高，以及心尖部出现第四心音、第三心音奔马律或一过性收缩期杂音等。

（四）辅助检查

心电图检查是冠心病的首选检查和基本检查，可发现心肌缺血情况。

冠状动脉造影具有确诊价值，可显示冠状动脉狭窄的部位、程度，并对选择治疗方案及预后判断有极为重要的帮助。

（五）诊断要点

有心绞痛发作史；心绞痛胸痛的典型特点；发作时心电图显示心肌缺血的征象；必要时可通过冠状动脉造影确诊。

二、常用抗心绞痛药

抗心绞痛药是一类能调节心肌需氧与供氧平衡失调的药物，目前常用的抗心绞痛药主要有3类：硝酸酯类药物、β受体阻断药及钙通道阻滞药。

（一）硝酸酯类药物

硝酸酯类药物包括硝酸甘油、硝酸异山梨酯（又称为消心痛）、单硝酸异山梨酯等。此类药物作用相似，只是起效快慢和持续时间有所不同。其中以硝酸甘油最为常见，它起效快、疗效确切，且使用方便。

1.硝酸甘油

（1）体内过程：硝酸甘油脂溶性大，口服易吸收，但首关消除强，生物利用度仅为8%，故不宜采用口服给药。舌下含服易经口腔黏膜吸收，且可避免首关消除的影响，含服后1～2分钟起效，维持20～30分钟，生物利用度达80%。舌下含服为硝酸甘油最常用的给药方法。也可经皮肤吸收，将硝酸甘油软膏或贴膜剂涂抹或贴在皮肤上，作用持续时间较长。

（2）药理作用：硝酸甘油的基本作用是松弛平滑肌，特别是松弛血管平滑肌，扩张静脉、动脉和冠状血管，降低心肌耗氧并增加心肌供氧。

①降低心肌耗氧量：硝酸甘油明显扩张静脉血管，减少回心血量，降低心脏前负荷并使心室容积缩小，进而使心室壁肌张力下降，降低心肌耗氧量；扩张动脉血管，减轻心脏后负荷，使心脏的射血阻力降低，从而降低心肌耗氧量。

②扩张冠状动脉，增加缺血区血液灌注：硝酸甘油选择性扩张较大的心外膜血管、输送血管及侧支血管，尤其是在冠状动脉痉挛时更为明显，而对阻力血管的舒张作用较弱。当冠状动脉因粥样硬化或痉挛而发生狭窄时，缺血区域的阻力血管已因缺氧和代谢产物的堆积而处于舒张状态。这样，非缺血区阻力就比缺血区阻力大，用药后血液将顺压力差从输送血管经侧支血管流向缺血区，从而增加缺血区的血液供应。

③降低左室充盈压，增加心内膜供血：冠状动脉从心外膜呈直角分支，贯穿心室壁呈网状分布于心内膜下。因此，心内膜下血流易受心室壁肌张力及室内压力的影响。当心绞

痛发作时，因心肌组织缺血缺氧、左室舒张末压增高，降低了心外膜血流与心内膜血流的压力差，使心内膜下区域缺血更为严重。硝酸甘油扩张静脉血管，减少回心血量，降低心室内压；扩张动脉血管、降低心室壁张力，从而增加了心外膜向心内膜的有效灌注压，有利于血液从心外膜流向心内膜缺血区。

（3）临床应用：

①心绞痛：硝酸甘油是缓解心绞痛最常用的药物，可用于预防和治疗各类型心绞痛，为稳定型心绞痛的首选药物。采用舌下含服给药，控制心绞痛急性发作。对于不稳定型心绞痛，宜采用静脉给药的方式，并辅以阿司匹林等其他治疗药物。

②急性心肌梗死：早期应用可减少心肌的耗氧量，缩小梗死面积，降低梗死的病死率。但血压过低者不宜采用，且剂量不可过大，否则血压下降明显，冠脉的灌注压下降，心肌供血减少，将加重病情。

③心功能不全：硝酸甘油扩张静、动脉血管，减轻心脏的前、后负荷，用于重度及难治性心功能不全的治疗。

（4）不良反应：

①常见的不良反应：多为扩张血管所引起，如颅内血管扩张，引起搏动性头痛、颅内压升高，颅脑损伤、颅内出血者禁用。外周血管扩张，引起颜面潮红，严重时可引起直立性低血压和昏厥。眼内血管扩张可升高眼内压，青光眼患者慎用。剂量过时血管扩张明显，血压降低，反射性引起交感神经兴奋，心率加快，心肌收缩力加强，反而可使耗氧量增加而加重心绞痛发作。

②高铁血红蛋白血症：超剂量时还会引起高铁血红蛋白血症，表现为呕吐、发绀等。

③耐受性：连续用药2～3周或不间断地静脉输注数小时后可出现耐受性，停药1～2周后可恢复。

2.硝酸异山梨酯

硝酸异山梨酯作用与硝酸甘油相似，但起效缓慢，作用维持时间较长。舌下含服，2～3分钟起效，作用维持时间2～3小时。口服给药吸收完全，但生物利用度低，仅为25%，需要口服较大剂量才能达到有效血药浓度。对心绞痛发作疗效不如硝酸甘油确切可靠，主要口服，用于心绞痛的预防和心肌梗死后心衰的长期治疗。

3.单硝酸异山梨酯

单硝酸异山梨酯口服生物利用度高，作用持续时间长达8小时，主要用于预防心绞痛，效果较硝酸异山梨酯好。

（二）β受体阻断药

β受体阻断药包括非选择性β_1、β_2受体阻断药及选择性受体阻断药，用于心绞痛治疗的此类药物有十余种，普萘洛尔为常用的抗心绞痛药物。

1.普萘洛尔

（1）药理作用：

①降低心肌耗氧量：阻断心脏β_1受体，可使心率减慢，心肌收缩力减弱，心排血量减少，血压下降，心肌耗氧量降低。阻断肾脏β_2受体，肾素分泌减少，肾素–血管紧张素–醛固酮系统功能降低，舒张动脉和静脉血管，减少心脏前、后负荷，降低心肌耗氧量。

②增加缺血区血液供应：阻断β_1受体，减慢心率而使舒张期延长，增加冠脉的灌注时间，有利于血液从心外膜流向心内膜下层缺血区；阻断β_2受体，使非缺血区阻力血管收缩，而缺血区血管则由于缺氧呈代偿性舒张状态，促使血液从非缺血区流向缺血区。

③改善心肌代谢：阻断β受体，减少心肌脂肪代谢，改善糖代谢，降低心肌的耗氧量。

④其他作用：促进氧合血红蛋白的解离，促进氧的释放，增加组织供氧；抑制缺血时血小板聚集，改善心肌血液循环。

（2）临床应用：

①稳定型心绞痛：主要用于对硝酸酯类药物不敏感或疗效差的患者，疗效肯定，常和硝酸酯类药物联合应用，可以取长补短，提高疗效，减少不良反应。特别适用于伴有心率快和高血压的心绞痛患者。

②不稳定型心绞痛：其发病机制是冠脉器质性狭窄和痉挛，应用普萘洛尔可降低心肌耗氧量，增加缺血心肌血供，预防缺血复发和猝死。

③变异型心绞痛：普萘洛尔阻断冠脉血管上的β_2受体，使α受体作用占优势，易导致冠脉痉挛，加重病情，故β受体阻断药不宜应用。

普萘洛尔与硝酸酯类药物合用治疗心绞痛，可获得较好的协同效果，又可互补不足。硝酸酯类药物因扩张血管引起心率加快、心肌收缩增强，使心肌耗氧量增加，可使普萘洛尔减慢心率、抑制心肌收缩性的作用有所减弱。普萘洛尔增大心室容积导致耗氧量增加的作用也可被硝酸酯类药物缩小心室容积的作用所抵消。但由于两类药物均有降压作用，若剂量过大，血压将下降明显，冠脉的灌注压降低，冠脉血流减少，加重心绞痛发作，故合用时应减少剂量。其他β受体阻断药，如醋丁洛尔、美托洛尔、阿替洛尔等也可应用。

（3）不良反应：与心脏有关的不良反应为心功能抑制、心率减慢，严重者可致心动过缓、房室传导阻滞和心功能不全。本类药物可诱发和加重支气管哮喘，支气管哮喘及慢性阻塞性肺部疾病（COPD）患者禁用。低血压患者不宜应用。久用应逐渐减量至停药，如果突然停药，可导致心绞痛加剧或诱发心肌梗死。

（三）钙通道阻滞药

常用的抗心绞痛钙通道阻滞剂有维拉帕米、硝苯地平、地尔硫䓬、尼群地平及氨氯地平等。

1.药理作用

（1）降低心肌耗氧量：

①作用于心肌细胞，阻断Ca^{2+}内流，使心肌收缩力减弱，心率减慢，从而降低心肌耗氧量。对心脏的抑制作用以维拉帕米最强，地尔硫䓬次之，硝苯地平较弱。

②阻滞血管平滑肌细胞Ca^{2+}内流，使外周血管扩张，对动脉的扩张明显，减轻心脏负荷，从而降低心肌耗氧量。其中硝苯地平的扩张血管作用较强，应用后可能出现反射性心率加快，可能使心肌耗氧量增加，维拉帕米、地尔硫䓬的扩血管作用较弱。

③阻断Ca^{2+}进入突触前膜，抑制交感神经递质的释放，降低交感神经活性，降低心肌耗氧量。

（2）增加心肌血液供应：能明显扩张冠脉，对较大的冠状血管包括输送血管和侧支血管以及小阻力血管均有扩张作用，能改善缺血区的血液供应，且能抑制血小板聚集，改善心肌供血。

（3）保护缺血心肌细胞：心肌缺血或再灌注时细胞内“钙超载”，可造成心肌细胞尤其是线粒体功能严重受损，可促使心肌细胞死亡。钙通道阻滞药可通过抑制Ca^{2+}内流，减轻心肌细胞Ca^{2+}超负荷，可起到保护心肌细胞的作用。

2.临床应用

该药对各类型心绞痛均有效，尤其对变异型心绞痛最为有效，也可用于稳定型心绞痛和不稳定型心绞痛。不同的钙通道阻滞药对各类型心绞痛疗效不同。硝苯地平扩张冠脉作用强，是治疗变异型心绞痛的首选药。维拉帕米对心脏抑制作用强，对血管的扩张作用弱，对劳累型心绞痛疗效好。地尔硫䓬可用于各类型心绞痛。

钙通道阻滞药与硝酸酯类药物联合应用治疗心绞痛可产生协同作用，但应注意减量，因为这两类药物都有降压作用，若剂量过大，血压将下降明显，冠脉的灌注压降低，心肌供氧减少，可加重心绞痛。

硝苯地平与β受体阻断药合用，疗效增加。维拉帕米、地尔硫䓬不宜与β受体阻断药合用，因其均对心脏有较强的抑制作用。钙通道阻滞剂特别适用于伴有高血压、快速型心律失常、哮喘及脑缺血的患者。

三、抗心绞痛药的用药指导

（一）用药指导程序

抗心绞痛药的用药指导程序见表17–4。

表17–4　抗心绞痛药的用药指导程序

用药步骤	用药指导要点
用药前	1. 熟悉各类抗心绞痛药的适应证和禁忌证 2. 指导患者掌握硝酸甘油正确的用药方法及用量 3. 告知患者坚持按医嘱服药，自我监测药物副作用 4. 外出时随时携带硝酸甘油以应急；在家中，硝酸甘油应放在易取之处，用完放回原处，以便需要时能及时找到 5. 硝酸甘油见光易分解，应放在棕色瓶中 6. 6 个月更换 1 次，以防药物受潮、变质而失效
用药中	1. 硝酸甘油连续用药 2 ～ 3 周可出现耐受性。可采取间歇给药方法 2. 病情加重或服用硝酸甘油不缓解者，心绞痛时间超过 30 分钟时应及时就医 3. β 受体阻断药适用于稳定型心绞痛，不稳定型心绞痛者慎用，变异型心绞痛者禁用 4. 硝酸甘油可使颅内血管扩张，引起血管搏动性头痛，颅内压升高，颅脑损伤、颅内出血者禁用。外周血管扩张可出现面部潮红、头部胀痛、头昏、心动过速、心悸等不适 5. 长期服用阿司匹林和给予有效的降血脂药物治疗，可降低不稳定型心绞痛和心肌梗死发生的概率
用药后	1. 注意用药后疼痛变化情况，定期监测心电图的变化 2. 指导患者总结心绞痛发作的诱因及预防发作的方法

（二）非药物治疗指导

1.生活起居

环境应保持安静，走路、说话要轻，要避免噪声刺激。要注意休息，胸痛发作时立即停止活动，轻者可适当活动，如散步等，重者则绝对卧床休息。注意防寒保暖，预防感冒发生。

2.饮食指导

患者应坚持低脂、低盐、低胆固醇饮食，少食多餐，勿饱餐。不吸烟，少饮酒，少喝咖啡或浓茶。忌食辛辣、肥甘厚腻之品。

3.心理指导

避免情绪紧张及不良刺激，指导患者掌握自我排解不良情绪的方法。要针对患者的具体情况做好心理护理，使患者心情舒畅、积极配合治疗。尤其对年老患者应注意态度和蔼，耐心解释，解除其忧虑和恐惧心理。同时要做好家属思想工作，共同为患者创造一个温馨和谐、宁静舒畅的环境，以使患者情绪稳定。

4.适量运动

患者要劳逸适度，参加适量的体力劳动和运动，可进行散步、打太极拳等缓和运动，避免剧烈活动。运动强度以不出现胸闷气短、不增加心率和血压、不出现新的心律失常为原则。

5.紧急救护

患者及家属在病情突然变化时应采取简易的应急措施。心绞痛发作时，立即停止活动，就地休息，舌下含服硝酸甘油。硝酸甘油平时应随身携带，避光密闭保存，每半年更换。频繁发作时应立即去医院就诊，严重发作患者须拨打120急救电话。

（三）常用制剂和用法

硝酸甘油：片剂——0.3 mg、0.5mg、0.6mg。每次0.3～0.6mg，舌下含化。每5分钟可重复1次，如果15分钟内总量达3片后疼痛持续存在，应立即就医。贴剂，宜夜间贴用，每日1次，贴皮时间不超过8小时。

硝苯地平：片剂——10mg。口服，每次10～20mg，每日3次。

维拉帕米：片剂——40mg。口服，每次40～120mg，每日3～4次。

地尔硫䓬：片剂——30mg。口服，每次30mg，每日3～4次。按需可增至每日360～480mg。

普萘洛尔：片剂——10mg。口服，每次10mg，每日3次。逐渐增加剂量至每日100～200mg。

参考文献

[1] 斗章．现代医学检验技术与疾病诊断[M]．北京：中国纺织出版社，2023.

[2] 张瑾．医学检验技术与应用[M]．上海：上海交通大学出版社，2023.

[3] 严家来．医学检验技术综合实训（第2版）[M]．北京：人民卫生出版社，2022.

[4] 冯佩青，王付巧，赵保永，等．医学检验实用技术与应用[M]．青岛：中国海洋大学出版社，2023.

[5] 刘智伟．医学影像设备检验标准和技术[M]．广州：暨南大学出版社，2023.

[6] 顾艳，孙晋军，郑伟，等．医学影像诊断鉴别与检验技术[M]．北京：世界图书出版公司，2023.

[7] 尹峰．现代检验医学[M]．上海：上海交通大学出版社，2022.

[8] 尹成娟，刘奉伟，杨芹，等．现代临床医学检验[M]．上海：上海科学技术文献出版社，2023.

[9] 马双林，侯敬侠，张秀丽，等．医学检验与临床应用[M]．青岛：中国海洋大学出版社，2023.

[10] 徐红天，赵丽丽，洪展桐，等．实用检验技术与疾病诊断[M]．上海：上海交通大学出版社，2023.

[11] 张恒丽．现代医学检验与临床诊断[M]．长春：吉林科学技术出版社，2023.

[12] 闫宏伟，孙中华,刘丽娜．现代医学检验技术[M]．长春：吉林科学技术出版社，2022.

[13] 马小星．医学检验技术与应用[M]．汕头：汕头大学出版社，2022.

[14] 李文昱．临床医学检验技术与应用[M]．武汉：湖北科学技术出版社，2022.

[15] 张贵灵．医学检验技术与诊断应用[M]．长春：吉林科学技术出版社，2022.

[16] 潘建华．临床检验医学技术进展[M]．武汉：湖北科学技术出版社，2022.

[17] 蔡秀芳．实用临床医学检验技术[M]．长春：吉林科学技术出版社，2021.

[18] 齐丽荣，赵伟华，张秀丽，等．医学检验技术与临床应用[M]．哈尔滨：黑龙江科学技术出版社，2022.

[19] 傅晓娜，吕炜，苏瑞文，等．现代医学检验技术应用[M]．北京：科学技术文献出版

社，2022.
[20] 任肖霞，王晓敏，孙杰，等．临床医学检验技术与诊断[M]．北京：科学技术文献出版社，2022.
[21] 柯庆喜，吴太琴，山长地，等．临床医学检验技术与应用[M]．北京：科学技术文献出版社，2022.
[22] 廖扬，涂海健，许睿，等．现代医学检验技术临床指南[M]．天津：天津科学技术出版社，2022.
[23] 王宇，王玉芳，王卓童，等．实用医学检验技术与疾病诊断[M]．哈尔滨：黑龙江科学技术出版社，2022.
[24] 辛叶．新编医学检验技术[M]．沈阳：沈阳出版社，2021.
[25] 毛冬梅．实用医学检验技术[M]．汕头：汕头大学出版社，2021.
[26] 赵玉霞，杨颖，张吉霞，等．药物学基础与临床应用[M]．哈尔滨：黑龙江科学技术出版社，2022.
[27] 王姣．临床药物应用与医学影像技术[M]．汕头：汕头大学出版社，2022.
[28] 曹宏伟，张华，吴志军，等．现代抗体药物制备及应用[M]．南京：东南大学出版社，2022.
[29] 张倩，李福丽，庄光兰，等．精编药物学理论与应用[M]．北京/西安：世界图书出版公司，2022.
[30] 王伟，梁启军．中西药物配伍与合理应用（第2版）[M]．北京：人民卫生出版社，2022.
[31] 杨锋．慢性筋骨病中医药防治理论与实践[M]．北京：中国中医药出版社，2021.
[32] 林丽珠，周岱翰．中医肿瘤食疗学[M]．广州：广东科学技术出版社，2021.
[33] 张秋实．呼吸机、麻醉机质量控制检测技术[M]．北京：中国计量出版社，2010.
[34] 朱世斌，刘红．药品生产质量管理工程（第3版）[M]．北京：化学工业出版社，2022.
[35] 卢晓明，周军红．药品生产检查实用技术手册[M]．西安：陕西科学技术出版社，2022.
[36] 王晓杰，胡红杰．药品质量管理（第3版）[M]．北京：化学工业出版社，2022.
[37] 李洁玉，杨冬梅，卞晓霞．药事管理与法规（第2版）[M]．北京：高等教育出版社，2022.
[38] 王春燕，王白雪，刘连委．实用药剂学[M]．重庆：重庆大学出版社，2022.
[39] 王春燕，廖红，明智强．药用化学实验基础[M]．北京：中国石化出版社，2022.
[40] 黄越燕．药事管理学[M]．杭州：浙江大学出版社，2022.